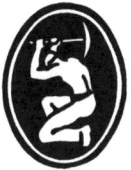

S. Marghescu · H. H. Wolff

Untersuchungsverfahren in Dermatologie und Venerologie

Geleitwort von O. Braun-Falco

3., verbesserte und ergänzte Auflage

Mit 105 Abbildungen, davon 75 farbig

J. F. Bergmann-Verlag   München 1982

Marghescu, Sándor, Prof. Dr. med.
Direktor der Hautklinik Linden der Med. Hochschule und der Landeshauptstadt Hannover, Ricklinger Str. 5, D-3000 Hannover 91

Wolff, Helmut H., Prof. Dr. med.
Direktor der Klinik für Dermatologie und Venerologie der Med. Hochschule Lübeck, Ratzeburger Allee 160, D-2400 Lübeck 1

CIP-Kurztitelaufnahme der Deutschen Bibliothek.
Marghescu, Sándor:
Untersuchungsverfahren in Dermatologie und
Venerologie / S. Marghescu; H. H. Wolff.
Geleitw. von O. Braun-Falco. – 3., verb. u. erg. Aufl.
– München: Bergmann, 1982.
ISBN-13: 978-3-8070-0329-0   e-ISBN-13: 978-3-642-85455-2
DOI: 10.1007/ 978-3-642-85455-2
NE: Wolff, Helmut H.:

Das Werk ist urheberrechtlich geschützt. Die dadurch begründeten Rechte, insbesondere die der Übersetzung, des Nachdruckes, der Entnahme von Abbildungen, der Funksendung, der Wiedergabe auf photomechanischem oder ähnlichem Wege und der Speicherung in Datenverarbeitungsanlagen bleiben, auch bei nur auszugsweiser Verwertung, vorbehalten.
Die Vergütungsansprüche des § 54, Abs. 2 UrhG werden durch die „Verwertungsgesellschaft Wort", München, wahrgenommen.
© by J. F. Bergmann Verlag, München 1982

Die Wiedergabe von Gebrauchsnamen, Handelsnamen, Warenbezeichnungen usw. in diesem Werk berechtigt auch ohne besondere Kennzeichnung nicht zu der Annahme, daß solche Namen im Sinne der Warenzeichen- und Markenschutz-Gesetzgebung als frei zu betrachten wären und daher von jedermann benutzt werden dürften.
Satz- und Bindearbeiten: Appl, Wemding

Reproduktionen: Gebr. Czech, München

Vorwort zur ersten Auflage

Das Buch enthält den systematisch geordneten Wissenstoff für Dermatologie und Venerologie im Rahmen des „Kursus der allgemeinen klinischen Untersuchungen in dem nichtoperativen und operativen Stoffgebiet" des ersten klinischen Studienabschnittes. Es ist daher für Studenten im Beginn ihrer klinischen Ausbildung bestimmt.

Im Mittelpunkt steht die Untersuchung des Patienten: Es wird versucht, den Weg zu zeigen, der von Anamnese, Symptomen und Hautbefund über die differentialdiagnostischen Erwägungen und Laboruntersuchungen zur dermatologischen Diagnose führt. Dabei sollen besonders die Erhebung der Anamnese, die Beobachtung und reproduzierbare Wiedergabe eines Hautbefundes und die Indikation sowie Aussagekraft spezieller Untersuchungsverfahren gelehrt werden. Krankheitsbilder werden dagegen nur als Beispiele in die Systematik eingefügt.

Herrn Professor Dr. med. O. Braun-Falco, Direktor der Dermatologischen Klinik und Poliklinik der Universität München, danken wir herzlich für seine reichhaltige, gelegentlich kritische, stets anregende Hilfe. Die farbigen Abbildungen entstammen sämtlich der Vorlesungssammlung der Münchener Klinik. Unser Dank gilt Herrn Bilek, dem Fotografen der Klinik, Frau Kutter für die Grafiken, Frau Deml und Frau Ludewig für die Schreibarbeit.

Ein besonderer Dank gilt Herrn H. Rupprecht und dem Bergmann Verlag.

S. Marghescu und H. H. Wolff

Vorwort zur zweiten Auflage

Das vorliegende Büchlein hat bei Studenten, Lehrenden und Ärzten eine günstige Aufnahme gefunden, so daß schon eineinhalb Jahre nach dem ersten Erscheinen eine Neuauflage notwendig wurde. Dabei wurden Druckfehler beseitigt und der Text ohne Vermehrung seines Umfanges verbessert. Soweit es der Raum zuließ, konnten weitere – insgesamt 15 – farbige Abbildungen hinzugefügt werden.
    Unser herzlicher Dank gilt wiederum besonders Herrn Professor Dr. O. Braun-Falco sowie Herrn Rupprecht und dem Bergmann Verlag für die bewährte Zusammenarbeit.

München, im April 1977   *S. Marghescu und H. H. Wolff*

Vorwort zur dritten Auflage

Seit der zweiten Auflage waren mehrere unveränderte Nachdrukke erforderlich. Die jetzt vorliegende Überarbeitung berücksichtigt insbesondere diagnostische Fortschritte der letzten Jahre und freundliche Anregungen von Hochschullehrern und Studenten.
    Dem Verlag gebührt wieder unser Dank für die bewährte Zusammenarbeit.

Hannover und Lübeck,
im Januar 1982   *S. Marghescu und H. H. Wolff*

Geleitwort

Im Fachgebiet der Dermatologie und Venerologie soll der Medizinstudierende während seines Studiums gemäß der Definition dieses Faches durch die Bundesärztekammer mit den Erkrankungen der Haut, der hautnahen Schleimhäute und Lymphknoten, den Geschlechtskrankheiten, dem varikösen und anorektalen Symptomenkomplex und der Andrologie vertraut gemacht werden. Im allgemeinen fällt es dem klinischen Studenten nicht leicht, sich dieses Fachgebiet, in dem es besonders auf bewußtes Sehen und Erkennen ankommt, einzuarbeiten und sich die für seine spätere Tätigkeit als Arzt notwendigen Grundkenntnisse anzueignen. Dies ist aber um so wichtiger, als etwa 20% der Patienten in einer Allgemeinpraxis hierzulande Patienten mit dermatologischen Problemen darstellen.

Es hatte sich daher bereits seit Jahren bewährt, der Hauptvorlesung in Dermatologie und Venerologie eine einsemestrige Einführung (Propädeutik) voranzustellen, die besonders den dermatologischen Untersuchungsmethoden gewidmet war. Nach der neuen Approbationsordnung für Ärzte gehört dieser Unterrichtsstoff im 1. klinischen Studienabschnitt zum „Kursus der allgemeinen klinischen Untersuchungen in dem nichtoperativen und dem operativen Stoffgebiet" (Nr. 4 der Anlage 2 der Approbationsordnung). Im Prüfungsstoff für den 1. Abschnitt der Ärztlichen Prüfung wird das Fachgebiet der Dermatologie und Venerologie nicht genannt, jedoch sind zahlreiche Untersuchungsmethoden im „Gegenstandskatalog 2" enthalten, die nur in der Dermatologie gelehrt werden können, wie beispielsweise die Effloreszenzenlehre, die Untersuchungsverfahren bei Geschlechtskrankheiten und anderen bakteriellen und mykotischen Hautkrankheiten, die praktische Allergiediagnostik oder die Grundlagen der äußerlichen Behandlung von Hauterkrankungen.

Das vorliegende Buch stellt die dermatologischen Untersuchungsmethoden in den Mittelpunkt; es ist ganz auf den festumrissenen Lehr- und Prüfungsstoff der Dermato-Venerologie nach der neuen Approbationsordnung für den 1. klinischen Studienabschnitt zugeschnitten.

An der Dermatologischen Klinik und Poliklinik der Universität München ist dieser Untersuchungskurs ein fester Bestandteil des Unterrichtes für Studenten im 1. klinischen Semester.

Es freut mich, daß meine langjährigen Mitarbeiter, Prof. Dr. med. S. Marghescu und Privatdozent Dr. med. H. H. Wolff, mit diesem Buch unseren Studenten einen verläßlichen Leitfaden für den dermato-venerologischen Untersuchungskurs an die Hand geben. Konzise Textgestaltung und reiche Illustration machen das vorliegende Buch meiner beiden in der akademischen Lehre erfahrenen und bei den Studierenden geschätzten Kollegen zu einer guten Einführung in das Fachgebiet der Dermatologie und Venerologie.

Professor Dr. med. O. Braun-Falco
Direktor der Dermatologischen Klinik und Poliklinik
der Universität München

Inhaltsverzeichnis

Vorwort V
Geleitwort VII

I. Anatomie und Physiologie der Haut 1
1. Epidermis 1
   a) Stratum basale 1
   b) Stratum spinosum 3
   c) Stratum granulosum 4
   d) Stratum corneum 4
2. Dermis 4
3. Haarfollikel 5
4. Talgdrüse 7
5. Schweißdrüsen 7
6. Nägel 9
7. Gefäße 10
8. Nervenfasern und Nervenendigungen 11
9. Subkutis 12

II. Spezielle Hautfunktionen und ihre Störungen 13
1. Lichtschutz 13
   a) Instrumente des Lichtschutzes 15
   b) Lichtbedingte Dermatosen 16
2. Wärmeregulation 19
3. Schutz vor Austrocknung 20

III. Die dermatologische Diagnose 24
1. Anamnese 24
2. Hautbefund 24
3. Differentialdiagnose und Verdachtsdiagnose 25
4. Spezielle Untersuchungsverfahren 26

IV. Die dermatologische Anamnese 28
1. Jetzige Anamnese 28
2. Eigene Anamnese 28
3. Familienanamnese 29
4. Allgemeine Anamnese 29

V. Allgemeine Angaben zum Hautbefund ... 30
1. Sitz der Hauterkrankung ... 30
2. Verteilung der Effloreszenzen ... 30
3. Begrenzung ... 32
4. Konfiguration ... 32
5. Herdaufbau ... 33

VI. Die Hauteffloreszenzen ... 35
Die Primäreffloreszenzen ... 35
1. Fleck (Macula) ... 36
   a) Der rote Fleck ... 36
      Das Erythem ... 37
      Die Purpura ... 38
      Teleangiektatische Rötung ... 38
   b) Der blaue Fleck ... 39
   c) Der braune Fleck ... 39
   d) Der weiße Fleck ... 41
   e) Andersfarbene Flecke ... 42
   f) Der bunte Fleck ... 43
2. Quaddel (Urtica) ... 45
3. Bläschen (Vesicula), Blase (Bulla) und Pustel (Pustula) . 46
4. Papel (Papula), Knötchen (Nodulus), Knoten (Nodus) und Tumor ... 51
5. Zyste (Cysta) ... 58

Die Sekundäreffloreszenzen ... 59
6. Kruste (Crusta) ... 59
7. Erosion (Erosio) ... 60
8. Schuppe (Squama) ... 61
9. Geschwür (Ulkus) ... 63
10. Hautriß (Rhagade, Fissur) ... 65
11. Schorf (Nekrose) ... 65
12. Narbe (Cicatrix) ... 67

VII. Tierische Parasiten ... 68
Hauterkrankungen mit am Patienten nachweisbaren Parasiten ... 68
1. Scabies (Krätze) ... 68
2. Pediculosis capitis (Kopfläuse) ... 70
3. Pediculosis pubis (Filzläuse) ... 71
4. Pediculosis vestimentorum (Kleiderläuse) ... 72
Hauterkrankungen bei denen nur die Folgen der Parasiteneinwirkung nachweisbar sind ... 73

Inhalt XI

VIII. Mykologie 74
1. Fadenpilzerkrankungen 74
2. Spezielle mykologische Diagnostik 77
   a) Das mikroskopische Nativpräparat 77
   b) Die Pilzkultur 78
   c) Das Wood-Licht 79
3. Kandidose (Soor) 79
4. Pityriasis versicolor 82

IX. Bakteriologie und Virologie 86
1. Mikroskopische Untersuchung eines gefärbten Ausstriches 86
2. Bakterienkultur 87
3. Die bakteriologische Untersuchung einer Probeexzision . 87
4. Viren 87

X. Geschlechtskrankheiten 90
1. Syphilis (Lues) 90
   a) Primärstadium (Lues I) 90
   b) Sekundärstadium (Lues II) 92
      Spezielle anamnestische Hinweise 92
      Haut- und Schleimhautbefunde bei Lues II 92
      Erregernachweis bei Lues II 95
      Serologische Syphilisdiagnostik 95
      Die klassischen Seroreaktionen 95
      Die spezifischen Seroreaktionen 97
      Zeitlicher Verlauf der Syphilis-Seroreaktionen ... 98
      Reaktive Suchtests als Zufallsbefund 99
      Lues connata 99
      Diagnose der Lues connata 100
      Serologische Diagnostik der Lues connata 100
   c) Tertiärstadium (Lues III) 101
      Diagnostik der Lues III 101
      Die Seroreaktionen bei Lues III 102
      Die histologische Untersuchung bei Lues III 102
   d) „Metalues" (Lues IV) 102
2. Gonorrhö (Tripper) 103
      Diagnostik der Gonorrhö 103
      Anamnestische Hinweise bei Gonorrhö 103
      Das klinische Bild der Gonorrhö 103
      Der Erregernachweis bei Gonorrhö 105
      Gewinnung von Untersuchungsmaterial
      bei Gonorrhö 105

Erregernachweis im Untersuchungsmaterial
  bei Gonorrhö 106
 Mikroskopischer Nachweis von Gonokokken 106
 Identifizierung von Gonokokken
  durch Immunfluoreszenzmikroskopie 107
 Der kulturelle Nachweis der Gonorrhö 107
 Serologische Reaktionen bei Gonorrhö 108
 Anhang: Trichomoniasis 108
3. Ulcus molle (weicher Schanker) 108
4. Lymphogranuloma inguinale (Lymphopathia venerea) .. 109

XI. Allergie 111
1. Einteilung der immunbiologischen Phänomene 111
2. Die humoralen Allergien 112
  a) Einteilung der humoralen Allergien 112
  b) Humorale Allergie vom anaphylaktischen Typ 112
  c) Humorale Allergie vom zytotoxischen Typ 113
  d) Humorale Allergie vom Arthus-Typ 114
3. Die zellulären Allergien 115
  a) Einteilung der zellulären Allergien 115
  b) Zelluläre Allergie vom Ekzem-Typ 116
  c) Zelluläre Allergie vom Tuberkulin-Typ 118
4. Ermittlung des Antigens (Allergie-Testungen) 119

XII. Autoimmunerkrankungen 128
Prinzip der direkten Immunfluoreszenz-Technik 128
Prinzip der indirekten Immunfluoreszenz-Technik 128
Dermatologische Immunfluoreszenz-Diagnostik 129
1. Antiepitheliale Autoantikörper 129
2. Antibasalmembran-Autoantikörper 130
3. Antinukleäre Faktoren 130
4. LE-Zellen und LE-Phänomen 131

XIII. Histologische Untersuchung 132
1. Indikationen für die histologische Untersuchung 132
2. Auswahl der Exzisionsstelle 133
3. Durchführung der Biopsie 133
4. Fixierung und Einsendung des Materials 133

XIV. Haarerkrankungen 135
1. Abweichungen der Behaarungsintensität 135
2. Haarschaftveränderungen 135

3. Veränderungen der Haarfarbe 136
4. Haarausfall 136
   a) Herdförmiger Haarausfall 138
   b) Diffuser Haarausfall 138

XV. Gefäßerkrankungen 141
1. Dermatosen durch Kaliberänderung der Gefäße 141
2. Dermatosen durch Gefäßverschluß 145
   a) Arterielle Verschlußkrankheiten 145
   b) Der Verschluß von Kapillaren 145
   c) Der Venenverschluß 146
   d) Der Verschluß von Lymphgefäßen 146
3. Dermatosen durch Gefäßwandschädigung 146

XVI. Dermatologische Proktologie 148
1. Allgemeine und spezielle Anamnese 148
2. Proktologische Untersuchung 148
   a) Inspektion 149
   b) Inspektion beim Pressenlassen des Patienten 149
   c) Digitale Untersuchung 149
   d) Digitale Untersuchung in Lokalanästhesie 150
   e) Analspekulum 150
   f) Proktoskopie 150
3. Zusätzliche Diagnostik 150

XVII. Andrologie 152
1. Andrologische Anamnese 152
   a) Allgemeines 152
   b) Ehefrau 153
   c) Sexuelle Anamnese des Patienten 153
   d) Vegetative Anamnese 153
   e) Genußmittel, Medikamente 153
   f) Somatische Anamnese 154
2. Körperliche Untersuchung 154
3. Spermauntersuchung 154
   a) Makroskopische Beurteilung 154
   b) Mikroskopisches Nativpräparat 155
   c) Differentialspermiozytogramm 156
   d) Biochemische Enzymuntersuchungen 157
   e) Bakteriologische Ejakulatuntersuchung 157
   f) Immunologische Untersuchung 158
4. Histologische Untersuchung einer Hodenbiopsie 158
5. Weitere Untersuchungsmethoden 159

XVIII. Grundlagen der externen Dermatotherapie 160
1. Vehikel und ihre Wirkung 160
   a) Puder 160
   b) Flüssigkeit 161
      Flüssigkeit als Lösungsmittel 161
      Flüssigkeit als feuchter Umschlag 161
   c) Fett 162
   d) Schüttelmixtur (Lotio) 163
   e) Paste 163
   f) Emulsion 163
2. Grundsätze zur Vehikelauswahl 164
   a) Die erwünschte Tiefenwirkung 164
   b) Grad der Entzündung 165
   c) Der Hauttyp 165
   d) Die Lokalisation der Dermatose 166
3. Örtlich angewandte differente Substanzen und ihre Wirkung 166
4. Gesichtspunkte bei der Auswahl differenter Substanzen . 167
   Wirkung und Nebenwirkung 168
   Diagnosebezogenes Wirkungsspektrum 169

Sachverzeichnis 171

Wir danken folgenden Firmen, die durch Spenden die Ausstattung des Buches mit Farbabbildungen ermöglicht haben:

Byk-Essex GmbH
Chemie Grünenthal GmbH
Cilag Chemie GmbH
Farbwerke Hoechst AG
Hermal-Chemie Kurt Herrmann
von Heyden GmbH
Heinrich Mack Nachf.
Nordmark-Werke GmbH
Schering AG
Dr. August Wolff KG
Zyma-Blaes AG

I. Anatomie und Physiologie der Haut

Die Haut ist ein morphologisch inhomogenes Organ mit vielseitigen Funktionen. Das Hautbindegewebe enthält oder trägt unterschiedliche Produktionseinheiten, deren wichtigste Produkte das Keratin als Hornschicht, Nagel oder Haar, das Melanin, der Schweiß und der Talg sind. Diese versehen allein oder in Kombination miteinander verschiedene Schutzfunktionen.

Der inhomogene Bau und die verschiedenartigen Funktionen erklären die große Anzahl von Störungsmöglichkeiten, die als Dermatosen (Hautkrankheiten) in Erscheinung treten.

Anatomisch besteht die Haut aus 3 Schichten:
Epidermis (Oberhaut) ⎫
Dermis = Korium (Lederhaut) ⎬ Kutis
Subkutis (Unterhautfettgewebe) ⎭

1. Epidermis

Die Epidermis ist ektodermalen Ursprungs und hat eine Dicke von rund 1 mm. Sie besteht aus 4 Schichten:
a) Stratum basale (Basalzellschicht)
b) Stratum spinosum (Stachelzellschicht)
c) Stratum granulosum (Körnchenzellschicht)
d) Stratum corneum (Hornschicht)

a) Stratum basale

Es besteht aus einer Reihe hochprismatischer Zellen mit mittelständigem rundem Kern. Sie werden Keratinozyten genannt, da sie letztlich zu Keratin werden. Zwischen den Keratinozyten finden sich einzelne dendritische Zellen. Diese werden als Melanozyten bezeichnet, da sie Melanin produzieren.

Die *Keratinozyten* erfüllen 3 Aufgaben:

1. Sie *verankern* sich mittels Zellfortsätzen über Halbdesmosomen im darunterliegenden Bindegewebe und gewährleisten dadurch die Festigkeit zwischen Epidermis und Dermis (dermoepidermale Verbundzone). Ist diese Verankerung gestört, löst sich die Epidermis von der Dermis, und es entstehen Hohlräume, die mit Blutserum oder Blut gefüllt als subepidermale Blasen bezeichnet werden.

2. Sie *teilen sich* mitotisch und „erneuern" so die Haut (Epidermopoese). Von den zwei Tochterzellen einer Mitose tritt *eine* die Wanderung zur Hautoberfläche an, wird dabei in eine Hornzelle umgewandelt und schließlich als Schuppe nach außen abgestoßen.

Die Zellwanderung von der Mitose bis zur Abstoßung dauert rund 28 Tage. Da jeweils nur wenige Basalzellen gleichzeitig in Mitose treten, vollzieht sich die Erneuerung der Oberhaut langsam und unmerklich (Desquamatio insensibilis). Erhöht sich dagegen die Mitoserate der Keratinozyten erheblich und/ oder wird die Durchwanderung beschleunigt, so entsteht auf der Hautoberfläche eine sichtbare Schuppung (Desquamatio sensibilis).

Die *Mitoserate* der Keratinozyten wird durch unterschiedliche Reize angeregt:
- mechanisch (Schwiele, Callus, Berufsmerkmale).
- chemisch (Austrocknung, s. S. 20).
- aktinisch (Lichtschwiele, s. S. 16).
- entzündlich (Lichenifikation, s. S. 55).
- anlagebedingt (Psoriasis vulgaris, s. S. 61).

Eine *schnellere Durchwanderung* der Epidermis, meist im Rahmen einer erhöhten Mitoserate, verhindert eine vollständige Ausdifferenzierung der Keratinozyten; die Hornzellen enthalten noch Zellkernreste (Parakeratose).

Bei der Umwandlung der Keratinozyten in Horn werden Fette freigesetzt (epidermogenes Fett), die zusammen mit dem Talg u. a. dem Schutz der Haut vor Austrocknung dienen (s. S. 20).

3. Sie *empfangen* das Melanin von den Melanozyten *und lagern das Pigment* kappenartig oberhalb des Zellkerns im Zytoplasma ab. Die Menge des in Keratinozyten gelagerten braunen Pigmentes regelt:

a) die *Hautfarbe*. Viel Pigment in den Keratinozyten der gesamten Haut ergibt eine dunkelbraune bis schwarze Hauttönung, wenig Pigment eine helle Haut. Auch die „Art der Verpackung" der Pigmentkörnchen (Melanosomen) in den Zellen unterscheidet helle und dunkle Haut. Die Melanosomen liegen bei Weißen in Gruppen verpackt (Melanosomenkomplexe), bei Dunkelhäutigen einzeln. Eine Vermehrung des Melanins an umschriebenen Hautstellen ergibt braune Flecke. Beispiele: Sommersprossen = Epheliden, Leberfleck = Naevus spilus. Das Fehlen von Pigment führt zu einer weißlichen Fleckbildung. Beispiele: Albinismus, Vitiligo (Abb. 22).

b) den *Lichtschutz*. Das Melanin absorbiert Ultraviolettlicht und schützt dadurch die darunterliegenden Gewebe vor dieser aggressiven Lichtenergie. Eine dunkle Haut mit viel Melanin in den Keratinozyten ist weniger „lichtempfindlich" als eine helle Haut. Die Pigmentierung der Haut durch intensive oder länger dauernde Sonnenbestrahlung stellt also eine Schutzmaßnahme der Haut gegen UV-Licht dar.

c) die *Melaninbildung der Melanozyten*. Die Keratinozyten sind nicht bloß

Epidermis

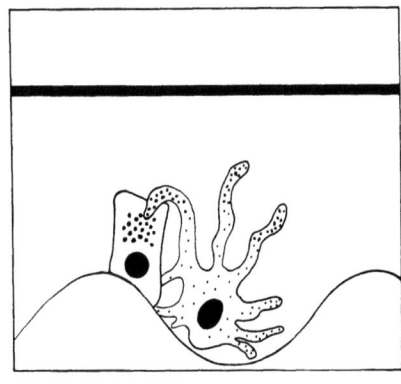

Abb. 1. Epidermale Melanozyteneinheit

Empfänger des Melanins. Sie spielen eine aktive Rolle bei der Übergabe des Melanins, beeinflussen die Melaninproduktion und bestimmen die Verteilung des Melanins in der Epidermis.

Die Melanozyten sind dendritische Zellen zwischen den Basalzellen. Sie synthetisieren das Melanin und geben es an die Keratinozyten ab (Abb. 1). Melanozyten und Keratinozyten zusammen bilden als „epidermale Melanozyteneinheit" das Erfolgsorgan des Pigmentsystems, des wichtigsten Lichtschutzinstrumentes (s. S. 15).

b) Stratum spinosum

Es besteht aus 3–7 Zellagen von polyedrisch geformten Keratinozyten, die miteinander durch Desmosomen (Haftplatten) fest verbunden sind. An den Desmosomen enden intrazytoplasmatische Proteinfäden (Tonofilamente). Dazwischen finden sich dendritische „Langerhans-Zellen" mit Makrophagenfunktion (s. S. 5) in der Epidermis. Das Auflösen der desmosomalen Zellverbindungen wird als *Akantholyse* bezeichnet; es entstehen dann flüssigkeitsgefüllte interzelluläre Hohlräume (intraepidermale akantholytische Blasen).

Der Zustand der Akantholyse ist besonders charakteristisch für eine blasenbildende Dermatose, den Pemphigus vulgaris. Bei dieser Erkrankung autoallergischer Genese treten infolge von Akantholyse spontan Blasen auf scheinbar gesunder Haut in Erscheinung. Da der Zusammenhalt der Zellen untereinander fehlt, können die entstandenen Blasen durch Fingerdruck weitergeschoben werden (Nikolski-Phänomen I). Ebenso können im Bereich der blasenfreien Haut durch Druck und Zug mit dem Daumen Teile der Epidermis „wie die Haut eines reifen Pfirsichs" abgestreift werden (Nikolski-Phänomen II).

c) Stratum granulosum

Es wird durch 2–3 Lagen abgeflachter Keratinozyten gebildet, deren Zytoplasma die Keratohyalin-Granula enthält, welche eine wichtige Funktion im Verhornungsprozeß haben. In dieser Schicht besonders starker Enzymaktivität wird die Umformung der „lebenden" Keratinozyten mit Kern und Plasma in „leblose" Hornzellen vollendet.

d) Stratum corneum

Es besteht aus aufeinander geschichteten Hornzellen mit eigener Wand und mit Zellinhalt. Die Zellwand selbst besteht aus Keratin, unterbrochen durch Lipidfenster. Im Zellinneren finden sich neben verschiedenen Keratinformen hygroskopische Substanzen, wie Zucker und Harnstoff, die zusammen mit den Lipidfenstern der Wand am Schutz der Haut vor Austrocknung (s. S. 20) beteiligt sind. Darüber hinaus enthalten die Hornzellen Puffersubstanzen, deren Gesamtheit ein schwach saures pH der Hautoberfläche gewährleistet („Säuremantel"). Das saure Milieu der Hautoberfläche bietet den Bakterien und den Pilzen ungünstige Wachstumsbedingungen und schützt dadurch die Haut vor Infektionen.

2. Dermis

Das Hautbindegewebe besteht im wesentlichen aus
- Faserelementen,
- Grundsubstanz,
- Zellen.

Histologisch unterscheidet man das subepidermale Stratum papillare mit lockerer Faseranordnung und das tiefere, straffer strukturierte Stratum reticulare.

In das Bindegewebe eingebettet sind von der Epidermis ausgehende Adnexe: *Haarfollikel, Talgdrüsen,* ekkrine und apokrine *Schweißdrüsen* mit ihren Ausführungsgängen. Außerdem finden sich *Nervenfasern* und *Nervenendigungen.* Ein dichtes *Gefäßnetz* versorgt und entsorgt das Bindegewebe und die eingebetteten Funktionseinheiten.

Die Kollagenfasern vereinigen sich zu Bündeln, die in *lockerer* Anordnung rhomboide Strukturen bilden (Prinzip des Scherengitters). Diese lockere rhomboidale Struktur der Kollagenfasern gewährleistet die *Dehnbarkeit der Haut,* eine wichtige Voraussetzung für zahlreiche Funktionen (Gelenkbewegungen, Mundöffnen, Atemexkursionen und andere). Liegen dagegen die Kollagenbündel dicht gepackt und parallel geordnet, wie bei Narben, so ist die Dehnbarkeit der Haut gestört. Bei der progressiven Sklerodermie, einer Systemerkrankung des kollagenen Bindegewebes im gesamten Organismus, entstehen dadurch zahlreiche Störungen an verschiedenen Organen. Beispiele: Bewegungseinschränkung in den Gelenken, Störung des Schluckaktes, Ventilationsstörung der Lunge, Nephrosklerose u. a. m.

Die verzweigten *elastischen Fasernetze* sind wie kleine Gummibändchen zwischen den Kollagenbündeln und in den Gefäßwänden anzutreffen. Sie sorgen für das glatte Anliegen der Haut und für ihre Elastizität (abgehobene Haut kehrt dadurch wieder in ihre ursprüngliche Lage zurück) sowie für die Elastizität der Gefäßwände.

Aktinische Schäden (UV-Licht, Röntgenstrahlen) bewirken eine Reduktion des normalen Kollagens und das Auftreten von klumpigen Schollen und Fasern, die sich wie elastische Fasern anfärben lassen (aktinische Elastose). Dieser Zustand äußert sich an der Haut in Form einer zitronengelben Verfärbung der Hautoberfläche. Sind die elastischen Fasern nicht mehr voll funktionsfähig, hebt sich die Haut an abhängigen Partien schlaff von der Unterlage ab (Falten).

Die *Grundsubstanz* besteht im wesentlichen aus polymerisierten Proteoglykanen (saure Mucopolysaccharide), aus freiem und an Proteoglykane gebundenem Wasser, Salzen und Serumbestandteilen.

Die *Zellen* der Dermis haben unterschiedliche Funktionen:

Die *Fibroblasten* sind für die Bildung von Kollagenfasern, elastischen Fasern und der Grundsubstanz verantwortlich.

Die *Makrophagen* phagozytieren Fremdsubstanzen und beteiligen sich an allergischen Reaktionen der Haut (Transport von Antigenen und Umwandlung in einen immunogenen Zustand).

Die *Lymphozyten* leisten immunologische Abwehraufgaben (s. S. 115).

Die *Mastzellen* enthalten in ihren Granula sog. H-Substanzen, vor allem Heparin und Histamin. Letzteres ist die wichtigste Mediatorsubstanz der humoralen Allergie vom anaphylaktischen Typ (s. S. 112).

3. Haarfollikel

Der Haarfollikel kann als eine Einstülpung der Epidermis aufgefaßt werden (Abb. 2). Während die freie Epidermis die Hornschicht produziert, entsteht durch die schrittweise Verhornung der Follikelepithelzellen (Matrixzellen in der Haarzwiebel) das Haar. Die Versorgung der Haarwurzel (tiefster Anteil des Follikelepithels) erfolgt durch eine Einstülpung des gefäßführenden Bindegewebes in die Wurzel (dermale Papille).

Morphologisch unterscheidet man die Lanugo-Haare des Embryos, die Vellus-Haare als feine flaumartige Körperhaare und die dickeren Terminalhaare (z. B. Kopf- und Schambehaarung).

Das Haar wächst nicht kontinuierlich, sondern zyklisch. Vom Beginn des

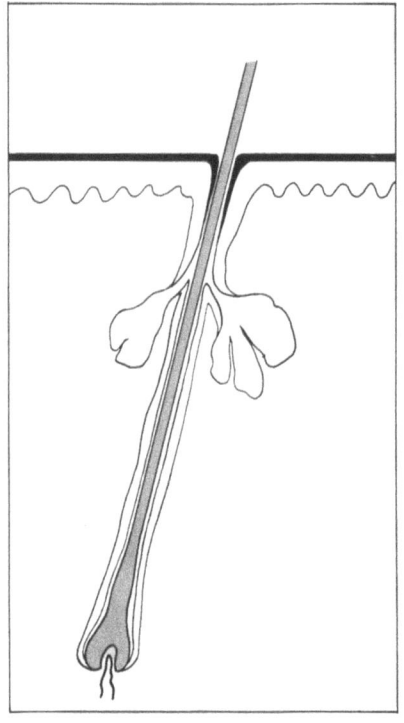

Abb. 2. Haarfollikel mit Talgdrüse

Haarwachstums bis zum Ausfall des gebildeten Haares vergehen am Kapillitium im Mittel 7 Jahre. In dieser Zeit durchlaufen die Haarfollikel asynchron drei Phasen des Haarzyklus:

1. Die *Anagen-* oder *Wachstumsphase*. Diese dauert bis zu 6 Jahren und ist durch ein kontinuierliches Wachstum des Haares (tgl. etwa 0,35 mm) gekennzeichnet. Die Haarwurzel sitzt tief in der Dermis oder an der oberen Grenze der Subkutis. Die Haarmatrix unterliegt einer regen Mitoseaktivität.

2. Die *Katagen-* oder *Übergangsphase* dauert nur wenige Tage und ist mit Ausbildung des Kolbenhaares abgeschlossen.

3. Die *Telogen-* oder *Ruhephase* erstreckt sich über 3–4 Monate, ist durch das Kolbenhaar mit einer bis knapp unter die Talgdrüseneinmündung aufgerückten Haarwurzel charakterisiert und endet mit dem Ausfall des Haares.

4. Talgdrüse

Die Talgdrüse besteht aus Epithelzellen, die stufenweise verfetten und so zum Talg werden (holokrine Sekretion). Durch einen Ausführungsgang, der in den Haarfollikel mündet, gelangt der Talg auf die Hautoberfläche.

Die wichtigste Funktion des Talges ist der Schutz der Haut vor Austrocknung (s. S. 20).

Für die *Menge* des produzierten Talges sind 5 Faktoren bestimmend:

1. Der Hauttyp. Es gibt Menschen, die anlagebedingt ihr ganzes Leben lang weniger Talg produzieren als andere. Sie haben eine relativ trockene Haut (anlagebedingte Sebostase). Das andere Extrem wird als Seborrhö bezeichnet. Die meisten Menschen nehmen hinsichtlich der Talgproduktion eine Mittelstellung zwischen den zwei Extremvarianten der Sebostatiker und Seborrhoiker ein.

2. Die Hautregion. In bestimmten Hautarealen, bedingt vor allem durch eine höhere Talgdrüsendichte, wird mehr Talg produziert als anderswo (seborrhoische Gebiete). Dazu gehören die Kopfhaut, die Stirn, das Gesicht sowie die Brust- und Rückenmitte. Talgdrüsen fehlen lediglich an den Handflächen und Fußsohlen.

3. Das Alter. Die Talgproduktion steht unter der hormonellen Kontrolle der Androgene: Testikuläre Androgene beim Mann, vor allem ovarielle Androgene bei der Frau. Dies erklärt die geringe Talgproduktion vor der Pubertät, das Maximum im geschlechtsreifen Alter und das meist allmähliche Nachlassen der Talgsekretion mit zunehmendem Alter.

4. Die Temperatur. Im Winter und in kälteren Klimazonen wird im allgemeinen weniger Talg produziert als im Sommer, ein Umstand, der bei dem Schutz der Haut vor Austrocknung ebenfalls beachtet werden muß.

5. Zentrale Kontrollmechanismen (sebotropes Hormon?). Das postenzephalitische „Salbengesicht" wird so erklärt.

5. Schweißdrüsen

Schweißdrüsen sind Epithelgänge, deren unterer Teil (Endstück) knäuelartig zusammengerollt den Schweiß sezerniert, während der obere Teil (Ausführungsgang) den Schweiß auf die Hautoberfläche führt (Abb. 3).

In der Haut finden sich zwei Arten von Schweißdrüsen:

1. Die *ekkrinen Schweißdrüsen* sind kleiner, sind auf der gesamten Hautoberfläche in unterschiedlicher Dichte verteilt, die Drüsenknäuel liegen in der mittleren bis tiefen Dermis, der Ausführungsgang verläuft korkenzieherartig durch die Epidermis und mündet auf der Hautoberfläche (Schweißporen). Der produzierte Schweiß besteht im wesentlichen aus Wasser, Elektrolyten, Milchsäure und Harnstoff.

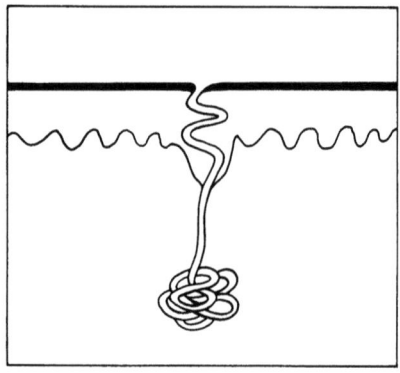

Abb. 3. Ekkrine Schweißdrüse

2. Die *apokrinen Schweißdrüsen* sind größer und finden sich nur in ganz bestimmten Hautregionen: im Bereich der behaarten Kopfhaut, vor allem aber in den Achselhöhlen, perimamillär, perigenital und perianal.

Der Drüsenknäuel liegt im subkutanen Fettgewebe. Der Ausführungsgang mündet in den Haarfollikel, oberhalb des Talgdrüsenausführungsganges. Diese anatomische Besonderheit erklärt, weshalb Eitererreger in den Achselhöhlen durch den Haarfollikel über den Ausführungsgang der apokrinen Schweißdrüsen bis in die Subkutis gelangen können und dort zu entzündlichen, einschmelzenden Knotenbildungen führen (Schweißdrüsenabszeß).

Der apokrine Schweiß enthält zusätzlich Duftstoffe und Fettsäuren, die in der Tierwelt der Anlockung der Geschlechter in der Brunstzeit dienen, beim Menschen jedoch infolge des unangenehmen Geruches nur lästig sind. Der Geruch nimmt zu, wenn es zu bakterieller Zersetzung von Schweiß kommt. Daher wirken antibakterielle Substanzen desodorierend.

Die ekkrinen Schweißdrüsen erfüllen zum Teil lebenswichtige *Funktionen:*
1. Wärmeregulation durch Abdunstungskälte (s. S. 19).
2. Beteiligung am Schutz vor Austrocknung, zusammen mit dem Talg und der Hornschicht (s. S. 20).
3. Aufrechterhaltung der sauren Hautoberflächenreaktion und dadurch Beitrag zum Infektionsschutz.
4. Ausscheidung harnpflichtiger Stoffe. Diese Funktion ist durch die relativ geringe Quantität der ausgeschiedenen Substanzen im Vergleich zur Nierenleistung von untergeordneter Bedeutung, so daß die ekkrinen Schweißdrüsen nie in der Lage sind, ausgefallene Nierenfunktionen entscheidend zu ersetzen.

Der Minorsche Schwitzversuch ist eine einfache Methode zur Prüfung der Schweißdrüsenfunktion (Abb. 4). Das zu prüfende Hautareal wird hierzu mit Jod-Alkohol-Lösung bepinselt (Jod 1,5; Rizinusöl 10,0; Alkohol ad 100,0) und dann mit Weizenstärke bepudert. Schweißsekretion führt zu blauschwarzer

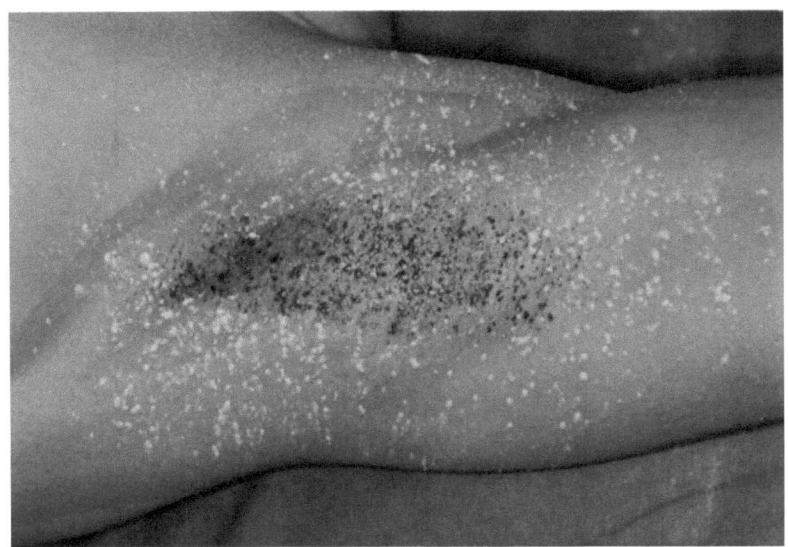

Abb. 4. Minorscher Schwitzversuch, Axilla

Verfärbung der Stärke (Jod-Stärke-Reaktion). Auf diese Weise können bei axillärer Hyperhidrose schweißdrüsenreiche Gebiete markiert und dann gezielt exzidiert werden.

6. Nägel

Die Nagelplatte ist das Endprodukt spezialisierter Keratinozyten, die am proximalen Nagelende eine Epithelbucht bilden (Nagelmatrix). Die Nagelplatte ruht ebenfalls auf einer Epithelschicht aus Keratinozyten (Nagelbett), die ihrerseits von unten an der Bildung der Nagelplatte teilnehmen. Der wesentliche Nagelanteil wird allerdings von der Nagelmatrix beigesteuert (Abb. 5).

Der Nagel wächst etwa 1 mm pro Woche. Eine temporäre Schädigung des Nagelwachstums im Bereich der Nagelmatrix manifestiert sich als Beau-Reilsche Querfurche an der Nagelplatte (Abb. 6). So kann eine eitrige Entzündung oder ein allergisches Kontaktekzem am Nagelfalz (Paronychium) an einzelnen betroffenen Nägeln zur Furchenbildung führen, während auf dem Blutweg der Nagelmatrix zugeführte Noxen, wie z. B. Thallium bei Vergiftung mit Rattengift oder Bakterientoxine bei schweren Infektionen, an allen Nägeln in gleicher Höhe Querfurchen verursachen. Herdförmige Erkrankungen der Nagelmatrix führen zu grübchenförmigen Defekten der Nagelplatte. Beispiel: Tüpfelnägel bei Psoriasis vulgaris (Abb. 7).

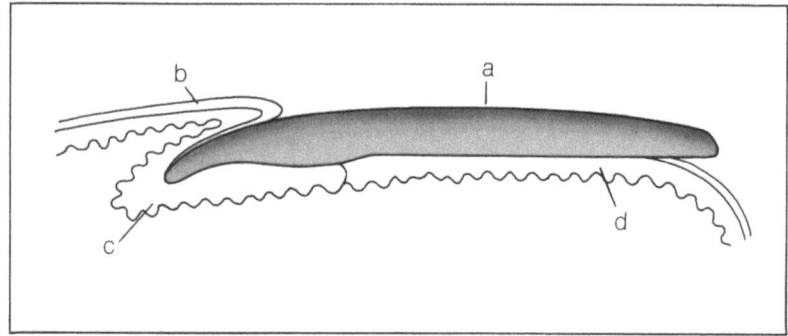

Abb. 5. Längsschnitt durch einen Nagel. *a* Nagelplatte, *b* Nagelfalz, *c* Nagelmatrix, *d* Nagelbett

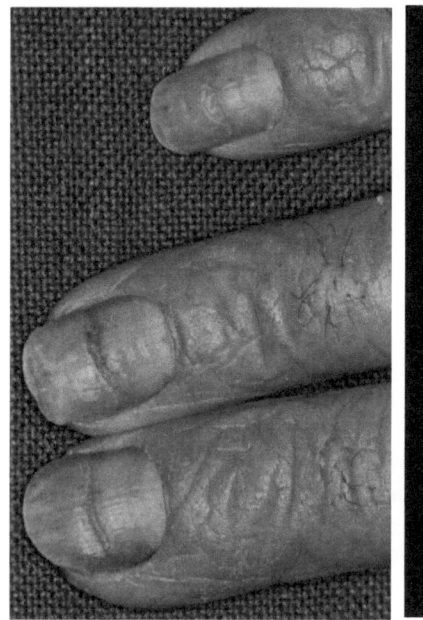

Abb. 6. Beau-Reilsche Querfurchen

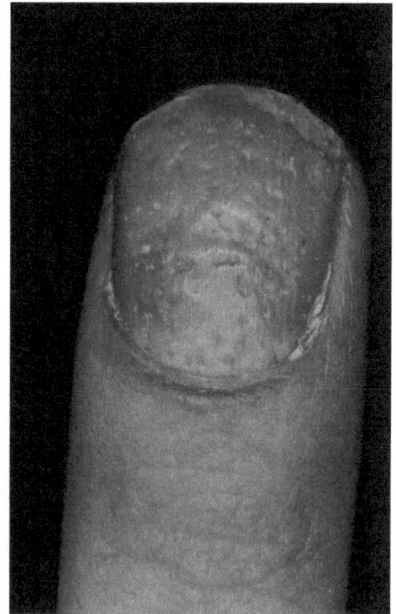

Abb. 7. Tüpfelnagel bei Psoriasis vulgaris

7. Gefäße

Die arteriellen und venösen Gefäße der Dermis unterliegen in ihrer Anordnung einer besonderen Architektonik. Kleine Arterien mit muskulöser Wand steigen aus der Subkutis senkrecht zur Hautoberfläche in die Dermis auf und verzweigen sich an der Grenze zwischen Dermis und Subkutis zu einem parallel zur Hautoberfläche liegenden Netz (unterer Gefäßplexus). Das arterielle Blut wird aus diesem Netz wiederum mit senkrecht nach oben steigenden Verbindungsgefäßen weitergeführt, die sich in der oberen Dermis zu einem zweiten, parallel zur Hautoberfläche liegenden Netz verzweigen (oberer Gefäßplexus). Aus diesem zweiten Netz entspringen schließlich Kapillarschlingen, die jeweils eine dermale Papille versorgen. Die Epidermis enthält keine Gefäße.

In umgekehrter Richtung und in ähnlicher Architektonik wird das venöse Blut abgeführt.

Die zwei parallel zur Hautoberfläche liegenden engmaschigen Gefäßplexus beeinflussen durch Kaliberänderungen die Hautfarbe. Erweitern sich die Gefäße des arteriellen Netzwerkes, so erscheint die Haut im entsprechenden Bereich einheitlich rot; es entsteht ein Erythem (s. S. 37).

Der gleiche Vorgang an den venösen Netzwerken führt zu einer einheitlichen bläulich-roten Verfärbung der Hautoberfläche, die als Zyanose bezeichnet wird (s. S. 39).

Die erythematöse Hautoberfläche fühlt sich wärmer, die zyanotische kälter an als die unveränderte Haut.

Die wichtigsten *Funktionen* der Hautgefäße sind:

1. Die *Ernährung* des Gewebes. Insuffiziente Gefäße haben eine „Unterernährung" des betroffenen Hautareals zur Folge. Die Verletzung einer solchen Haut führt zu schlecht heilenden Wunden, die als Ulkus (Geschwür) bezeichnet werden (s. S. 63). Durch Zusammenbruch der Gefäßversorgung infolge Zerstörung oder Verstopfung eines Gefäßes kommt es zum Absterben des entsprechenden Hautareals (Nekrose, s. S. 65). Das nekrotische Areal ist um so größer, je tiefer und damit größere Gefäße geschädigt wurden.

2. *Wärmeregulation,* zusammen mit den Schweißdrüsen (s. S. 19).

3. *Abwehrfunktion,* vor allem durch Antransport von Leukozyten und Antikörpern.

4. Die *Mitbestimmung der Hautfarbe*. Nicht nur durch Fehlen des Melanins kann die Haut weiß erscheinen, sondern auch eine Vasokonstriktion manifestiert sich als blasse Haut. Sind als angeborene Fehlbildung nur sehr wenig Gefäße in einem bestimmten Hautbezirk angelegt, so erscheint die Haut hier weiß (Naevus anaemicus).

8. Nervenfasern und Nervenendigungen

In der Dermis finden sich ausschließlich sensible und vegetative Nervenfasern.

Die sensiblen Nervenfasern, z.T. mittels spezieller Nervenendigungen wie den Meissner'schen und Vater-Pacini'schen Körperchen, vermitteln wichtige Wahrnehmungen aus der Umwelt und aus dem Gewebe: Tast- bzw. Druckgefühl, Kälte- und Wärmeempfindung, Schmerz, Brennen und Juckreiz.

Die sensiblen Nervenfasern sind auch die Schiene, entlang der die Zosterviren zur Hautinfektion führen. So ist es zu erklären, daß ein unkomplizierter Herpes zoster sich im Ausbreitungsgebiet eines sensiblen Hautnerven (Segment) manifestiert und mit neuralgiformen Schmerzen im Nervenverlauf einhergeht.

Die Nervenfasern des vegetativen Nervensystems regulieren die Tätigkeit der Anhangsdrüsen, die Weite der Gefäße und die Kontraktion der Mm. arrectores pilorum.

Wärme führt zur reflektorischen Erweiterung der Hautgefäße, Kälte zur Vasokonstriktion. Auch ein Druck auf die Haut wird mit Gefäßerweiterung beantwortet. Dadurch kann man auf der Haut „schreiben" (Dermographismus).

Dermographismus:
Fährt man mit einer Holzspatelkante unter Druck über die Hautoberfläche, so entsteht an den Druckstellen ein roter Strich (roter Dermographismus). Lediglich beim konstitutionellen Vasokonstriktoren-Tonus der atopischen Haut bei Neurodermitis diffusa entsteht unter den gleichen Bedingungen ein weißer Strich durch eine paradoxe vasokonstriktive Druckreaktion (weißer Dermographismus). Bei der Urticaria factitia (s. S.45) entsteht auf Druck durch Gefäßerweiterung und Serumaustritt eine rote Quaddel (urtikarieller oder Leisten-Dermographismus).

9. Subkutis

Die Subkutis besteht im wesentlichen aus Fettläppchen, septiert durch gefäßführendes Bindegewebe.

In dieser Schicht verlaufen die oberflächlichen Venenstämme und die präfaszialen Lymphgefäße. Eine Erweiterung der größeren venösen Gefäße wird als Varikosis (Krampfadern) bezeichnet und führt besonders an den unteren Extremitäten zur chronisch-venösen Insuffizienz (s. S.142). Eine Störung des Lymphabflusses hat ein Lymphödem zur Folge (s. S.144).

II. Spezielle Hautfunktionen und ihre Störungen

Die wichtigsten Hautfunktionen sind doppelt abgesichert (Tab. 1). Ihre Kenntnis und die Beachtung der Störungsmöglichkeiten in der Hautpflege sind das Fundament der vorbeugenden Dermatologie.

Tabelle 1. Gemeinsam getragene Hautfunktionen

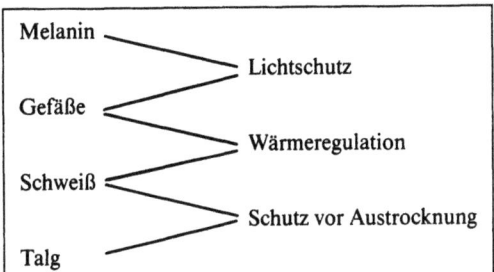

1. Lichtschutz

Für die Haut haben folgende Strahlen des Sonnenspektrums eine besondere Bedeutung:
- das Infrarotlicht. Wellenlänge: 760 nm und länger.
- das sichtbare Licht. Wellenlänge: 760 bis 400 nm.
- das Ultraviolettlicht. Wellenlänge: 400 bis ca. 200 nm.

Die lichtbiologisch bedeutsamen *Ultraviolettstrahlen* (UV) werden nach ihrer Wellenlänge unterteilt:
- UV-A: 400–315 nm.
- UV-B: 315–280 nm.
- UV-C: 280–200 nm.

UV-Strahlen unter 297 nm werden in der Atmosphäre absorbiert und gestreut; sie erreichen normalerweise nicht die Erdoberfläche, nur in größeren Höhen (Bergsteiger). Künstliches Licht („Höhensonne") enthält allerdings auch einen UV-C-Anteil.

Für die *Wirkung des Lichtes* auf die Haut sind folgende Faktoren wesentlich:
- die Wellenlänge.
- die Dosis.
- die individuelle Empfindlichkeit.

Die Wellenlänge bestimmt die *Eindringtiefe,* die mit der Wellenlänge ansteigt und ein Maximum bei 750 nm erreicht. Darüber hinaus ist die *ionisierende Eigenschaft* des Lichtes von der Wellenlänge abhängig. Langwellige Strahlen sind energiearm und wirken vor allem *kalorisch.* Kurzwellige Strahlen ab etwa 300 nm sind zunehmend *photochemisch* wirksam.

Die Dosis. Lichtstrahlen sind wie Medikamente zu betrachten. In therapeutischen Dosen und gezielt eingesetzt sind positive Effekte zu erwarten:

1. Photochemische Synthese von aktivem *Vitamin D_2* in der Epidermis und dadurch photobiologische Rachitisprophylaxe.
2. Allgemein *belebende* (roborierende) Wirkung, vor allem durch Wärme bedingte Gefäßerweiterung und Steigerung der Infektabwehr.
3. Aufbau eines *„Melaninschirms".*

Eine übermäßige, ungeschützte Lichtexposition kann dagegen akute und chronische *Lichtschäden* verursachen. Die wichtigsten Lichtschäden in der Haut beruhen auf:

1. Zerfall epidermaler Zellen.
2. Somatischen Mutationen der Keratinozyten. Die normale Epidermis ist durch einen DNS-Reparaturmechanismus dagegen weitgehend geschützt. Reicht dieser Schutz nicht aus, können Präkanzerosen und schließlich Hautkrebse durch Licht entstehen.
3. Entzündung durch Direktwirkung von UV-Strahlen, die die Epidermis passieren (schmale Bereiche um 300 und 250 nm) und indirekt durch Freisetzung bzw. Synthese vasoaktiver Substanzen, wie Histamin und Polypeptide.
4. Schädigung der kollagenen und elastischen Fasern (aktinische Elastose).

Die individuelle Empfindlichkeit kann aktuell und prognostisch beurteilt werden. Die *aktuelle Lichtempfindlichkeit* ist im wesentlichen vom Pigmentierungsgrad und von der Dicke der Hornschicht abhängig und wird in Werten der minimalen Erythemdosis (MED) gemessen. Die MED („Erythemschwelle") wird mit einer an normalen Personen „geeichten" Lichtquelle ermittelt. Zur Prüfung der MED wird die Haut an 5 bis 6 Stellen nebeneinander unterschiedlich lange bestrahlt (z. B. 10-20-30-40-50-60 Sek.) und das Ergebnis nach 24 Stunden abgelesen („Lichttreppe"). Als MED wird die Lichtdosis bezeichnet, die auf der Haut des Probanden ein schwaches, aber eindeutiges Erythem erzeugt. Sie kann entweder in Werten der benötigten Bestrahlungsdauer, oder genauer in Energie (Joule) ausgedrückt werden. Sie ist abhängig von der Wellenlänge der verwendeten Lichtquelle und liegt für UVB bei etwa 10–20 mJ/m².

Hinweise auf die *prognostische Empfindlichkeit* der Haut liefert die Anamnese der Pigmentierungsfähigkeit. Danach können 4 Haut-Typen abgegrenzt werden. Nach Sonneneinwirkung entsteht bei:
– Typ 1 nur Sonnenbrand, aber keine Bräunung,
– Typ 2 nur Sonnenbrand und gelegentlich Bräunung,

Lichtschutz

- Typ 3 manchmal Sonnenbrand und immer Bräunung,
- Typ 4 niemals Sonnenbrand und immer Bräunung.

a) Instrumente des Lichtschutzes

Die Haut verfügt über zwei wichtige Instrumente des Lichtschutzes: Das Melanin in den Keratinozyten und die Hornschicht.

Das *Melanin* absorbiert Lichtstrahlen des UV-Bereiches, des sichtbaren Lichtes und des kurzwelligen Infrarotbereiches. Daher sind Präkanzerosen und Hautkrebse bei Hellhäutigen relativ häufig, während sie bei Dunkelhäutigen fast niemals beobachtet werden. Ähnlich verhält es sich auch mit der aktinischen Elastose.

Die Melaninproduktion durch die Melanozyten wird exogen durch das UV-Licht, endogen hormonell gesteuert (Tab. 2).

Tabelle 2. Faktoren der Melanogenese (⟶ Förderung; +++ Hemmung)

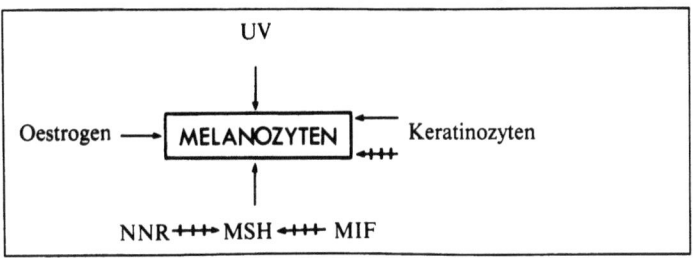

1. *Das UV-Licht* fördert auf zwei Wegen die Pigmentierung:

a) *direkt* durch oxydative Dunkelung von vorhandenen Pigmentvorstufen (Direktpigmentierung innerhalb von Stunden).

b) *indirekt* durch die Entzündung in der Dermis, die einen adäquaten Reiz für die Pigmentneogenese durch die Melanozyten darstellt (indirekte Pigmentierung innerhalb von Tagen).

2. *Das Hypophysen-Hypothalamus-System* ist der zentrale Regulationsort der Melaninsynthese. Während das Melanozyten-stimulierende Hormon (MSH) der pars intermedia der Hypophyse die Melanogenese aktiviert, kontrolliert ein hypothalamisches Zentrum durch einen „MSH-release inhibiting factor" (MIF) die MSH-Ausschüttung.

3. *Die Nebennierenrindenhormone* hemmen indirekt über das MSH die Pigmentbildung. Beispiele: Bei Insuffizienz (Morbus Addison) wird vermehrt Pigment gebildet.

4. *Östrogen* stimuliert direkt und nicht über den Umweg der Hypophyse die Melanozyten. Dadurch kommt es in der Schwangerschaft oft zum Auftreten einer fleckig konfluierenden Pigmentierung im Gesichtsbereich (Chloasma)

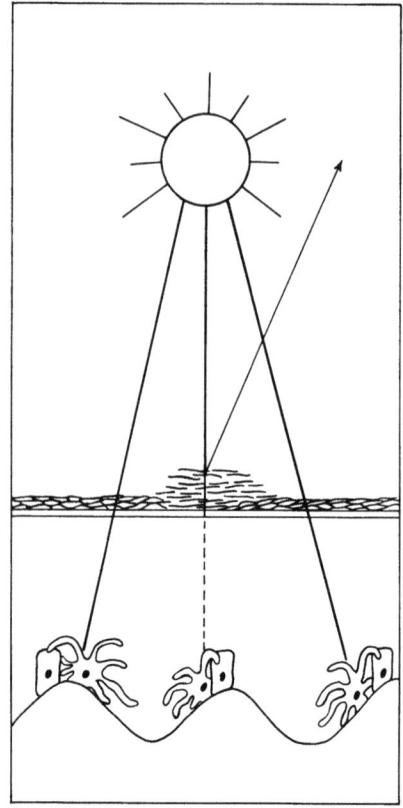

Abb. 8. Absorption und Reflektion pigmenterzeugender Lichtstrahlen durch vermehrte Schuppung

sowie zu einer verstärkten Pigmentierung der Brustwarzen, der Warzenhöfe, der Vulva, der Aftergegend, der Linea alba und von Narben.

Die *Hornschicht* spielt als Instrument des Lichtschutzes insofern eine Rolle, als besonders durch UV-Licht eine verstärkte Proliferation der Keratinozyten induziert wird, deren Folge eine verdickte Hornschicht ist („Lichtschwiele"). Diese absorbiert vor allem Strahlen des UV-B-Bereiches und reflektiert die einfallenden pigmentogenen UV-Strahlen (Abb. 8). Deshalb werden schuppende Herde durch Sonnenlicht weniger gebräunt als die Umgebung (Pseudoleukoderm, s. S. 41).

b) Lichtbedingte Dermatosen

Photodermatosen kommen auf drei Wegen zustande:
- phototoxisch.
- photodynamisch.
- photoallergisch (s. S. 116).

Lichtschutz

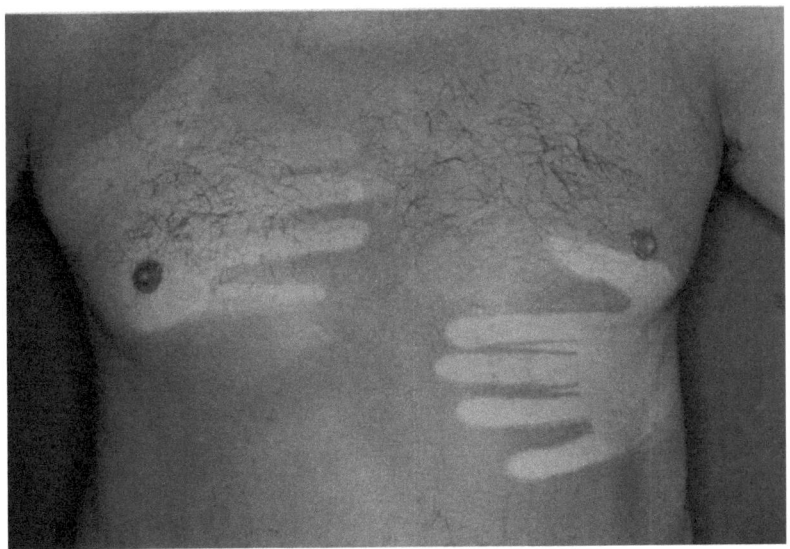

Abb. 9. Dermatitis solaris Grad I. Im Solarium eingeschlafen!

Phototoxische Reaktionen sind dosisabhängig und können bei jedem Individuum ausgelöst werden. Eine einmalige Überdosierung führt zu akuten, die Summation langjähriger übermäßiger Lichtexposition zu chronischen phototoxischen Lichtschäden.

Eine *akute* phototoxische Reaktion ist die Dermatitis solaris, der Sonnenbrand (Abb. 9). Hierbei kommt es nach Überschreitung der individuellen Toleranzgrenze je nach Dauer und Intensität der Bestrahlung zu einer entzündlichen Erweiterung der Gefäße in der Dermis (Rötung) mit geringem Serumaustritt (Ödem) in das Gewebe (1. Grad) oder zur Ablösung der Epidermis von der Dermis und Bildung subepidermaler Blasen (2. Grad). Bei der Dermatitis solaris 3. Grades bricht die Gewebsversorgung durch ernsthafte Gefäßschäden zusammen, und es entstehen Hautnekrosen.

Die gleiche Stadieneinteilung und klinische Morphologie gelten auch für eine akute Röntgenschädigung der Haut, die *Röntgendermatitis* 1. bis 3. Grades.

Chronische phototoxische Schäden sind für die Entstehung der Altershaut sowie der meisten Präkanzerosen und Hautkrebse des Alters an freigetragenen Hautstellen verantwortlich. So ist es erwiesen, daß die aktinische Elastose, die aktinische Keratose und die Melanosis praecancerosa Dubreuilh lichtinduziert werden. Aktinische Einflüsse sind auch in der Entstehung von Leukoplakien und Basaliomen von Bedeutung. Berücksichtigt man, daß

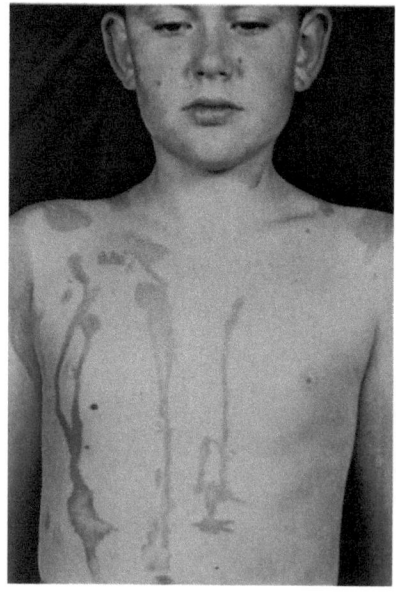
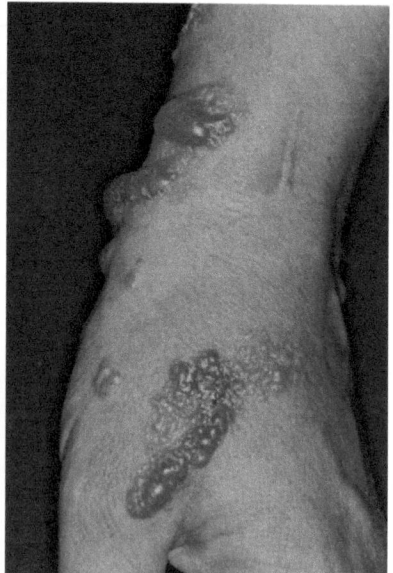

Abb. 10. Bergamottöl-Dermatitis **Abb. 11.** Wiesengräserdermatitis

- die aktinische Elastose die Faltenbildung begünstigt,
- aus der aktinischen Keratose und aus der Leukoplakie sich ein spinozelluläres Karzinom entwickeln kann,
- die Melanosis praecancerosa sich in ein malignes Melanom umwandeln kann
- und Basaliome semimaligne Hautgeschwülste mit lokaler Gewebszerstörung darstellen,

so werden jedem die Bedeutung des Lichtschutzes und die Unsinnigkeit der maßlosen „Berieselung" mit UV-Licht am Strand, unter UV-Lampe und im Solarium kar.

Spätfolgen einer höher dosierten *Röntgenbestrahlung* manifestieren sich nach Jahren unter dem klinischen Bild einer Poikilodermie (s. S. 43). Sie werden als Röntgenoderm bezeichnet. Dieser chronische toxische Röntgenschaden gehört in die Gruppe der potentiellen Krebsbildner (Präkanzerosen) und kann den Ausgangspunkt für ein spinozelluläres Karzinom der Haut darstellen.

Die photodynamische Reaktion ist durch eine erhöhte Lichtempfindlichkeit und eine verstärkte Hautreaktion auf Licht durch photodynamische Substanzen gekennzeichnet. Photodynamische Substanzen sind primär hautverträglich, werden jedoch durch Lichtenergie toxisch. Zu diesen zählen:

- Das *Bergamottöl* in Kosmetika und Kölnisch Wasser. An den aufgetragenen Stellen entstehen bei gleichzeitiger Lichtexposition schneller eine heftigere Dermatitis solaris und Hyperpigmentierung als an Bergamottöl-freien Bezirken (Abb. 10).
- die *Furocumarine* in bestimmten Wiesengräsern. Legt man sich mit nasser Haut (Baden, Schwitzen) auf eine Wiese mit solchen Gräsern, so löst die Flüssigkeit die Furocumarine aus den Pflanzen. Bei Sonnenexposition der Aufliegestellen der Gräser entsteht auf der Haut die Form des Abklatsches der Gräser, eine Dermatitis solaris 1.–2. Grades („Wiesengräserdermatitis", Abb. 11).
- die *Teerprodukte*, die entweder beruflich oder aus therapeutischen Gründen auf die Haut gebracht werden.
- körpereigene *Stoffwechselprodukte* (Porphyrine) und bestimmte Medikamente (z. B. Phenothiazine), die über den Blutweg in die Haut gelangen und eine erhöhte Lichtempfindlichkeit der Haut bewirken.

2. Wärmeregulation

Äußere (Hitze) und innere Wärme (z. B. durch Muskelarbeit) würde jeweils zu erhöhten Körpertemperaturen führen, wenn keine Wärmeregulation für konstante Werte sorgen würde. Die ausführenden Organe der Wärmeregulation in der Haut sind die arteriellen Gefäße und die Schweißdrüsen.

Wärme erweitert reflektorisch die *Gefäße* der Haut. Durch die Gefäßerweiterung vergrößert sich die Gefäßwandfläche und bietet so eine ausgedehntere Abstrahlungsfläche für den erwärmten Gefäßinhalt. Durch die gleichzeitige Erweiterung auch der drüsenversorgenden Gefäße werden auch die Schweißdrüsen besser durchblutet und schaffen so die Voraussetzung für eine vermehrte Schweißproduktion.

Die ekkrinen *Schweißdrüsen* reagieren auf erhöhtes Wärmeangebot mit vermehrter Schweißabsonderung. Der produzierte Schweiß gelangt auf die Hautoberfläche und verdunstet. Durch die Abdunstung des Schweißes entsteht Kälte; die Hautoberfläche wird so gekühlt. Wie wichtig dieser Regulationsmechanismus ist, erkennt man an angeborenen Fehlbildungen mit fehlender oder stark eingeschränkter Schweißproduktion (ektodermale Dysplasie vom anhidrotischen Typ). Diese Patienten sind nicht oder nur beschränkt lebensfähig, weil sie auf Wärme, z. B. durch Muskelarbeit, nicht mit Abdunstungskälte reagieren können. Die Folgen sind erhöhte Körpertemperaturen und Kollaps durch den Versuch, über maximale Gefäßerweiterung die Wärme abzugeben.

Umschriebene Störungen der Wärmeregulation entstehen immer dort, wo die Abdunstung behindert wird. Solche Hautstellen werden als *intertriginöse Räume* bezeichnet. Die Schweißretention in den intertriginösen Räumen kann anatomisch oder funktionell bedingt sein.

Anatomisch dadurch, daß zeitweise oder dauernd Haut an Haut unmittelbar anliegt, wie submammär bei Hängebrüsten, axillär, inguinal, perigenital und perianal, in den Bauchfalten, umbilikal, in den Finger- und Zehenzwischenräumen und bei Säuglingen auch in den Halsfalten.

Ein *funktioneller* intertriginöser Raum kann entstehen, wenn die physiologische Schweißabdunstung durch wasserundurchlässige Stoffe verhindert wird, wie schlecht emulgierbare, wasserundurchlässige Salbengrundlagen (z. B. Vaseline), Wäsche aus synthetischen Fasern, Gummihandschuhe, Gummi- oder Plastikhose bei Säuglingen oder Okklusivverbände (s. S. 165).

Die wichtigsten Folgen dieser Schweißretention sind:

1. Lokale *Hyperthermie* der Haut durch fehlende Verdunstungskälte; dadurch Anreiz für weitere Schweißsekretion.

2. *Sekretdurchtränkung* der oberflächlichen Hautschichten (Mazeration) durch das Liegenbleiben des warmen Schweißes auf der Hautoberfläche. Ein zusätzliches Reiben von Haut an Haut bei Körperbewegungen führt leicht zum Abstreifen der aufgeweichten Epidermis (Erosio). Die mazerativ-erosiv veränderte Haut erleichtert die Resorption von Kontaktantigenen und dadurch die Kontaktsensibilisierung.

3. *Alkalisierung* der Hautoberfläche durch anhaltende Schweißsekretion: das ekkrine Schweiß-pH beträgt bei ungestörter Funktion 5,5–6,5 und bewirkt eine saure Hautoberflächenreaktion („Säuremantel"). Dieser Säuremantel bietet einen relativen Schutz vor Hautinfektionen von außen. Bei anhaltender Schweißsekretion schlägt das Schweiß-pH ins Alkalische um. Die Alkalisierung, in Verbindung mit der feuchten Wärme, bietet in den intertriginösen Räumen einen günstigen Nährboden für primär-pathogene und bedingt-pathogene Keime.

3. Schutz vor Austrocknung

Die normale Hautoberfläche ist glatt und geschmeidig. Diese Eigenschaft der Haut ist letztlich vom Wassergehalt der Hornschicht abhängig. Sinkt der Wassergehalt der Hornschicht unter einen Grenzwert von 15%, so leidet ihre Flexibilität, und die Hautoberfläche wird trocken, rauh und rissig. Zugeführtes Fett kann zwar die ausgetrocknete Hornschicht glätten, ihre Dehnbarkeit und Flexibilität jedoch nicht beeinflussen.

Der Schutzmechanismus der Haut vor Austrocknung besteht darin, die unmerkliche Abdunstung von der Hautoberfläche (Perspiratio insensibilis) so zu regeln, daß ein Mindestgehalt von 15% an Flüssigkeit in der Hornschicht liegen bleibt. Die wichtigsten „Abdunstungsbremsen" sind (Abb. 12):

1. *Das Wasserbindungsvermögen der Hornschicht*. Diese Leistung ist an zwei funktionelle Strukturen der Hornzelle gebunden:

Schutz vor Austrocknung

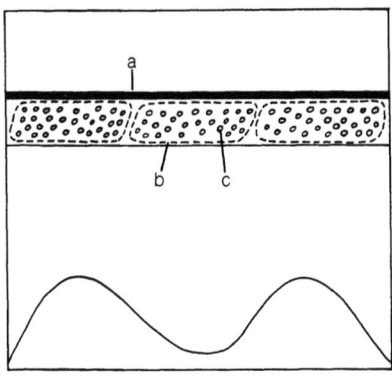

Abb. 12. „Abdunstungsbremsen"
der Epidermis.
a Lipidfilm,
b Lipidfenster der Hornzellmembran
c intrazelluläre hygroskopische Substanzen

Intrazelluläre hygroskopische Substanzen, wie Harnstoff und verschiedene Zucker als Teil der kleinmolekularen Inhaltsstoffe, die das Wasser binden.

Höhermolekulare Schutzstrukturen in der Zellwand, die einen Verlust der wasserlöslichen Inhaltsstoffe durch osmotische Wirkung verhindern. Hierzu gehören strukturgebundene Lipide der Zellmembranen („Lipidfenster"), da nur mit Lipidlösungsmitteln eine maximale Verarmung der Hornzelle an wasserbindenden Substanzen zu erreichen ist.

2. *Das Talgfett*. Dieses tritt als Lipidfilm an der Hautoberfläche in Erscheinung und erfüllt eine doppelte Funktion:

Es glättet die Hornschicht und trägt zur Geschmeidigkeit der Haut bei.

Es verzögert die Abdunstung durch Bildung einer relativ wasserundurchlässigen Schicht an der Hautoberfläche, wobei ein Teil des Schweißes zu einer Emulsion vom Wasser/Öl-Typ gebunden und so vorübergehend der Abdunstung entzogen wird.

3. *Das epidermogene Fett* unterstützt die Funktion des Talgfettes und ersetzt dieses an Handtellern und Fußsohlen, wo keine Talgdrüsen sind. Es handelt sich im wesentlichen um Cholesterin und Phosphatide, die beim Umbau der Keratinozyten zu Hornzellen anfallen. Eine Entfettung der Hautoberfläche ist ein adäquater Reiz, die Epidermopoese zu verstärken, als ob die Haut versuchen würde, durch vermehrte Keratinozytenbildung mehr epidermogenes Fett herzustellen. Die Folge davon ist gleichzeitig aber auch eine vermehrte Hornbildung.

Hemmt man die Cholesterinsynthese wirksam durch entsprechende Medikation, so können unter anderem auch Austrocknungszustände der Haut entstehen.

Die Austrocknung an der Hautoberfläche (Exsikkation) ist eine Bilanzstörung zwischen Bildung und Verbrauch von Wasser und Fett in der Epidermis und der Hornschicht.

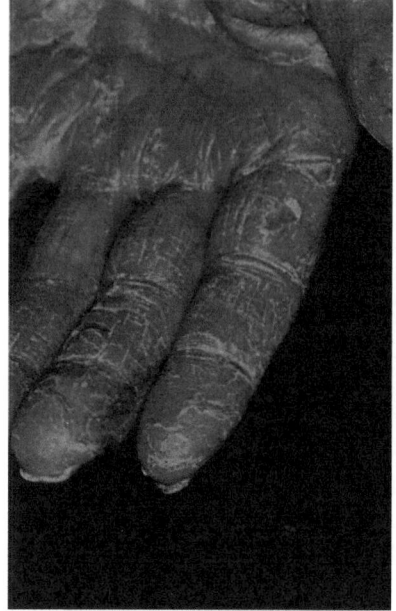 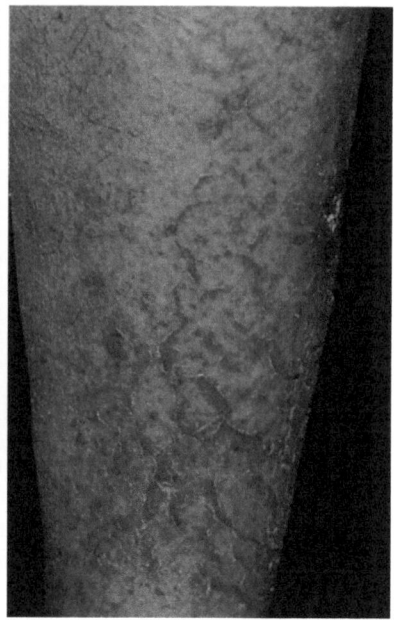

Abb. 13. Tylotisch-rhagadiformes Handekzem

Abb. 14. Eczéma craquelé

Eine *wassermangelbedingte* Austrocknung entsteht z.B. durch längerdauernde lokale Abdunstungsförderung mittels Puder, Lotio, feuchten Umschlägen sowie alkoholischen und wäßrigen Lösungen (s. S. 164).

Die *fettmangelbedingte Austrocknung* der Haut kann endogen durch geringe Fettproduktion und exogen durch übermäßige Entfettung verursacht werden. Zu den *endogenen* Ursachen zählen:
- *physiologisch* das Alter (geringere Talgproduktion bis zur Pubertät und im Senium) und die Erbanlage (Sebostatiker).
- *krankhafte Störungen*, wie bei Neurodermitis diffusa und Ichthyosis-Erkrankungen.
- *Medikamente*, wie Cholesterin-Synthese-Hemmer.

Eine übermäßige *exogene* Entfettung ist die Folge des unphysiologischen, ersatzlosen Fettverbrauches, vor allem durch Wasser, Seife und andere Waschmittel. Spülmittel entfetten nicht nur den Teller, sondern auch die Hände der Hausfrau.

An den Handflächen und Fußsohlen sind die klinischen Manifestationen der Hautexsikkation anders als an den übrigen Hautarealen. Beiden Formen gemeinsam sind drei Symptome:

1. Vermehrte Hornbildung durch reaktiv verstärkte Epidermopoese.
2. Verlust der Flexibilität der Hornschicht und dadurch schmerzhafte Hornschichteinrisse.
3. Sekundäre entzündliche Reaktion der Dermis, die sich als Rötung und Juckreiz äußert.

Palmoplantar entsteht so eine tylotisch-rhagadiforme Reaktion: schwielenartige Hyperkeratose (Tyloma) und tiefe Hauteinrisse (Rhagaden) mit sekundärem entzündlichem Erythem (Abb. 13).

An den übrigen Hautarealen manifestiert sich die Exsikkation der Haut
- durch unscharf begrenzte Flecke mit vermehrter, sichtbarer kleieförmiger Schuppung (Pityriasis simplex)
- oder durch zusätzliche Hornhauteinrisse mit entzündlicher Reaktion, die entweder innerhalb des exsikkierten Herdes unregelmäßig verteilt sind („Eczéma craquelé", Abb. 14) oder wie Kanäle mehr oder weniger große Hautareale inselförmig umschließen („Eczéma canalé").

III. Die dermatologische Diagnose

Der geübte Arzt kann häufig eine dermatologische Diagnose aufgrund des charakteristischen Aussehens einer Erkrankung unmittelbar mit Hilfe des „diagnostischen Blicks" stellen. Diese Möglichkeit entbindet ihn gleichwohl nicht von der Pflicht, seine *„Blickdiagnose"* durch objektive Kriterien abzusichern.

Die Diagnose wird dabei in folgenden Schritten entwickelt:

1. Anamnese

Der Patient berichtet dem Arzt die *Vorgeschichte (Anamnese)* seiner Erkrankung. Die Anamnese muß durch gezielte Fragen des Arztes in mannigfacher Weise ergänzt werden (s. S. 28). Eine gute Erarbeitung der Anamnese führt vielfach bereits zur *Verdachtsdiagnose*. Umgekehrt kann eine gestellte „Blickdiagnose" durch gezielte Zurückverfolgung der Anamnese gesichert, aber auch „umgeworfen" werden.

Eine 28jährige Hausfrau kommt mit scharf begrenzter Rötung, Schwellung und Blasenbildung im Bereich des gesamten rechten Armes in die Sprechstunde. Als erste Verdachtsdiagnose wird eine akute toxische Dermatitis vermutet. Die Vorgeschichte wird erfragt:
1. Möglichkeit: Die Anamnese ergibt, daß die Patientin sich zwei Stunden vorher mit kochendem Wasser an der betroffenen Körperstelle verbrüht hat. Damit ist die *Diagnose* bereits durch die Anamnese bestätigt: es handelt sich um eine akute toxische Dermatitis, in diesem Falle um eine Verbrühung (Ambustio).
2. Möglichkeit: Die Patientin gibt an, daß der Arm keinerlei Noxen ausgesetzt gewesen sei, weder physikalischer (Hitze, Kälte, UV-Licht, ionisierende Strahlen) noch chemischer Natur (Säuren, Laugen, hautreizende Substanzen); auch ein Kontakt mit ggf. sensibilisierenden Stoffen (Arbeitsstoffe, Salben, Kosmetika) hat nicht stattgefunden. Gezielte Fragen ergeben, daß die Hauterscheinungen mit hohem Fieber und Schüttelfrost begonnen haben. Diese Angaben weisen auf ein Erysipel hin. Durch entsprechende Laboruntersuchungen wird diese Diagnose bestätigt.

2. Hautbefund

Die Hauterscheinungen eines Patienten müssen genauestens angesehen, analysiert und beschrieben werden. Erfahrungsgemäß fällt diese Aufgabe dem Anfänger besonders schwer. Für ihn „sieht an der Haut alles gleich aus". Die Dermatologie hat jedoch seit langem ein logisch aufgebautes System und eine

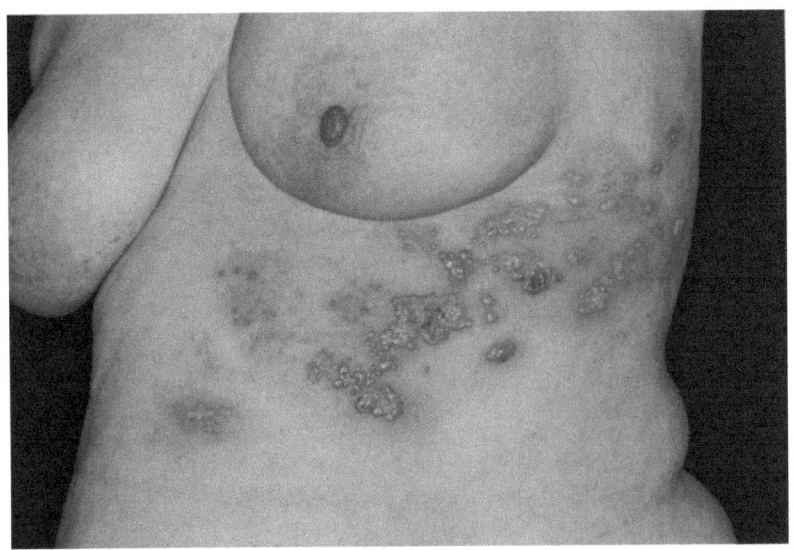

Abb. 15. Herpes zoster: Gruppierte Bläschen einseitig im Ausbreitungsgebiet eines sensiblen Nerven

Nomenklatur entwickelt, die es ermöglichen, einen Hautbefund klar und eindeutig reproduzierbar zu beschreiben.

Jeder Hautbefund besteht aus
- *allgemeinen Angaben:* z. B. Sitz, Verteilung, Begrenzung, Konfiguration der krankhaften Veränderungen (s. S. 30) und
- *speziellen Angaben:* Analyse der Einzelelemente, der Hauteffloreszenzen (s. S. 35).

Der Hautbefund sollte vollständig sein. Hierzu gehört, daß das gesamte Integument eines Patienten vom Scheitel bis zur Fußsohle einschließlich des Genitales und der Mundschleimhaut angesehen wird, und daß die Lymphknoten palpiert werden.

3. Differentialdiagnose und Verdachtsdiagnose

Seine theoretischen Kenntnisse und seine Erfahrung führen den Arzt von Anamnese und Hautbefund zur *Differentialdiagnose*. Darunter versteht man eine Liste von Krankheitsdiagnosen, die zu einer vorgegebenen Anamnese und einem Hautbefund passen. Natürlich fällt dieser Denkschritt um so leichter, je größer die Erfahrung ist. Der Unerfahrene sollte aber bedenken, daß auch der erfahrenste Arzt mit seltenen Krankheiten rechnen muß, die er noch niemals vorher zu Gesicht bekommen hat. Nur theoretisches Wissen ermöglicht es in diesen Fällen, trotzdem die Diagnose zu stellen. Läßt sich die Differentialdiagnose mit großer Wahrscheinlichkeit auf eine Erkrankung einengen, spricht man von *Verdachtsdiagnose*. Vielleicht ist die *endgültige Diagnose* bereits aus Anamnese, Befund und differentialdiagnostischen Überlegungen zu stellen.

Eine 50jährige Frau kommt mit gruppiert angeordneten Bläschen in die Sprechstunde (Abb. 15).
Gruppierte Bläschen treten auf bei:
1. Herpes simplex
2. Herpes zoster
3. Dermatitis herpetiformis Duhring
(= Differentialdiagnose bei gruppierten Bläschen).

Da die gruppierten Bläschen einseitig gürtelförmig im Ausbreitungsgebiet eines sensiblen Nerven lokalisiert sind und anamnestisch Schmerzen angegeben werden, engt sich die Differentialdiagnose auf die Diagnose Herpes zoster („Gürtelrose") ein.

4. Spezielle Untersuchungsverfahren

Zur Diagnostik stehen in der Dermatologie eine Vielzahl von speziellen Untersuchungsmethoden zur Verfügung. Aus ihnen ist in Abhängigkeit von Differential- bzw. Verdachtsdiagnose eine Auswahl zu treffen. Die spezielle Untersuchung führt dann meist zur Bestätigung oder zum Ausschluß einer Diagnose.

Ein 30jähriger Maurer verspürt seit einigen Wochen starken Juckreiz an beiden Händen. Als Befund werden Rötung und Keratose im Bereich beider Handflächen und Fingerrücken festgestellt. Differentialdiagnostisch wird in erster Linie an ein allergisches Kontaktekzem, in zweiter Linie an eine Pilzerkrankung gedacht. Daher werden als spezielle Untersuchungsverfahren eine Allergietestung (Epikutantestung mit Stoffen der allgemeinen und beruflichen Umwelt) sowie eine mykologische Untersuchung durchgeführt. Die Testung ergibt eine Kontaktallergie gegen Kaliumdichromat, die mykologische Untersuchung erweist sich als negativ. Somit kann die Diagnose eines allergischen Kontaktekzems bei Allergie gegen Kaliumdichromat gestellt werden. Eine gezielte Therapie kann begonnen werden.

Indikationen, praktische Durchführung und Aussagewert der speziellen Untersuchungsverfahren werden in späteren Kapiteln ausführlich dargestellt.
Zusammenfassend ergibt sich die dermatologische Diagnose aus folgenden Schritten:

Die dermatologische Diagnose

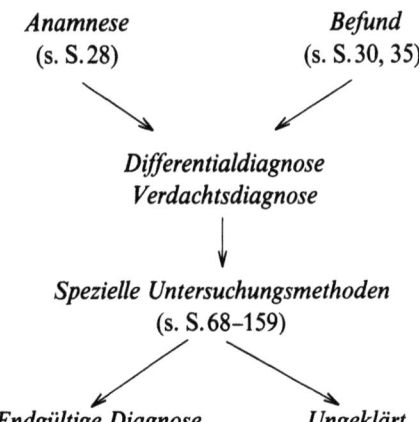

IV. Die dermatologische Anamnese

1. Jetzige Anamnese

Der Patient berichtet dem Arzt die von ihm bemerkten *Beschwerden* und *Hauterscheinungen*. Wichtige Begleitumstände können oft erst durch gezielte Fragen aufgedeckt werden. Wesentliche Punkte einer dermatologischen Anamnese sind:

a) *Die subjektiven Symptome:* Sie sind meist der Grund des Arztbesuches, und mit ihnen beginnt der Patient im allgemeinen seine Angaben:
- Juckreiz, Schmerzen, Brennen, Ausfluß, Haarausfall u. a.
- Seit wann? Einmalig, dauernd oder intermittierend?
- An welchen Körperstellen? Beginn an welcher Stelle?

b) *Die Hauterscheinungen.* Sie werden vom Patienten laienhaft geschildert: Ausschlag, Rötung, Schuppen, Blasen, Schwellung u. a.

c) Hat eine *Vorbehandlung* stattgefunden? Womit?

2. Eigene Anamnese

Sie muß meist erfragt werden und sollte kurz, aber vollständig sein. Wichtig sind:
- *Kinderkrankheiten.* Beispiel: früher durchgemachte Windpocken schließen eine Zweiterkrankung weitgehend aus.
- *Operationen, Unfälle.* Beispiel: Auftreten von Hautmetastasen nach Operation eines Mammakarzinoms.
- *Schwangerschaft.* Beispiel: Hyperpigmentierungen im Gesicht sind in der Schwangerschaft als Chloasma uterinum geläufig.
- *Interne Erkrankungen;* die Hauterscheinungen können durchaus ein Teilsymptom einer allgemeinen Erkrankung sein. Beispiel: Xanthome an der Haut können auf Hyperlipoproteinämie hinweisen.
- *Erkrankungen anderer Organsysteme.* Beispiel: bei Psoriasis gibt es Gelenkbeteiligung in Form der Arthritis psoriatica.
- *Einnahme von Medikamenten,* die toxische oder allergische Reaktionen an der Haut hervorrufen können. Beispiel: Urtikaria (Nesselsucht) nach Penicillin-Einnahme.
- *Äußere Applikation von Kosmetika oder Medikamenten;* auch hierbei können toxische oder allergische Reaktionen auftreten. Beispiel: Lidekzem nach Augentropfen.

Allgemeine Anamnese

– *Unverträglichkeit von Nahrungsmitteln.* Beispiel: Urtikaria (Nesselsucht) nach Genuß von Fisch oder Erdbeeren.

3. Familienanamnese

– Hautkrankheiten können *erblich* sein, mit dominantem, rezessivem oder anderem Erbgang. Die Aufstellung eines Stammbaums ist empfehlenswert. Beispiel: Ichthyosis vulgaris ist autosomal dominant vererbbar. Erbkrankheiten müssen nicht bei Geburt erkennbar sein, sondern können erst im späteren Leben manifest werden. Beispiel: Keratoma palmare et plantare dissipatum.
– Die *Disposition* zu bestimmten Erkrankungen kann vererbt werden, ohne daß man von eigentlichen „Erbkrankheiten" spricht. Beispiel: Neigung zu trockener Haut und Ekzemen bei Atopie, Neigung zu Psoriasis.
– *Pränatale oder intrapartale Übertragung* von Infektionskrankheiten ist möglich. Beispiel: Diaplazantare Übertragung einer Syphilis von der kranken Mutter auf das Kind.
– *Infektiöse Übertragung* von erregerbedingten Hautkrankheiten durch den engen Kontakt innerhalb einer Familie. Beispiel: Scabies (Krätze) wird leicht von einem Kind auf Geschwister oder Eltern übertragen.

4. Allgemeine Anamnese

Allgemeine Lebensumstände, die manchmal auf den ersten Blick keinen Zusammenhang mit der Hauterkrankung erkennen lassen, können entscheidend sein.

– Die *berufliche Tätigkeit* führt zu jahrelanger Exposition der Haut mit Arbeitsstoffen, die eine Kontaktallergie auslösen können. Beispiele: Kontaktallergie gegen Haarfärbemittel bei Friseuren, gegen Terpentin bei Malern.
– *Hobbies* können ähnliche Folgen haben. Beispiele: Terpentinallergie beim Hobbymaler, eine Allergie gegen bestimmte Pflanzen beim Hobbygärtner.
– Beruflicher oder privater *Kontakt mit Tieren.* Beispiele: Übertragung einer Tinea corporis (Fadenpilzerkrankung der Haut, s. S. 74) vom Goldhamster auf ein Kind, von der Kuh auf den Landwirt, allergisches Asthma bronchiale durch Tierhaare.
– Bei Herkunft oder Rückkehr *aus subtropischen oder tropischen Ländern* muß an Erkrankungen gedacht werden, die normalerweise bei uns nicht vorkommen. Beispiele: Leishmaniose, Lepra, Pocken.
– Angaben über Partner, Zeitpunkt und Art *sexueller Kontakte* sind notwendig bei Geschlechtskrankheiten.

V. Allgemeine Angaben zum Hautbefund

Ein Hautbefund wird erhoben, indem zunächst aus einer Entfernung, die einen *Überblick* ermöglicht, der Sitz, die Verteilung, die Begrenzung, die Konfiguration und der Herdaufbau beurteilt werden.
Erst dann folgt die Analyse der Einzeleffloreszenzen aus *Leseabstand*, gelegentlich mit Lupenvergrößerung.

1. Sitz der Hauterkrankung

Die Beachtung der *Lokalisation* einer Dermatose kann wertvolle diagnostische Hilfe liefern. Manche Dermatosen neigen dazu, an bestimmten Hautstellen in Erscheinung zu treten (Prädilektionsstellen). Beispiele:
- Hautveränderungen ausschließlich oder hauptsächlich an lichtexponierten Stellen lassen an eine Photodermatose (s. S. 16) denken.
- Die Candidamykose (s. S. 79) bevorzugt die Mund- und Genitalschleimhaut sowie die intertriginösen Räume.
- Ein allergisches Kontaktekzem durch Nickel tritt an Körperstellen auf, die Berührung mit nickelhaltigen Metallen haben (Modeschmuck, Reißverschluß, Armbanduhr, Jeansknopf).

2. Verteilung der Effloreszenzen

Hauterkrankungen können aus einem einzelnen Herd oder aus multiplen Herden bestehen.
In vielen Fällen ist ein charakteristisches *Verteilungsmuster* zu erkennen:
- symmetrisch oder asymmetrisch;
- einseitig oder doppelseitig (bilateral);
- systematisiert;
- segmentär.

Eine *symmetrische* Verteilung liegt nur äußerst selten vor: wenn in einem Hautabschnitt sich die Hautveränderungen rechts und links von der Mittellinie spiegelbildlich entsprechen. Meist handelt es sich um eine *bilaterale* Verteilung.

Die Feststellung, ob eine Dermatose bilateral oder einseitig auf dem Hautorgan verteilt ist, gibt einen wertvollen Hinweis auf die Herkunft der Ursache der Erkrankung (Noxe): eine bilaterale Verteilung spricht für endogene Noxe, die auf dem Blutwege an die Haut herangetragen wird (z. B. Masernvirus), während eine einseitige Verteilung auf eine exogene Noxe (z. B. Pilzinfektion) hinweist.

Eine Dermatose ist *systematisiert,* wenn sich die krankhaften Veränderungen in Linien oder Banden, geradlinig, bizarr oder wirbelförmig über größere Hautareale erstrecken. Sie erwecken den *Eindruck,* dem Gefäß- oder Nervensystem zu folgen. Beispiel: Naevus verrucosus.

Die *segmentäre* Verteilung besagt dagegen, daß sich die Dermatose auf das Ausbreitungsgebiet eines sensiblen Nerven (Dermatom = Hautsegment) beschränkt. Dies ist z. B. bei Herpes zoster der Fall, da die Zosterviren entlang eines sensiblen Nerven an die Haut herangeführt werden.

Die krankhaften Veränderungen können auch
- diffus;
- disseminiert;
- herdförmig;
- gruppiert

verteilt sein.

Diffuse Verteilung bedeutet, daß größere Hautgebiete zusammenhängend – ohne gesunde Hautinseln dazwischen – erkranken. Dies kann geschehen:
- *flächenhaft,* wenn größere Hautflächen betroffen sind (z. B. der ganze Rücken ist durch Sonnenbrand gerötet);
- *generalisiert,* wenn nur wenige Hautareale von der Erkrankung ausgespart sind;
- in Form einer *Erythrodermie,* wenn die gesamte Haut Rötung und Schuppung zeigt.

Bei *disseminierter* Verteilung liegen die Einzelelemente der Dermatose inselartig in gesunder Haut. Auf der Haut spricht man von einem *Exanthem* (Ausschlag), an den sichtbaren Schleimhäuten von einem *Enanthem.*

Bei Masern erscheint z. B. ein makulöses Exanthem, weil die einzelnen roten Flecke auf der Haut verstreut, jedoch durch gesunde Haut voneinander getrennt sind. Die Einzelelemente eines Exanthems bzw. Enanthems können durch Wachstum oder dichten Befall miteinander zu größeren Flächen konfluieren. Die Unterscheidung eines flächenhaften diffusen von einem zunächst disseminierten, später flächenhaft konfluierenden Befall geschieht durch die Beurteilung der Konfiguration: der Zusammenfluß von Einzelelementen führt in der Regel zu einer *bogigen* (polyzyklischen) Konfiguration (s. S. 32).

Die *herdförmige* Verteilung ist durch etwa münzgroße Einzelelemente (Herde) gekennzeichnet. Es ist üblich, von pfennig-, markstück-, fünfmarkstück- oder handflächengroßen Herden zu sprechen. Hat die Größe eines Herdes eine besondere Bedeutung (z. B. entscheidet die Größe eines Melanoms über die Prognose der Erkrankung, oder soll die Größenänderung eines Ulkus wäh-

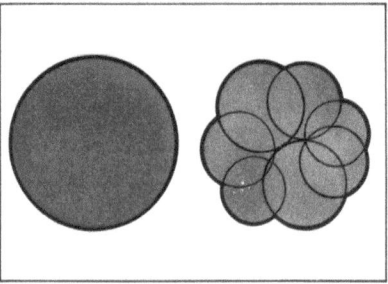

Abb. 16. Rund und polyzyklisch konfigurierter Herd

rend der Therapie objektiviert werden), so empfiehlt sich, Angaben in Zentimetern zu machen.

Die *gruppierte* Verteilung besagt, daß Einzelelemente einer Dermatose nicht regelmäßig auf eine Hautfläche verstreut sind, sondern zur Gruppenbildung und dadurch zur Konfluierung neigen. Diese Neigung zur Gruppenbildung der Effloreszenzen ist bei einzelnen Dermatosen sehr charakteristisch und dadurch der Diagnose dienlich (der Herpes simplex ist z. B. durch Bläschen in Gruppen gekennzeichnet).

3. Begrenzung

Eine erkrankte Hautfläche kann gegenüber der nichtbefallenen Umgebung
- scharf
- unscharf

begrenzt sein.

Scharf ist die Begrenzung einer erkrankten Fläche oder eines Herdes, wenn eine Trennungslinie zwischen erkranktem und gesundem Hautareal klar gezogen werden kann. Die Beurteilung, ob eine krankhafte Hautveränderung scharf oder unscharf begrenzt ist, kann große diagnostische Bedeutung haben. Toxische Noxen (z. B. Verätzung) verursachen im allgemeinen scharf begrenzte Hautschäden, während kontaktallergische Noxen (Kontaktekzem) zu einer unscharf begrenzten Rötung führen.

4. Konfiguration

Unter Konfiguration versteht man die Form der Erkrankungsherde:
- rund
- oval
- unregelmäßig
- annulär (ringförmig)
- gyriert (bogig)

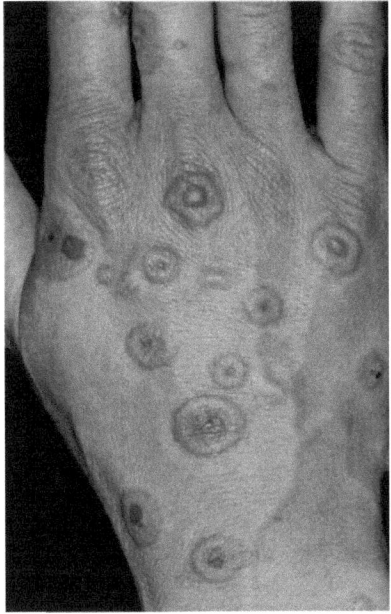 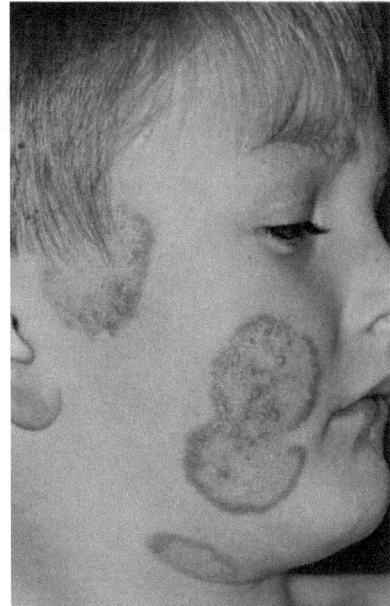

Abb. 17. Erythema exsudativum multiforme: Kokardenförmige Effloreszenzen

Abb. 18. Oberflächliche Tinea: Randbetonte Herde mit Rötung, Schuppung, follikulären Pusteln

- serpiginös (in Schlangenlinie)
- polyzyklisch (vielbogig durch Konfluierung rundlicher Einzelelemente).

Die polyzyklische Konfiguration eines Herdes besagt immer, daß ursprünglich rundliche Einzelelemente bestanden, die sekundär konfluierten (Abb. 16). Die Wichtigkeit dieser Aussage soll an einem Beispiel erläutert werden:

Ein 22jähriger Mann weist eine Erosion an der Glans penis auf. In dieser Lokalisation führen zwei Erkrankungen häufiger zur Erosion: Der Herpes simplex und der luische Primäraffekt. Der Herpes simplex besteht aus Bläschen in Gruppen. Wenn die Bläschen platzen, bleibt eine polyzyklisch konfigurierte Erosio übrig. Der luische Primäraffekt entsteht dagegen primär als rundlich konfigurierter Herd.

5. Herdaufbau

Die pathologischen Veränderungen betreffen nicht immer gleichmäßig den gesamten Herd (z.B. einheitliche Rötung). Manchmal ist die Krankheitsintensität des Herdes in der Mitte größer, in anderen Fällen liegt das Manifestationsmaximum am Herdrand.

Eine typische zentrale Betonung liegt bei der *kokardenförmigen* Effloreszenz vor: münzgroße Rötung und Schwellung mit zentraler Blasenbildung. Beispiel: Erythema exsudativum multiforme (Abb. 17).

Die *Randbetonung* eines Herdes bedeutet oft die zentrifugale Ausbreitung der Erkrankung mit zentraler Abheilungstendenz, typisch z. B. für eine Tinea.

Die Verwendung der allgemeinen Angaben in der Beschreibung einer Dermatose soll am Beispiel einer *oberflächlichen Tinea* demonstriert werden:
Bei einem 4jährigen Mädchen sieht man (Abb. 18):
- an der rechten Wange (Sitz)
- mehrere, etwa fünfmarkstückgroße, z. T. konfluierende Herde (Verteilung),
- die scharf begrenzt sind (Begrenzung),
- Rötung, Schuppung und follikuläre Pusteln erkennen lassen (Effloreszenzen),
- mit deutlicher Randbetonung (Herdaufbau).

VI. Die Hauteffloreszenzen

Die Hauteffloreszenzen (Hautblüten) sind die Einzelelemente einer Dermatose. Wie sich Wörter aus einzelnen Buchstaben zusammensetzen, so bilden sich Hauterkrankungen aus jeweils für sie typischen Effloreszenzen. Auf ihrer sorgfältigen Analyse beruht die *morphologische Diagnose,* die dem Arzt erlaubt, in bis zu 70% der Fälle ohne zusätzliche Hilfsmittel, nur durch Inspektion, die vorliegende Dermatose zu erkennen. Der Vorteil der morphologischen Diagnose liegt also vor allem darin, das mit bloßem Auge Sichtbare differentialdiagnostisch zu verwerten, während bei einer *ätiopathogenetischen Diagnose* die Bakterien, Pilze, Viren oder Antigene sich dem betrachtenden Auge entziehen und auf Verdacht hin erst durch entsprechende Laboruntersuchungen bestätigt werden müssen.

Nach der Reihenfolge ihres Auftretens bei einer Dermatose können *primäre* von *sekundären Effloreszenzen* unterschieden werden. Jede Dermatose beginnt mit primären Effloreszenzen. Diese können allein eine Erkrankung charakterisieren: Der Lichen ruber planus beginnt mit Papeln und bleibt während des ganzen Verlaufes eine durch Papeln charakterisierte Hauterkrankung. Differentialdiagnostisch kommen also nur Dermatosen in Betracht, die ebenfalls mit Papelbildung einhergehen.

In vielen Fällen entwickeln sich aber im Verlaufe einer Dermatose aus den initialen Primäreffloreszenzen sekundäre Hautblüten: Der Herpes simplex beginnt mit Bläschen (Primäreffloreszenz), im weiteren Verlauf können jedoch die Bläschen platzen. Durch die fehlende Bläschendecke entsteht ein rundlicher Epitheldefekt (Erosion) und durch Eintrocknung des Bläscheninhaltes eine rundliche Kruste. Die Erosion und die Kruste sind also Sekundäreffloreszenzen, die sich aus der Primäreffloreszenz Bläschen entwickelt haben. Die Beachtung *beider* Effloreszenzentypen ist für die Diagnose Herpes simplex wichtig.

Die Primäreffloreszenzen

Es ist zweckmäßig, im Hautniveau liegende Primäreffloreszenzen (Flecke) von solchen mit Erhebung des Hautniveaus zu unterscheiden. Eine Erhebung des Hautniveaus erfolgt durch umschriebene Ansammlung oder Vermehrung von raumfordernden Elementen (Serum, Zellen, Drüsenprodukte). So entstehen die Quaddel, das Bläschen, die Papel und die Zyste.

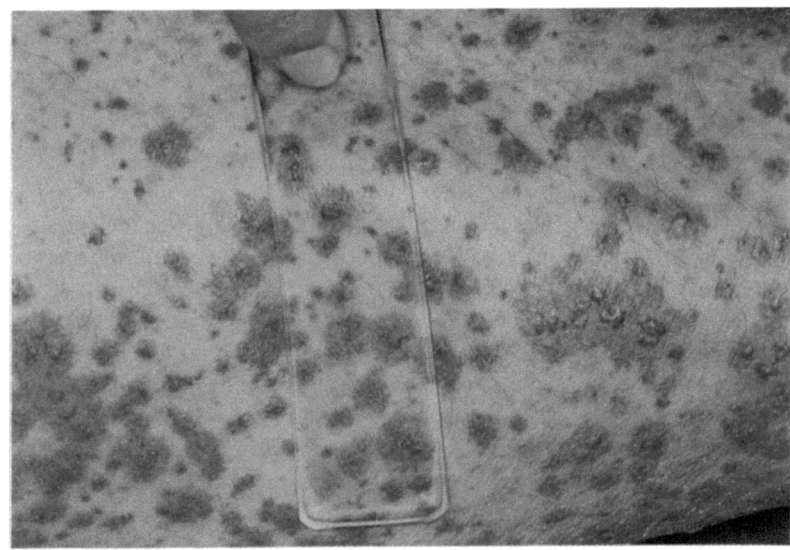

Abb. 19. Glasspateldruck bei Purpura (Vasculitis allergica)

1. Fleck (Macula)

Definition: Umschriebene Farbveränderungen im Hautniveau.

Die Voraussetzung für die Erkennung eines Fleckes auf der Hautoberfläche ist eine helle Hautfarbe. Bei Schwarzhäutigen ist nur die Unterscheidung zwischen schwarz und weiß möglich, wodurch die morphologische Fleckdiagnose wesentlich eingeengt ist. Bei heller Haut bietet sich als einfachste Lösung die Einteilung der Flecke nach ihrer Farbe. So unterscheidet man rote, blaue, braune, weiße, andersfarbene und bunte Flecke.

a) Der rote Fleck

Ein roter Fleck kommt grundsätzlich zustande durch:
1. Funktionelle (vorübergehende) Erweiterung der arteriellen Gefäßnetze der Haut: *Erythem*.
2. Austritt von Erythrozyten in den perivaskulären Raum: *Purpura*.
3. Die Dauererweiterung (Teleangiektasie) eng beieinander liegender Kapillaren: *Teleangiektatische Rötung*.

Die Unterscheidung der roten Flecke untereinander erfolgt durch *Glasspateldruck* (Diaskopie). Darunter verschwindet das Erythem, während die Purpura nicht ausdrückbar ist (Abb. 19). Ein leichter Druck mit dem Glasspatel läßt schließlich bei einer teleangiektatischen Rötung die einzelnen Teleangiektasien erkennen.

Fleck (Macula)

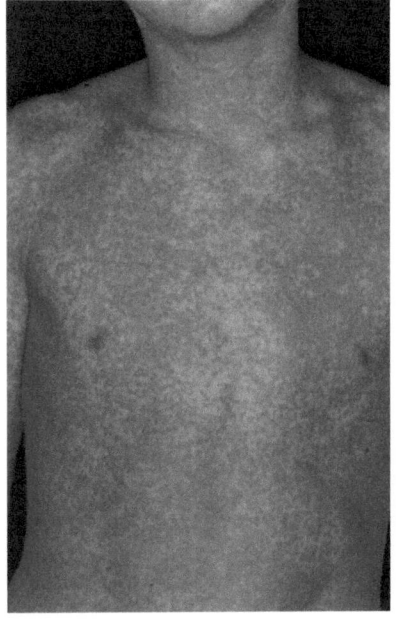

Abb. 20. Masernexanthem: disseminiertes Erythem

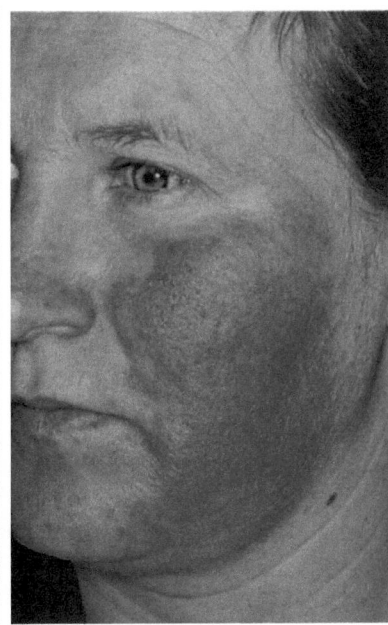

Abb. 21. Erysipel: diffuses Erythem

Das Erythem

Morphologie:
- disseminiert. Beispiel: Masernexanthem (Abb. 20).
- diffus. Beispiel: Erysipel (Abb. 21).
- annulär. Beispiel: Erythema chronicum migrans (Abb. 56).

Häufig wird das Erythem von Serumaustritt begleitet, woraus eine leichte Erhöhung des roten Fleckes über das Hautniveau resultiert: *eleviertes Erythem*.

Pathogenese: Eine funktionelle Erweiterung der arteriellen Gefäßnetze (arterielle Hyperämie) kann bedingt sein:
1. Mechanisch durch Druck oder Reiben. Beispiel: Roter Dermographismus.
2. Kalorisch durch Wärme. Beispiel: Erythema e calore.
3. Aktinisch. Beispiel: Sonnen- oder Röntgendermatitis.
4. Chemisch. Beispiel: durch Nikotinsäureester in Rheumasalben.
5. Toxisch. Beispiel: Verätzung.
6. Mikrobiell. Beispiel: Erysipel.
7. Vegetativ. Beispiel: Erythema e pudore (Schamröte).

Die Purpura

Morphologie:
- punktförmig: Petechien.
- fleckförmig: Ekchymosen.
- streifenförmig: Vibices.
- flächenhaft: Sugillationen oder Suffusionen.
- knotenförmig: Hämatom.

Pathogenese: Eine Blutung in die Haut entsteht bei:
   1. *Thrombopathien: Zelluläre* Störung des Gerinnungsablaufes durch Verminderung (Thrombopenie) oder funktionelle Minderwertigkeit (Thrombasthenie) der Thrombozyten. Beispiel: Allergisch-thrombopenische Purpura.
   Adäquate Untersuchung: Zählung und Funktionsprüfung der Thrombozyten.
   2. *Koagulopathien: Humorale* Störung des Gerinnungsablaufes durch Fehlen oder Funktionsstörung der humoralen Gerinnungsfaktoren. Beispiel: Hämophilie.
   Adäquate Untersuchung: Bestimmung und Funktionsprüfung der Gerinnungsfaktoren.
   3. *Vaskulopathien:* Abnorme Durchlässigkeit der Gefäßwände durch:
- Erhöhung des hydrostatischen Druckes im Gefäßinneren. Beispiel: ockergelbe Purpura bei chronisch-venöser Insuffizienz.
- Degenerative Veränderungen an der Gefäßwand. Beispiel: Purpura senilis durch Arteriosklerose der Gefäßwände.
- Kapillarschädigung. Beispiel: Vasculitis allergica, bei der im Rahmen einer humoralen Allergie vom Arthus-Typ (s. S. 114) lysosomale Enzyme der Leukozyten die Gefäßwand zerstören.

Adäquate Untersuchung: Versuch nach Rumpel-Leede (s. S. 147).

Teleangiektatische Rötung

Morphologie:
- fleckförmig, wobei entweder ein einheitlich roter Fleck durch optische Konfluierung zahlreicher Teleangiektasien erscheint (Naevus flammeus), oder ausgehend von einem zentralen erweiterten Gefäßstamm spinnenfußartig radiäre Teleangiektasien entstehen (Naevus araneus).
- disseminiert, meist im Gesichtsbereich als Witterungsfolge (essentielle Teleangiektasien), durch langandauernde örtliche Anwendung von Glukokortikosteroiden oder als Teilsymptom einer Rosazea.

Pathogenese: Die meisten Teleangiektasien und Angiome sind *organoide* Naevi: angeborene oder sich später manifestierende anlagebedingte Fehlbildungen ohne Naevuszellen.

Fleck (Macula)

Anhang: Der Begriff „Naevus" umfaßt alle angeborenen oder anlagebedingten Fehlbildungen der Haut. Man unterscheidet:
1. *Organoide Naevi,* wenn normale Bestandteile der Haut umschrieben vermehrt oder vermindert sind. Beispiele:
- zu viele Talgdrüsen: Naevus sebaceus.
- zu viele Gefäße in dauererweitertem Zustand: Naevus teleangiectaticus, Naevus flammeus.
- zu wenig Gefäße: Naevus anaemicus.
2. *Naevuszellnaevi,* wenn die Fehlbildung durch Ansammlung spezieller Zellen (Naevuszellen) in einem umschriebenen Hautareal entsteht („Muttermal"). Die Naevuszellen sind ähnlich den Melanozyten Abkömmlinge der Neuralleiste und wandern in die Haut ein.

b) Der blaue Fleck

Ein blauer Fleck (Zyanose) entsteht durch funktionelle Erweiterung der venösen Hautgefäßnetze. Im Gegensatz zum Erythem fühlt sich ein zyanotischer Fleck kalt an und zeigt auf Fingerdruck 2 Phänomene:
- das Irisblendenphänomen (s. S. 141).
- den Zinnoberfleck (s. S. 141).
Morphologie:
- flächenhaft. Beispiel: Akrozyanose bei Herzinsuffizienz.
- retikulär (netzförmig). Beispiel: Cutis marmorata durch Kälte bei Praedisponierten.
- follikulär (um die Öffnung der Haarfollikel herum). Beispiel: Pernio follicularis an den unteren Extremitäten als Ausdruck eines chronischen Kälteschadens.
Pathogenese: Die funktionelle Erweiterung des venösen Gefäßgeflechtes (venöse Hyperämie) hat verschiedene Ursachen:
1. Störung der vegetativen Gefäßinnervation: Akrozyanose an Händen und Füßen.
2. Herzinsuffizienz: Zyanose an Lippen, Ohrläppchen, Gesicht und Extremitäten (Reihenfolge je nach Schwere).
3. Kälteschaden: Pernio follicularis, Akrocyanosis crurum, Livedo reticularis.
4. Chronische atrophisierende Hautentzündung, wahrscheinlich durch Rikkettsien, die durch Zeckenbiß in die Haut gebracht werden: Acrodermatitis chronica atrophicans.

c) Der braune Fleck

Braune Flecken entstehen entweder durch Vermehrung von *Melanin* in den Keratinozyten oder durch Ablagerung von *Hämosiderin* in der Dermis. Letzteres ist ein eisenhaltiges Pigment und wird aus dem Hämoglobin gebildet, wenn Erythrozyten aus den Gefäßen in den perivaskulären Raum gelangen. Die Unterscheidung, ob ein brauner Fleck auf Melanin oder Hämosiderin beruht, geschieht klinisch und histologisch (Tab. 3).

Tabelle 3. Differentialdiagnose brauner Flecke nach Pigmentart

Kriterien	Melanin	Hämosiderin
Lokalisation	überall	meist an den unteren Extremitäten
Farbe	immer braun	zuerst rot (Hämoglobin), dann braun
histologische Eisenfärbung	negativ	positiv

Morphologie:
- diffus bei Morbus Addison oder nach Erythrodermie.
- fleckförmig. Beispiel: Epheliden (Sommersprossen), Naevus spilus (Leberfleck).
- retikulär bei längerdauernder Wärmeeinwirkung durch Wärmflasche, Heizkörper: Hitzemelanose von Buschke.

Pathogenese:
1. *Anlagebedingt.* Beispiele:
- Epheliden durch kleinfleckig disseminierte Mehrproduktion von Melanin im Stratum basale.
- Naevus spilus durch großfleckige Mehrproduktion von Melanin im Stratum basale. Mehr als 6 Naevi spili bei einem Patienten bedeuten Verdacht auf Morbus Recklinghausen.
2. *Hormonell.* Beispiele:
- Morbus Addison infolge Überproduktion von MSH durch Wegfall hemmender Einflüsse der insuffizienten Nebennierenrinde.
- Chloasma uterinum durch örtliche Oestrogenstimulierung der Melanozyten im Stratum basale.
3. *Postinflammatorisch.* Beispiele:
- Rückbildung eines Lichen ruber planus oder eines papulösen Syphilids unter Pigmentbildung.
- Pigmentierung nach Sonnenbrand oder nach photodynamischen Reaktionen.
4. *Kalorisch.* Beispiel: Hitzemelanose von Buschke.
5. Durch *Erythrozyten-Diapedese* und Hämosiderinbildung bei erhöhtem orthostatischem Druck. Beispiel: Ockergelbe Purpura bei chronisch-venöser Insuffizienz.

Fleck (Macula)

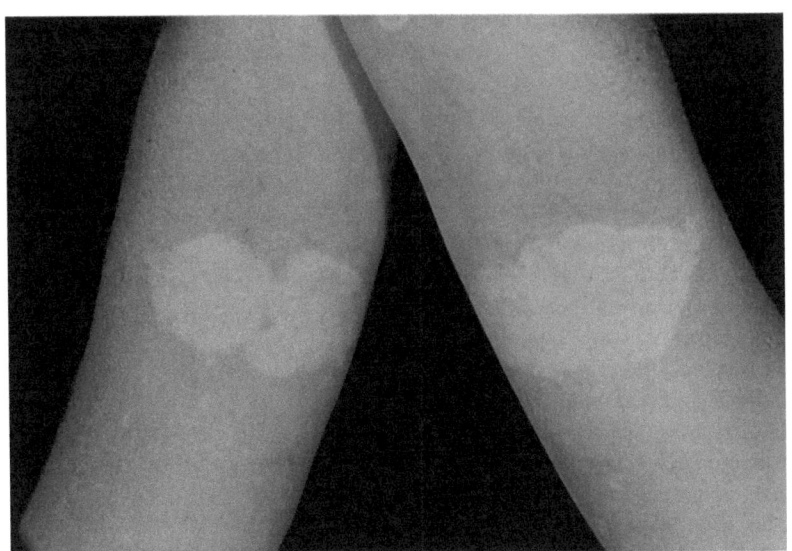

Abb. 22. Vitiligo: Herdförmige Depigmentierung

d) Der weiße Fleck

Die normale Hautfarbe wird vor allem vom Pigmentgehalt der Keratinozyten und vom Durchblutungsgrad geprägt. Entsprechende Störungen an diesen zwei Systemen an umschriebener Stelle ergeben weiße Flecke.

Morphologie:
- universell: Albinismus totalis (erbliche Störung der Melaninbildung durch Tyrosinase-Mangel).
- flächenhaft oder herdförmig: Vitiligo (Abb. 22) oder Albinismus partialis. Unterscheidung durch die Anamnese: Vitiligo ist erworben, Albinismus angeboren.
- herdförmig, schuppend: alle sog. Pseudoleukoderme, die entstehen, wenn ein schuppender Herd dem UV-Licht ausgesetzt wird. An der nichtschuppenden Umgebung kann die aktinische Stimulation der Melanozyten in der Basalzellschicht unbehindert erfolgen und die Haut pigmentiert sich normal, während an den schuppenden Stellen ein Teil der Lichtstrahlen durch die verdickte Hornschicht mit ihren locker aufeinander geschichteten Hornlamellen absorbiert bzw. reflektiert wird; die Stimulation der Melanozyten ist hier wesentlich schwächer, die Pigmentierung entsprechend geringer (s. S. 16). Beispiele: Pseudoleukoderma psoriaticum, Pityriasis alba, Pityriasis versicolor alba (s. S. 84).

- herdförmig, sklerotisch: zirkumskripte Sklerodermie. Sklerodermieherde zeigen eine Verhärtung der Hautkonsistenz (Palpation!) infolge Verdichtung der Kollagenbündel-Architektonik in der Dermis (Sklerose) und eine Weißfärbung der Hautoberfläche im sklerotischen Anteil. Charakteristisch ist dabei noch ein lilafarbener Randsaum des Herdes.
- herdförmig, sklero-atrophisch, mit follikulären Keratosen: Lichen sclerosus et atrophicus. Hierbei ist die Konsistenz der Herde leicht erhöht, die Epidermis ist atrophisch (fein gerunzelt), und an der Herdoberfläche erkennt man winzige keratotische Pfröpfe, vor allem in den Follikelöffnungen.
- herdförmig, atrophisch: Capillaritis alba im Rahmen einer chronisch-venösen Insuffizienz (s. S. 143).

Pathogenese:

1. *Gefäße fehlen.* Beispiel: Naevus anaemicus.
2. *Gefäße kontrahiert.* Beispiel: Blässe bei Kälte, Pseudoleukoderma angiospasticum (fleckige Weißfärbung der Handflächen durch Gefäßkontraktion infolge vegetativer Regulationsstörung).
3. *Gefäße obliteriert.* Beispiel: Capillaritis alba.
4. *Melaninpigment fehlt:*
- anlagebedingt: Albinismus.
- durch entzündliche Störung der Melanogenese im Stratum basale: Lepra maculosa, oft erkennbar an depigmentierten Herden, die zusätzlich Sensibilitätsstörungen aufweisen.
- durch fehlende Stimulation der Melanozyten an schuppenden Stellen (s. S. 41).
- aus letztlich unbekannten Gründen: Sklerodermie, Lichen sclerosus et atrophicus, Vitiligo.

e) Andersfarbene Flecke

Außer Melanin und Hämosiderin können exogene und endogene Pigmente die Hautfarbe an umschriebener Stelle oder in ihrer Gesamtheit verändern. Die wichtigsten seien hier aufgezählt:

1. *Exogene Pigmente:*

a) *Tätowierung,* meist mit Tusche und Ruß (bläulich-schwarz), Chromoxyd (grün) oder Zinnober (rot). Da das Pigment mit Nadelstichen in die Dermis gebracht wird, kann die Entfernung nur unter Hinterlassung einer Narbe (Operation, tiefes Schleifen) erfolgen.

b) *Quecksilber* in der Dermis führt zu einer schiefergrauen Hautverfärbung (Hydrargyrose). Quecksilber ist in manchen „Sommersprossen-Cremes" enthalten und wirkt durch Hemmung der Melanogenese.

c) *Silber* in der Dermis ergibt eine graue bis grauschwärzliche Hautverfärbung (Argyrose). Herkunft: Pinselungen mit Silbersalzlösungen, Rollkuren mit Silbersalz-enthaltenden Medikamenten bei Magengeschwür, Exponierte in der Silber-verarbeitenden Industrie.

d) *Karotin* in der Epidermis hat eine Gelbverfärbung der Haut zur Folge (Karotinose) und ist durch ein Überangebot an Karotin-haltigen Nahrungsmitteln (Karotten, Orangen, Mandarinen) oder durch eine verzögerte Ausscheidung des Pigmentes (Nephrose) bedingt. Bevorzugte Lokalisation sind die Handflächen.

e) *Medikamente* können Hautverfärbung hervorrufen. Beispiel: Gelbverfärbung der Haut durch Atebrineinnahme.

2. *Endogene Pigmente:*

a) *Hämosiderin*-Ablagerung bei Hämochromatose führt zu einer graubraunen, bronzeartigen Hautverfärbung (Bronzediabetes).

b) *Gallenfarbstoffe* in der Haut sind als Gelbsucht bekannt.

c) Bei *Hyperlipoproteinaemien* kann es zur Bildung von gelben Knötchen (Xanthome) und zur Gelbverfärbung der Handlinien durch örtliche Speicherung von Lipiden kommen.

f) Der bunte Fleck

Als bunt werden Flecke bezeichnet, wenn mindestens zwei von der normalen Hautfarbe abweichende Farbqualitäten eine Herdfarbe gestalten. Hierzu zählen:

1. Das *Leukomelanoderm:* weiße *und* braune Flecke durch:
 - eine *syphilitische* Hautentzündung, häufig halskettenartig im Brustausschnitt („Collier de Venus"),
 - eine chronische *Arsen*intoxikation, generalisiert, besonders aber im Brust- und Rückenbereich („Arsen-Melanose").
2. Die *Poikilodermie,* am häufigsten als Spätfolge einer Röntgenbestrahlung der Haut (Röntgenoderm, Abb. 23). Hierbei ist die Haut an umschriebener Stelle:
 - braun durch fleckige Hyperpigmentierungen,
 - weiß durch fleckige Depigmentierungen,
 - rot durch Teleangiektasien,
 - atrophisch (verdünnt).

Hinzu kommen in der späteren Entwicklung eine Sklerose des Bindegewebes und die Entwicklung von Röntgen-*Keratosen* auf dem poikilodermatischen Herd. Letztere sind als Präkanzerosen zu werten und können zu einem Röntgen-*Karzinom* entarten.

Durch die bleibenden, strahlenbedingten Gefäßschäden kann ein Röntgenoderm auch teilweise zerfallen; es entsteht ein Geschwür (ulzeriertes Röntgenoderm).

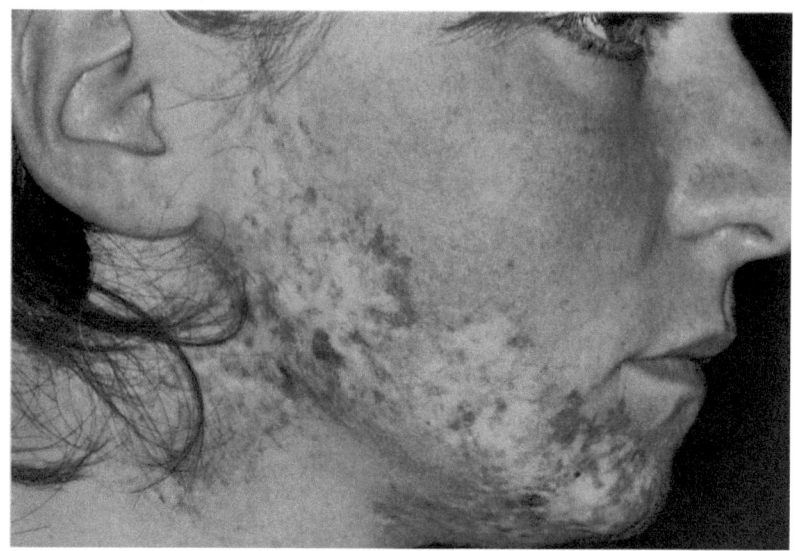

Abb. 23. Röntgenoderm: Poikilodermie

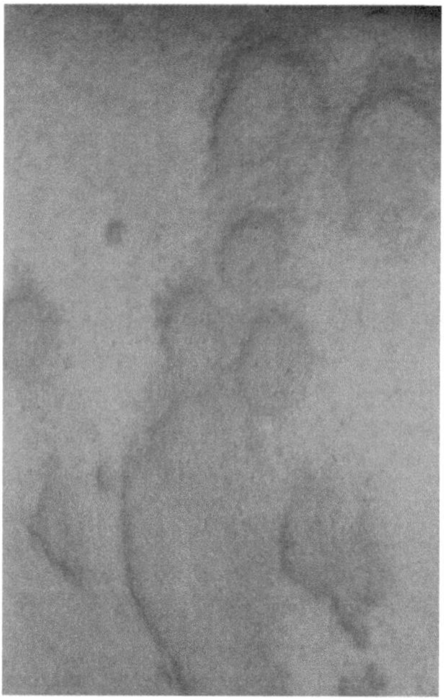

Abb. 24. Urticaria

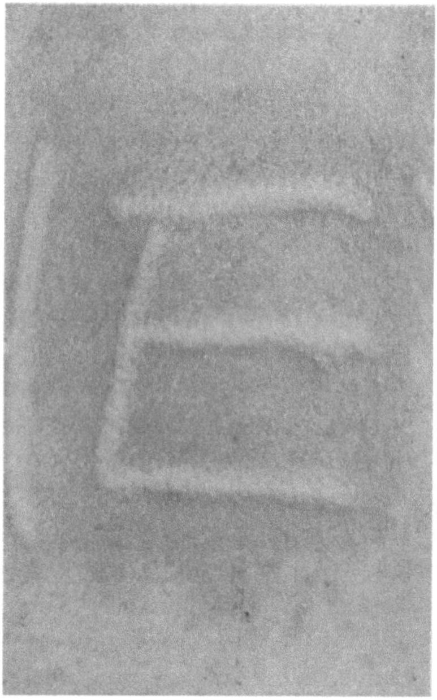

Abb. 25. Urticaria factitia

2. Quaddel (Urtica)

Definition: flüchtige, juckende beetartige Erhabenheit.
Eine Quaddel entsteht durch plötzlichen Serumaustritt aus den erweiterten Gefäßen der Dermis in den perivaskulären Raum. Eine relativ schnelle Rückresorption des ausgetretenen Serums und Abbau des Histamins im Gewebe erklären die Flüchtigkeit der Hauterscheinung.

Morphologie:
Je nach Intensität der Reaktion entsteht:
- Urtica *rubra:* Gefäßerweiterung (rot) und Oedem (Quaddel).
- Urtica *porcellanea:* Das Oedem im perivaskulären Raum verengt die Gefäße durch Druck (weiße Quaddel). Erfolgt die sekundäre Gefäßverengung nur im Zentrum der Quaddel, so wird die Effloreszenz in der Mitte weiß, am Rande rot (Abb. 24).
- Urtica *bullosa:* das massive Oedem trennt die Epidermis von der Dermis; es entsteht eine subepidermale Blase (meist durch Insektenstich).
- Urtica *haemorrhagica:* durch bedeutendere Gefäßwandschäden treten neben Blutserum auch Erythrozyten in das Gewebe aus; die Quaddel oder die Blase wird rötlich-schwärzlich.

Pathogenese:
Die Gefäßerweiterung und Permeabilitätsstörung mit Serumaustritt ist die Folge einer örtlichen *Histamin*-Wirkung auf die Gefäße. Herkunft des Histamins:

1. *Exogen:* Durch Insektenstich wird das Histamin-haltige Insektengift in die Dermis gebracht.
2. *Endogen:* Durch Degranulation der Histamin-haltigen Granula der Gewebsmastzellen, die in der Haut hauptsächlich perivaskulär anzutreffen sind.

Die Degranulation kann erfolgen:
a) *Physikalisch* durch
- Druck: Urticaria factitia (urtikarieller Dermographismus, Druck-Urtikaria, Abb. 25).
- Kälte oder Wärme (Kälte- bzw. Wärme-Urtikaria).
- Licht (Licht-Urtikaria).

b) *Chemisch* durch
- Kontaktgifte (Brennessel, Qualle).
- Histamin-Liberatoren (Atropin, Chinin, Morphium).
- Schweiß: Schwitzurtikaria (cholinergische Urtikaria).

c) *Allergisch* im Rahmen einer humoralen Allergie vom anaphylaktischen Typ (Nahrungsmittel, Medikamente, s. S. 112).

Krankheitsbilder:
1. Die *Urtikaria:* Exanthematische Aussaat von Quaddeln.
2. Das *Quincke-Oedem:* Histamin-Liberation an den Gefäßen der Subkutis

führt zu einer Erweiterung von Gefäßen größeren Kalibers und dadurch zu einem massiven Serumaustritt in die Dermis und in die Subkutis. Es entsteht eine umschriebene teigig-oedematöse Schwellung der Haut mit Spannungsgefühl.

Erfolgt die Manifestation einer Urtikaria oder eines Quincke-Oedems an Zunge, Epiglottis oder Glottis, so können Atemnot mit Erstickungsgefahr bestehen.

Anhang. Als Seropapel wird eine flüchtige Quaddel mit zentralem subepidermalem derbem Bläschen durch massive umschriebene Serumansammlung bezeichnet. Der starke Juckreiz veranlaßt die Patienten, den zentralen Anteil blutig zu zerkratzen.

3. Bläschen (Vesicula), Blase (Bulla) und Pustel (Pustula)

Definition: Mit Flüssigkeit gefüllter Hohlraum,
- erhaben,
- fluktuierend.

Werden zusammenhängende Gewebsanteile durch Flüssigkeit auseinander gedrängt, so entstehen Hohlräume, deren Inhalt die verursachende Flüssigkeit ist und deren Wand aus dem verdrängten Gewebe gebildet wird. Da die Flüssigkeitsansammlung Raum fordert, erhebt sich das Hautniveau im betroffenen Bereich. Legt man auf eine größere Blase die zwei Zeigefinger und übt mit dem einen Finger einen Druck auf die Blase aus, so „schlägt" die verschobene Flüssigkeit auf den ruhenden Finger aus: Man verspürt einen Gegendruck (Phänomen der Fluktuation).

Morphologie:
Flüssigkeitsgefüllte Hohlräume können nach Größe, Sitz, Inhalt und Form eingeteilt werden. Auch die Verteilung und die Bevorzugung einer Hautoberflächenstruktur sind differentialdiagnostisch bedeutungsvoll.
1. Einteilung nach *Größe:*
- bis erbsengroß: Bläschen (Vesicula, Abb. 26).
- über erbsengroß: Blase (Bulla, Abb. 27).
2. Einteilung nach *Sitz:*
- intraepidermal: Die Bläschendecke besteht nur aus einigen Epithelzell-Lagen, reißt also leicht ein. Beispiel: Herpes simplex (Abb. 28).
- subepidermal: Die gesamte Epidermis bildet die Bläschendecke, die dadurch widerstandsfähiger ist. Beispiel: Bullöses Pemphigoid (Abb. 27).

Intraepidermale Hohlräume können sich als Bläschen oder Blasen manifestieren, wogegen subepidermal immer größere Hohlräume, also Blasen, entstehen.

Bläschen (Vesicula), Blase (Bulla) und Pustel (Pustula)

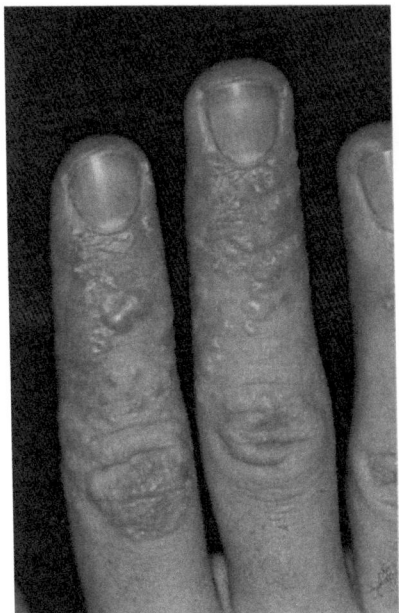

Abb. 26. Akutes Kontaktekzem: Bläschen auf gerötetem Grund

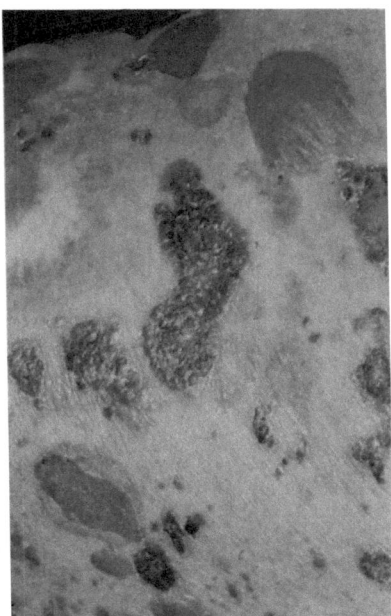

Abb. 27. Bullöses Pemphigoid: Blasen, Erosionen, hämorrhagische Krusten

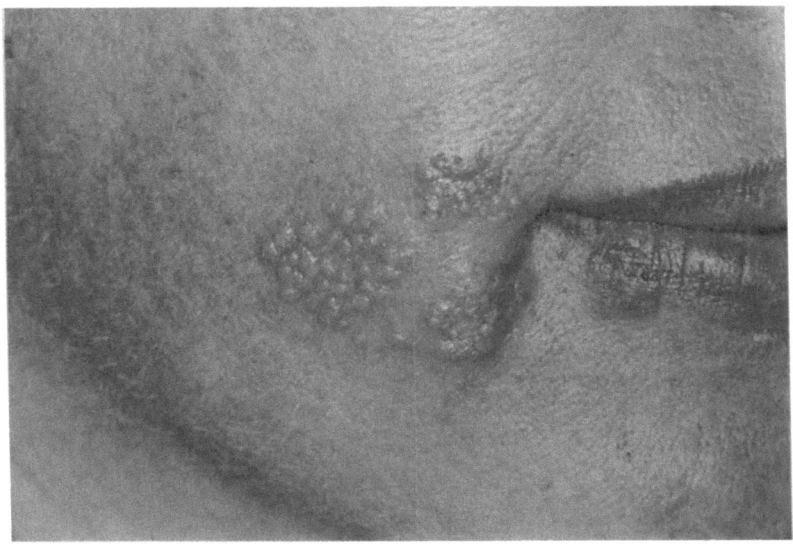

Abb. 28. Herpes simplex: Gruppierte Bläschen

Tabelle 4. Unterscheidung zwischen Varizellenbläschen und Pockenpusteln

Kriterien	Varizellen	Variola
Hohlraum	einkammerig (fällt bei Einstich zusammen)	mehrkammerig
Hohlrauminhalt	Serum, nur bei Sekundärinfekt auch Eiter	Eiter
Größe	bis linsengroß	breitbasig aufsitzend, Durchmesser über 1 cm

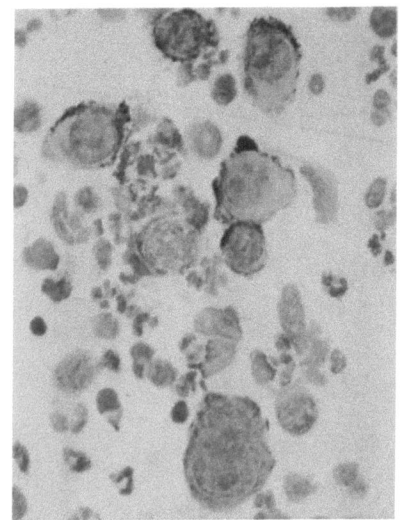

Abb. 29. Pemphiguszellen im Tzanck-Test

3. Einteilung nach *Inhalt:*
- Blutserum: Bläschen oder Blase (hell bis hellgelb).
- Vollblut: Hämorrhagisches Bläschen oder hämorrhagische Blase (dunkelrot bis schwärzlich).
- Eiter: Pustel (dunkelgelb bis gelb-grünlich).

Eine *sterile Pustel* enthält lediglich Serum, Leukozyten und Zelldetritus. Beispiel: Psoriasis pustulosa. Eine *infektiöse Pustel* enthält zusätzlich Eitererreger (Bakterien, Pilzelemente). Beispiel: Follikulitis.

Eine *primäre Pustel* enthält von ihrer Entstehung an Eiter. Beispiel: Psoriasis pustulosa; eine *sekundäre Pustel* entsteht meist durch Sekundärinfektion eines Bläschens oder einer Blase mit Eitererregern (Impetiginisierung). Beispiel: Impetiginisierung von dyshidrosiformen Bläschen (s. S. 51).

4. Einteilung nach *Form:*
- Hohlraumdecke *kuppelartig:* die meisten Bläschen, Blasen und Pusteln.
- Hohlraumdecke *in der Mitte eingedellt:* Kennzeichnend für Windpocken (Varizellen) und echte Pocken (Variola vera) bzw. für Impfpocken (Vaccinia).

Die Unterscheidung zwischen Varizellenbläschen und Pockenpusteln ist von größter Wichtigkeit (Tab. 4). Elektronenoptische Unterscheidung s. S. 88.

5. Einteilung nach *Verteilung:*
- *disseminiert.* Beispiel: Varizellen.
- *gruppiert.* Bläschen in Gruppen werden als „Herpes" bezeichnet. Diese her-

Bläschen (Vesicula), Blase (Bulla) und Pustel (Pustula)

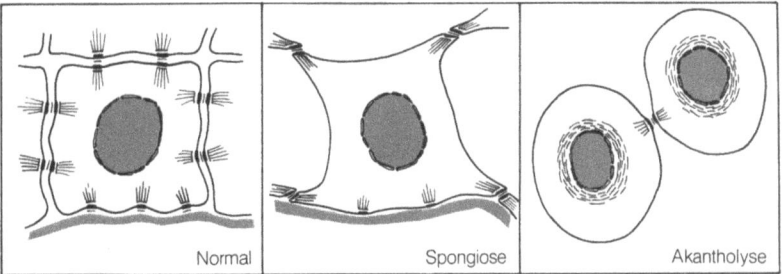

Abb. 30. Intraepidermale Blasenbildung, Schema der Ultrastruktur

petiforme Anordnung ist charakteristisch für alle Dermatosen, die in ihrer Diagnose das Wort „Herpes" tragen: Herpes simplex (Abb. 28), Herpes zoster (Abb. 15), Dermatitis herpetiformis Duhring und Herpes gestationis.
6. Einteilung nach *Bevorzugung einer Hautoberflächenstruktur:*
- *follikulär:* Beispiel: Folliculitis simplex, Akne pustulosa.
- *nicht follikulär:* die meisten Bläschen, Blasen oder Pusteln.

Pathogenese:
Die intra- oder subepidermale Hohlraumbildung kann auf verschiedenen Wegen zustandekommen. Die häufigsten seien hier kurz genannt:
1. *Intraepidermale* Hohlraumbildung:

a) Das *spongiotische* Bläschen (Abb. 30). Beim akuten allergischen Kontaktekzem kommt es zu einem inter- und intrazellulären Oedem in der Epidermis. Das interzelluläre Oedem drängt die Keratinozyten auseinander. Das intrazelluläre Oedem bringt die Keratinozyten zum Platzen. Durch beide Vorgänge wird die Epidermis schwammartig (spongiotisch) aufgelockert.

b) Das Virusbläschen durch *ballonierende Degeneration*. Bestimmte epidermotrope Viren vermehren sich intrazellulär. Die Keratinozyten vergrößern sich und wirken dadurch ballonartig, verlieren ihren Zusammenhang und werden nekrotisch. Den entstandenen Hohlraum füllt ein entzündliches Oedem aus.
Beispiel: Herpes simplex, Herpes zoster, Varizellen.

c) Die *akantholytische* Blase (Abb. 30) entsteht durch Auflösen desmosomaler Zellverbindungen mit Abrundung der Keratinozyten. Beispiel: Pemphigus vulgaris, bei dem antiepitheliale Autoantikörper auf den Zelloberflächen deren Haftfähigkeit verändern. Ein entzündliches Oedem kann die abgerundeten Epidermiszellen ohne Zwischenzellverbindungen auseinanderdrängen.

Diese akantholytischen Zellen, sog. Pemphiguszellen, können am Grund der Pemphigusblase nachgewiesen werden (Tzanck-Test). Hierzu wird die Blase eröffnet und vom Blasengrund mit einem Skalpell oder der Platinöse Material abgestrichen. Nach Aufbringen des Materials auf Objektträger und

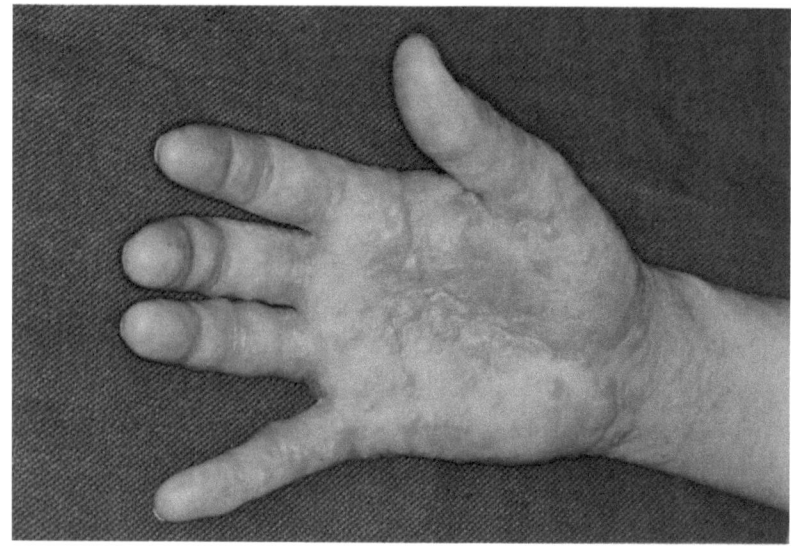

Abb. 31. Dyshidrosiformes Kontaktekzem

Färbung nach May-Grünwald-Giemsa sieht man die akantholytischen Zellen (Abb. 29):
- rundliche Form ohne „Stacheln",
- stark basophiler, strukturloser Kern mit perinukleärer Aufhellungszone,
- verdichtetes, basophiles Zytoplasma in der Zellperipherie.

2. *Subepidermale* Hohlraumbildung:

a) Blase durch *Oedemdruck*. Ein massives Oedem löst durch Druck die Basalzellschicht aus ihrer Verankerung in der Dermis. Beispiel: Urtica bullosa.

b) Blase durch *Basalzelldegeneration* oder *Basalzellzerstörung*. Beim Lichen sclerosus et atrophicus kommt es zu einer hidropischen Degeneration (intrazelluläres Oedem) der Basalzellen und ermöglicht die Loslösung der Epidermis von der Dermis durch Oedem (Lichen sclerosus et atrophicus bullosus). Beim Lichen ruber planus zerstört ein zelluläres Infiltrat die Basalzellschicht und schafft so die Voraussetzungen zu einer Blasenbildung (Lichen ruber pemphigoides).

c) *Blase durch pathologische Vorgänge an der Basalmembran*. Beispiel: Bullöses Pemphigoid mit Niederschlägen von Autoimmunkomplexen an der Basalmembran (s. S. 130).

d) *Blase durch Kontinuitätstrennung in der Dermis* unterhalb der Basalmembran. Beispiel: Epidermolysis bullosa hereditaria dystrophica durch genetisch bedingten Defekt der Verankerungsfilamente in diesem Bereich.

Anhang: Dyshidrosiforme Bläschen.
An den Handflächen und Fußsohlen herrschen besondere Verhältnisse: Die Hornschicht ist besonders dick und die Haut reich an ekkrinen Schweißdrüsen. Beim starken Schwitzen und behinderter Abdunstung (z. B. Tragen von Gummihandschuhen, schwüles Wetter mit hoher Luftfeuchtigkeit) quellen die Keratinozyten durch den liegengebliebenen Schweiß auf und drücken dadurch den schmalen intraepidermalen Ausführungsgang der ekkrinen Schweißdrüsen zusammen. Unterhalb des Abflußhindernisses kommt es zu einer Schweißstauung im Ausführungsgang mit zystischer Erweiterung des Ganges und schließlich Zerreißen des Gangepithels, gefolgt von einer sekundären Entzündungsreaktion in der Epidermis. Es entsteht ein Bläschen, welches im Hinblick auf seine Entstehung als „dyshidrosiformes Bläschen" bezeichnet wird. Durch die dicke Hornschicht ist die Bläschendecke besonders stark: bei der Inspektion und Palpation hat man den Eindruck, als ob ein Knötchen vorliegen würde. Das Anstechen der Erhabenheit mit einer feinen Nadel kann hierbei im Zweifel Gewißheit schaffen.
Der oben geschilderte Pathomechanismus der Bläschenentstehung ist eigentlich nur für ein Krankheitsbild an Handflächen und Fußsohlen typisch, nämlich für die genuine Dyshidrosis, durch ein vegetativ bedingtes vermehrtes Schwitzen. Da aber auch andere Noxen (Kontaktallergene, Pilze, Pilzantigene) zu ähnlichen Bläschen führen, hat sich eingebürgert, *alle* Bläschen an Handflächen und Fußsohlen als „dyshidrosiform" zu bezeichnen (Abb. 31).

4. Papel (Papula), Knötchen (Nodulus), Knoten (Nodus) und Tumor

Definition: Feste Erhabenheit durch Zellvermehrung oder Zellansammlung.
Zellen sind nicht oder nur wenig komprimierbare Elemente. Ihre Vermehrung oder Ansammlung an einer umschriebenen Stelle hat eine Erhebung des Hautniveaus zur Folge. Die Palpation ermittelt die Festigkeit der Erhebung.
Morphologie: Feste Erhabenheiten werden nach verschiedenen Kriterien differenziert. Die Beachtung dieser Merkmale ist äußerst hilfreich in der morphologischen Diagnose, weil viele davon krankheitstypisch sind. So bedeutet z. B. die Feststellung flacher roter Papeln in Gruppen die Diagnose Lichen ruber planus (Lichen = Papeln in Gruppen, ruber = rot, planus = flach).
1. Einteilung nach *Größe:*
   Die kleinsten Elemente (bis zu 1 cm Durchmesser) werden als Papeln bezeichnet. Größere heißen Knötchen, Knoten oder Tumor (Abb. 32). Es ist zweckmäßig, besonders bei Tumoren die Größe in Zentimetern anzugeben.
2. Einteilung nach *Farbe:*
   – hautfarben. Beispiel: Hidradenome der Unterlider.
   – rot. Beispiel: Lichen ruber planus (Abb. 39).

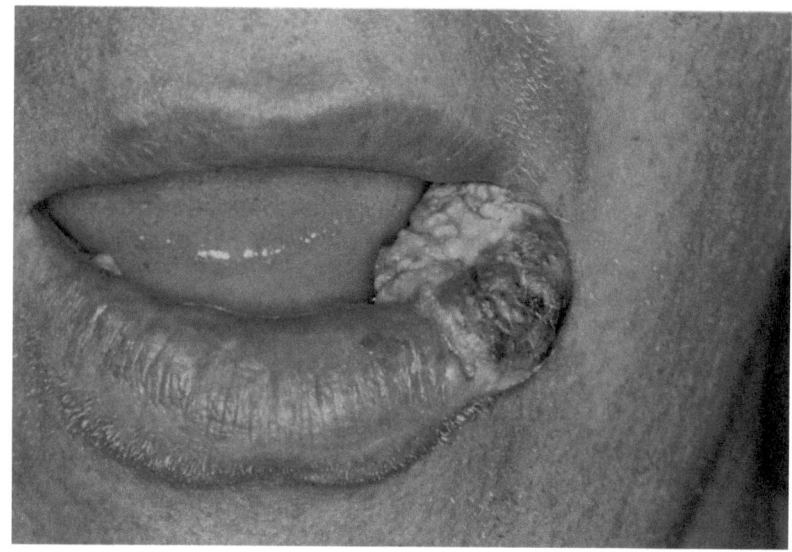

Abb. 32. Spinozelluläres Karzinom an der Unterlippe: Tumor

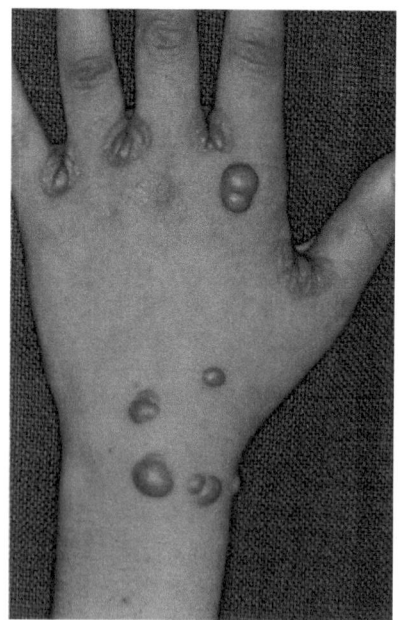

Abb. 33. Xanthome:
Gelbe Knötchen und Knoten

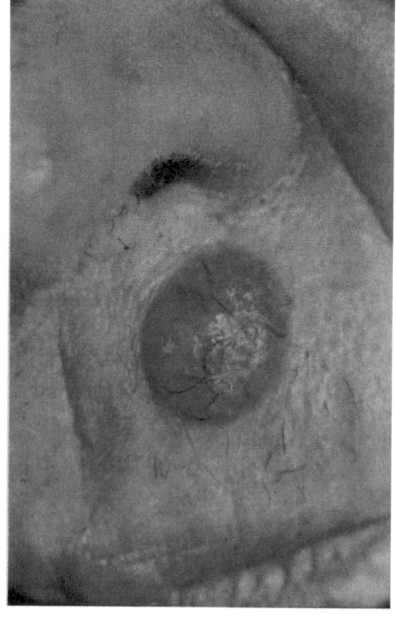

Abb. 34. Basaliom: Perlartiger Knoten,
von Teleangiektasien überzogen

Papel (Papula), Knötchen (Nodulus), Knoten (Nodus) und Tumor

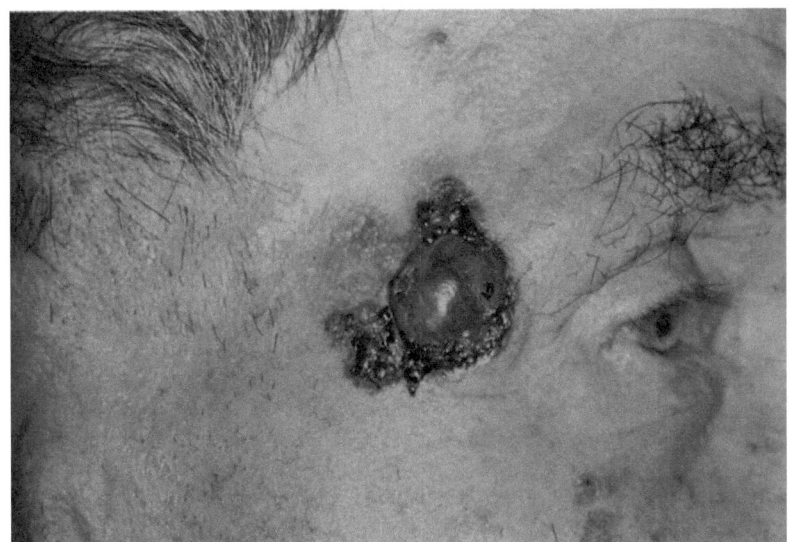

Abb. 35. Malignes Melanom: Schwarzer Tumor

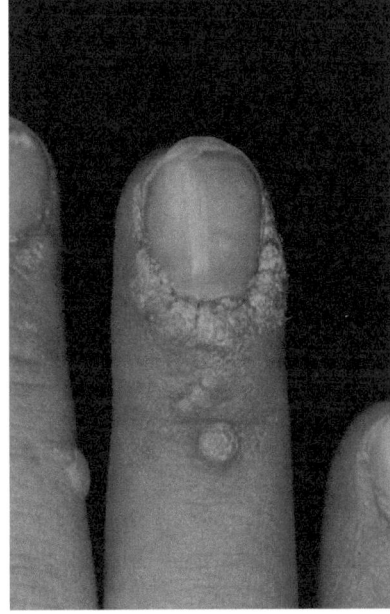

Abb. 36. Verrucae vulgares:
Runde Papeln mit verruköser Oberfläche

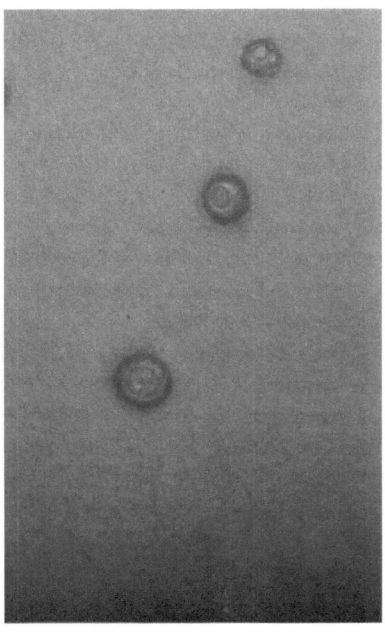

Abb. 37. Mollusca contagiosa:
Zentral gedellte Papeln

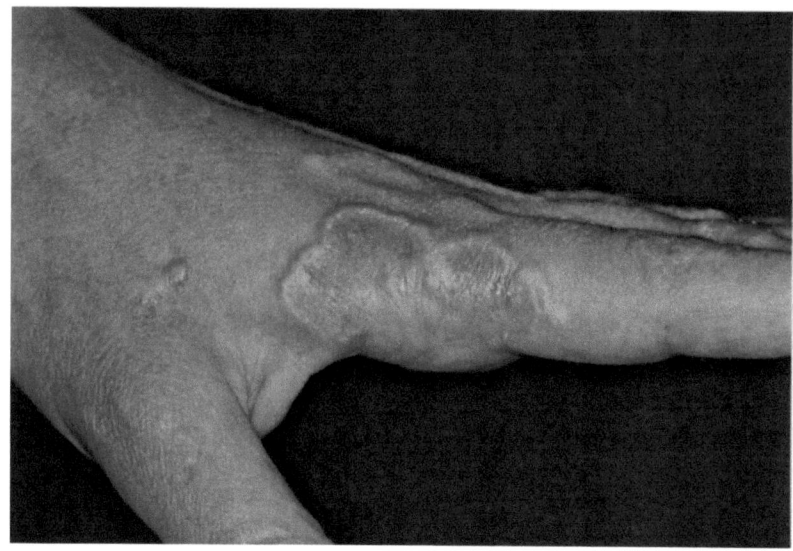

Abb. 38. Granuloma annulare: Annulär konfluierende Papeln

- gelb. Beispiel: Xanthome (Abb. 33).
- rotbraun. Beispiel: Lupus vulgaris (Abb. 42 u. 43), papulöses Syphilid (Abb. 71).
- perlenartig (weiß-gräulich, durchschimmernd). Beispiel: Basaliom (Abb. 34).
- schwarz. Beispiel: Malignes Melanom (Abb. 35).
3. Einteilung nach *Umriß:*
- rund. Beispiel: Verruca vulgaris (Abb. 36).
- polygonal. Beispiel: Lichen ruber planus (Abb. 39).
4. Einteilung nach *Form:*
- kalottenförmig. Beispiel: Urticaria pigmentosa.
- spitzkegelig. Beispiel: Keratosis follicularis.
- blumenkohlartig (papillomatös). Beispiel: Condylomata acuminata.
- gedellt. Beispiel: Mollusca contagiosa (Abb. 37).
5. Einteilung nach *Verteilung und Herdform:*
- annulär (ringförmig). Beispiel: Granuloma annulare (Abb. 38).
- disseminiert. Beispiel: papulöses Syphilid.
- gruppiert. Papeln in Gruppen werden als Lichen bezeichnet. Bei allen Dermatosen, bei denen eine Gruppierung der Papeln charakteristisch ist, findet sich in der Bezeichnung das Wort „Lichen" wieder. Beispiele: Lichen ruber planus (Abb. 39), Lichen trichophyticus.

Papel (Papula), Knötchen (Nodulus), Knoten (Nodus) und Tumor 55

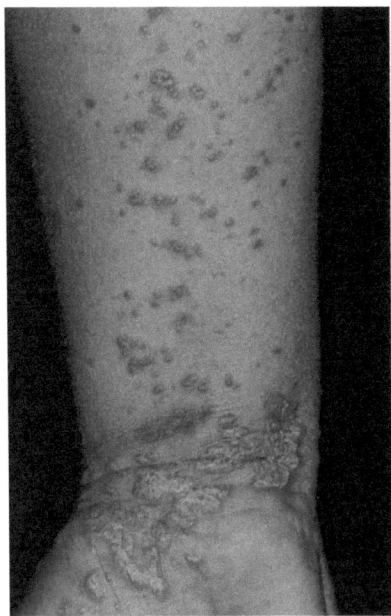
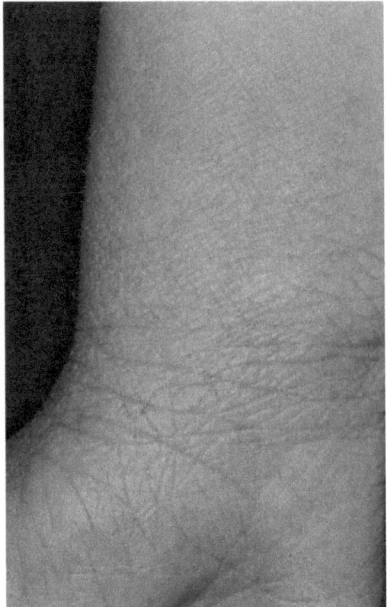

Abb. 39. Lichen ruber planus: Gruppierte, polygonale flache rote Papeln

Abb. 40. Chronisch-lichenifiziertes Kontaktekzem: Lichenifikation

Die Bezeichnung „Lichenifikation" bezieht sich auf eine herdförmige Konfluierung von Papeln zu einer Einheit, bei der die Einzelelemente nicht mehr sicher voneinander unterschieden werden können. Die *Lichenifikation* wird dementsprechend definiert als eine *Verdickung der Haut mit Vergröberung der Hautfelderung* als Folge des zellulären Infiltrates und der entzündlich bedingten Erhöhung der Mitoserate in der Epidermis. Beispiel: Chronisch-lichenifiziertes Kontaktekzem (Abb. 40).

Die Verdickung oder Verdünnung einer Haut stellt man durch Fältelung der Haut fest. Je dünner die Haut ist, um so feinere Falten bilden sich bei der Fältelung und umgekehrt.

Die Hautfelderung ist ein feines Linienmuster der normalen Haut, gut zu sehen z. B. über den Fingergrundgelenken. Bei der Lichenifikation entstehen tiefere Furchen, die größere Hautareale umschließen.

6. Einteilung nach *Beziehung zu besonderen Oberflächenstrukturen:*
 - follikulär: Papel im Haarfollikelbereich, erkennbar durch das zentrale Haar. Beispiel: Akne papulosa (Abb. 41).
 - an den Schweißdrüsenausführungsgängen (Poren). Beispiel: Miliaria rubra.

Pathogenese: Feste Erhabenheiten können entstehen durch:

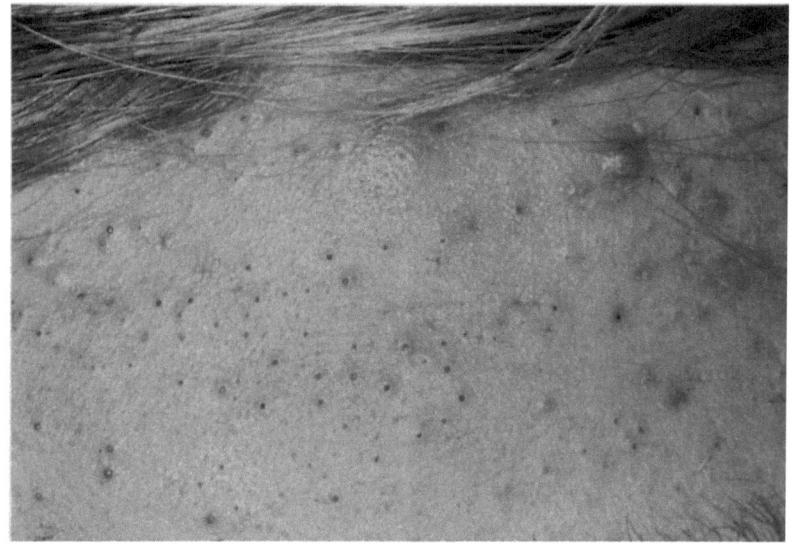

Abb. 41. Akne papulo-pustulosa: Follikuläre Papeln und Papulopusteln, Komedonen

1. Vermehrung normaler Keratinozyten (Akanthose). Beispiel: Schwiele, bei der durch mechanische Belastung eine verstärkte Mitoserate der Keratinozyten einsetzt.
2. Vermehrung veränderter Keratinozyten. Beispiel: Spinozelluläres Karzinom.
3. Vermehrung normaler Zellbestandteile in der Dermis. Beispiel: Urticaria pigmentosa adultorum (Papelbildung durch Vermehrung von Gewebsmastzellen in der Dermis).
4. Ansammlung von Entzündungszellen in der Dermis. Beispiel: Ekzempapel. Akut-entzündliche feste Erhabenheiten sind rot durch gleichzeitige Gefäßerweiterung.
5. Ansammlung neoplastischer Zellen in der Dermis. Beispiel: Hautmetastase eines Mamma-Karzinoms.

Anhang. Bei der klinischen Diagnostik fester Erhabenheiten bedient man sich einiger Hilfsmittel:

1. Der *Glasspatel* ermöglicht das Betrachten der Effloreszenzen unter Druck (in Blutleere).
Anwendungsgebiete:
a) Zur Unterscheidung zwischen *Erythem und Purpura* (s. S. 36).
b) Zur Differentialdiagnose zwischen einem *schwarzen Knoten* (z. B. malignes Melanom) und einem Angiom. Letzteres kann besonders bei alten Leuten

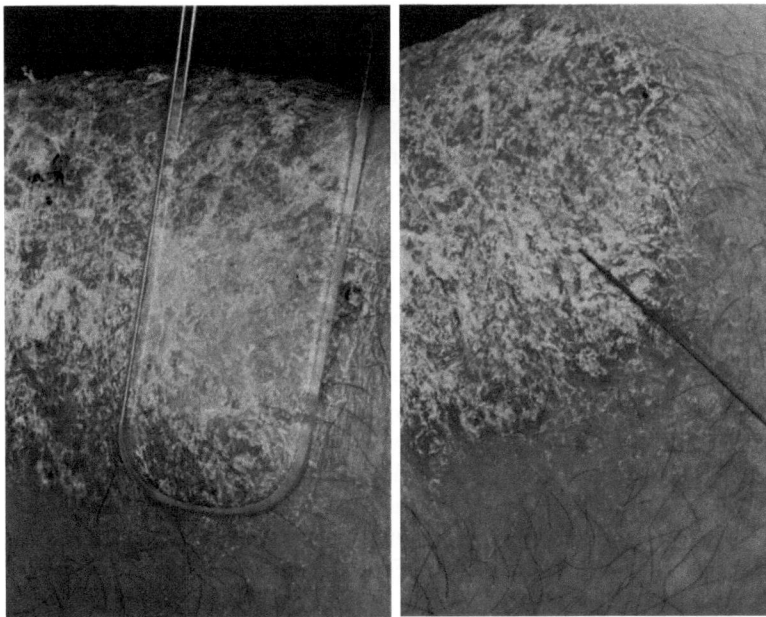

Abb. 42. Lupus vulgaris:
Lupoides Infiltrat unter Glasspateldruck

Abb. 43. Lupus vulgaris:
Mandrin-Phänomen

dunkelblau-schwarz erscheinen. Das maligne Melanom ändert nämlich unter Druck seine Farbe nicht und läßt sich kaum komprimieren, während ein Angiom ausdrückbar ist.

c) Zum Nachweis eines *lupoiden Infiltrates*. Der Lupus vulgaris, eine Hauttuberkulose, manifestiert sich zu Beginn als ein braun-rotes Knötchen. Der bräunliche Farbanteil wird durch die Ansammlung vom Epitheloidzellen, Lymphozyten und Riesenzellen (tuberkuloides Granulom) in der Dermis beigesteuert, während die Rötung auf die begleitende Gefäßerweiterung zurückzuführen ist. Bei Glasspateldruck verschwindet der rote Farbton und bleibt nur noch ein hellbraunes Infiltrat übrig. Dieses hellbraune Infiltrat auf Glasspateldruck wird in Anlehnung an die Dermatose „lupoides Infiltrat" genannt (Abb. 42).

Da das lupoide Infiltrat auf das tuberkuloide Granulom in der Dermis zurückgeht, läßt es sich auch bei Sarkoidose (Morbus Boeck) nachweisen, die sich an der Haut ebenfalls als braunrotes Knötchen oder Knoten manifestiert. Auch andere Granulome können ein „lupoides" Infiltrat zeigen. Die weitere klinische Unterscheidung zwischen Lupusknötchen und Sarkoidose-Knötchen erfolgt durch Prüfung des Mandrin-Phänomens.

2. Der *Mandrin* ist ein kurzes und dünnes, an beiden Enden stumpfes Metallstäbchen und dient im allgemeinen dem Durchgängigmachen von Injektionsnadeln. Legt man einen Mandrin auf ein Lupusknötchen und übt einen leichten Druck aus, so bricht sein Ende leicht in das Gewebe ein (Abb. 43), und beim Herausziehen entleert sich ein Tropfen Blut (Mandrin-Phänomen). Die Erklärung liefert die zentrale Verkäsungsnekrose des Lupusknötchens. Das Sarkoidose-Knötchen unterliegt dagegen keiner zentralen Nekrose; das Mandrin-Phänomen ist hierbei negativ.

3. Die *Knopfsonde* ist ein an beiden Enden aufgetriebenes und abgerundetes Metallstäbchen und dient im allgemeinen der Sondierung von Fisteln.

In der Dermatologie wird die Knopfsonde auch zu anderen diagnostischen Zwecken verwendet:

a) In der klinischen *Syphilis-Diagnostik* (s. S. 93).

b) Zur klinischen Diagnose eines *Lupus erythematodes chronicus discoides*: Die aktiven Herde dieser Erkrankung zeichnen sich durch eine Hyperkeratose mit follikulärer Betonung aus. Die verdickte Hornschicht senkt sich also zapfenartig in die erweiterten Follikelöffnungen. Der Druck mit der Knopfsonde auf die Hyperkeratose löst Schmerzen aus, weil der spitze Hornzapfen im Follikel in das empfindliche Gewebe des Follikelepithels eingedrückt wird.

4. *Xylol* auf die Hornschicht gebracht verändert die Lichtbrechungsverhältnisse auf der Hautoberfläche und macht dadurch die Hornschicht durchsichtiger. Beim Lichen ruber planus ist das Stratum granulosum unregelmäßig verdickt. Bestreicht man die Oberfläche einer Lichen-Papel mit Xylol, so wird das Stratum granulosum an den verdickten Stellen als weißlich-gräuliche Netzzeichnung sichtbar („Wickham-Phänomen").

5. Zyste (Cysta)

Definition: Hohlraum durch Retention von Drüsenprodukten.

Die Schweiß-, Talg- und Schleimdrüsen leiten ihr Produkt auf die Haut- bzw. Schleimhautoberfläche. Wird der Abflußweg verlegt, so stauen sich die Produkte und erweitern den Ausführungskanal. Auch versprengte Epidermisanteile in der Dermis können weiterhin Horn produzieren und dadurch Hornzysten hervorrufen.

Morphologie: Die Zysten können klinisch am besten nach Farbe, histologisch nach Wand und Inhalt unterschieden werden:

- *Farbe:* weißlich-glasig (Schweiß), hautfarben (Horn), gelblich (Talg), weißlich-bläulich (Schleim).
- *Inhalt:* Schweiß, Horn, Talg, Schleim.
- *Wand:* Epithel der entsprechenden Ausführungsgänge, Epidermis oder Follikelepithel.

Pathogenese:
1. *Verlegung der Ausführungsgänge* (Retentionszyste). Beispiel: An der Lippen- oder Wangenschleimhaut können durch Verletzung (meistens Biß) die Schleimdrüsenausführungsgänge unterbrochen werden. Darunter entsteht eine zystische Erweiterung des Ganges (Schleimzyste). Durch Ruptur der Zystenwand gelangt später fast immer der Schleim in das Bindegewebe und ruft eine Ansammlung von Entzündungszellen und Makrophagen hervor. Es entsteht ein Fremdkörpergranulom (Schleimgranulom).
2. *Hornproduktion durch heterotope Epidermis.* Die entstandene epidermale Zyste wird Milium genannt. Die Heterotopie kann verursacht sein:
- anlagebedingt durch versprengte Epithelkeime in der Dermis (Milien um die Augenlider).
- traumatisch. Beispiel: Nach Abschleifen der Epidermis.
- postbullös, bei subepidermalen Blasen. Beispiel: Milien nach Blasen bei der Epidermolysis bullosa hereditaria dystrophica und bei der Porphyria cutanea tarda.

Die Sekundäreffloreszenzen

Die Sekundäreffloreszenzen entwickeln sich auf primär vorgeschädigter Haut. Diese Primärschädigung kann sein:
1. Eine Primäreffloreszenz. Beispiel: Durch Platzen einer Blase entstehen Erosion und Kruste.
2. Eine sonstige Vorschädigung. Beispiel: Eine arterielle Durchblutungsstörung der Haut führt zu Hautgangrän.

6. Kruste (Crusta)

Definition: Eingetrocknetes Serum, Eiter oder Blut (Abb. 44).
Morphologie:
Die Farbe der Kruste gibt über die eingetrocknete Flüssigkeit Auskunft, die Form der Kruste erlaubt Rückschlüsse auf die Vorschädigung.
- *Farbe:* hellgelb (seröse Kruste), dunkelgelb bis grüngelb (eitrige Kruste), rötlich-schwärzlich (hämorrhagische Kruste).
- *Form:* rundlich nach Platzen von Bläschen, Blasen oder Pusteln; länglich nach Kratz- oder Schürfverletzungen; bizarr nach Artefakten (selbst beigebrachten artefiziellen Verletzungen).

Pathogenese:
1. Beim Platzen oder Reißen von Bläschen, Blasen oder Pusteln fließt ein Teil des Inhaltes ab. Vom liegengebliebenen oder nachproduzierten Teil ver-

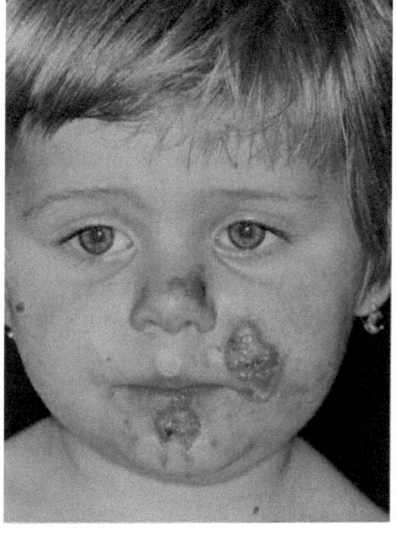 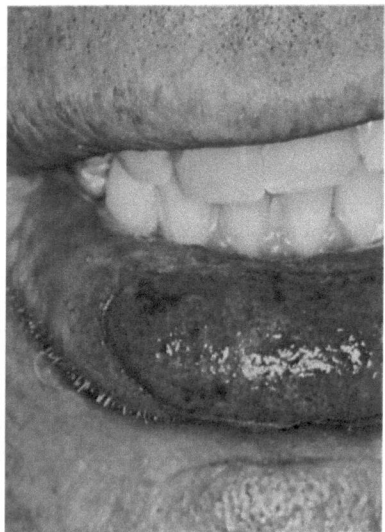

Abb. 44. Impetigo contagiosa: Gelbe (eitrige) Krusten

Abb. 45. Erosivreaktion nach Röntgenbestrahlung

dunstet die Flüssigkeit, und es entsteht eine relativ festhaftende, trockene Masse aus Zellen, Zelldetritus und Fibrin.

2. Bei einer bis in das Stratum papillare reichenden Verletzung werden die Kapillaren eröffnet, und ein Teil des Blutes erstarrt durch Abdunstung der flüssigen Anteile zu einer haemorrhagischen Kruste.

7. Erosion (Erosio)

Definition: Verlust des Oberflächenepithels – Abheilung ohne Narbe.
Morphologie:
Ähnlich wie bei der Kruste:
- rundlich nach Platzen von Bläschen, Blasen oder Pusteln. Sind Bläschen in herpetiformer Anordnung geplatzt, so entsteht eine polyzyklisch konfigurierte Erosion.
- länglich nach Kratz- oder Schürfverletzungen mit Eröffnung der Papillen-Gefäße (Exkoriation).
- bizarr bei Artefakten.
- unregelmäßig nach entzündlicher oder strahlenbedingter Schädigung der Haut.

Pathogenese:
1. Einreißen einer flüssigkeitsgefüllten Hohlraumdecke. Beispiel: Die subkornealen Pusteln bei Impetigo contagiosa sind sehr dünn und reißen sehr leicht ein. Meist bekommt man nur rundliche Erosionen und Krusten zu sehen.
2. Mechanische Verletzungen der Haut mit Entfernung der Epidermis. Beispiel: Das allergische Kontaktekzem verursacht einen intensiven Juckreiz. Der Patient beantwortet den Juckreiz mit Kratzen und entfernt dabei strichförmig die Epidermis (Kratzeffekte).
3. Eine aufgeweichte, mazerierte Epidermis wird durch Reiben abgestreift. Beispiel: In den Zehenzwischenräumen wird die Abdunstung behindert. Die mazerierte Epidermis wird durch Reiben der benachbarten seitlichen Zehenflächen aufeinander beim Gehen abgestreift, und es entsteht eine interdigitale erosive Intertrigo.
4. Zerstörung der Epidermis durch Röntgenstrahlen. Beispiel: Bei der Röntgenbestrahlung eines Basalioms gibt das Verhalten der Epidermis Auskunft darüber, ob die verabreichte Strahlenmenge schon ausreichend ist. Als Zeichen einer ausreichenden Röntgentherapie des Tumors wird die Erosion der bestrahlten Fläche gewertet (Erosivreaktion, Abb. 45).

Anhang. Erosionen und Krusten wurden nur der besseren Übersicht wegen voneinander getrennt abgehandelt. In Wirklichkeit treten beide Sekundäreffloreszenzen zusammen in Erscheinung (erosivkrustöse Veränderungen), weil eine Kruste nur entstehen kann, wenn eine Erosion vorliegt.

8. Schuppe (Squama)

Definition: Umschriebene Ansammlung locker zusammenhängender Hornlamellen.

Jeder Keratinozyt der Epidermis entwickelt sich in etwa 28 Tagen zu einer Hornzelle. Die oberflächlichsten Hornlamellen werden durch Reiben der Kleider oder bei Körperwaschungen jeweils abgestreift. Störungen im physiologischen Ablauf von Produktion und Verlust manifestieren sich als sichtbare Schuppung auf der Hautoberfläche.

Morphologie:
Die Schuppen werden nach Größe, Dicke und Verteilung auf einem Herd in 4 Gruppen eingeteilt:
- *pityriasiform* (kleieförmig): dünne, kleinlamellöse Schuppen. Alle Dermatosen, die mit kleieförmiger Schuppung einhergehen, tragen in ihrer Diagnose die Bezeichnung „Pityriasis". Beispiele: Pityriasis simplex capillitii (Kopfschuppen), Pityriasis versicolor (s. S. 82).
- *psoriasiform* werden größere und dickere silberglänzende Schuppen genannt (Abb. 46). Sie erhielten ihre Bezeichnung von der Dermatose, für die

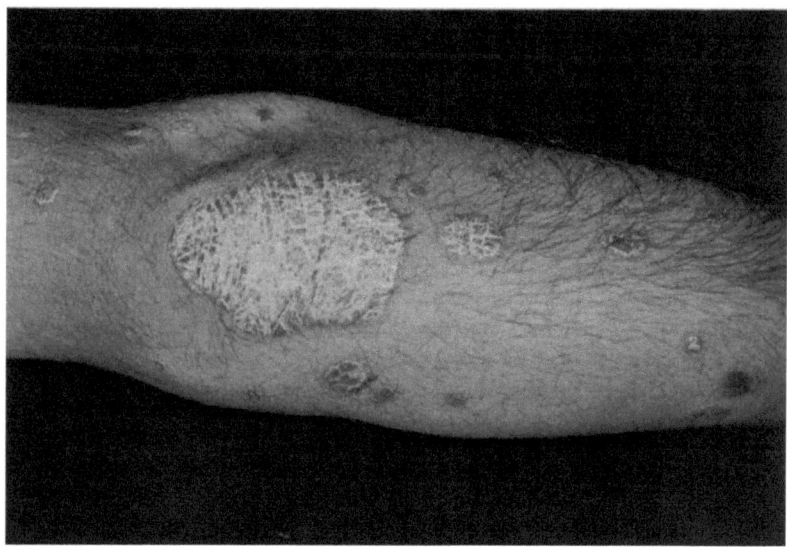

Abb. 46. Psoriasis vulgaris: Psoriasiforme Schuppen

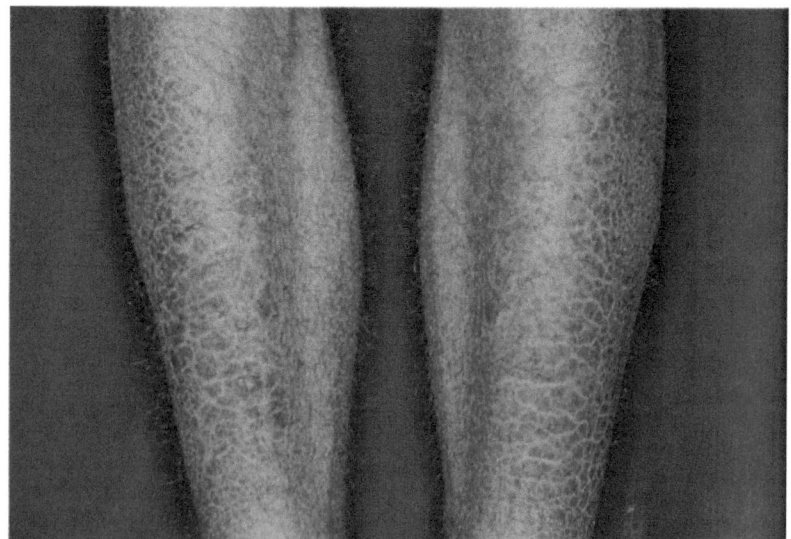

Abb. 47. Ichthyosis vulgaris: Ichthyosiforme Schuppen

diese Art von Schuppen kennzeichnend ist, nämlich von der Psoriasis vulgaris (Schupenflechte).
- *ichthyosiform* (fischschuppenartig, Abb. 47). Es handelt sich hierbei um größere (1 cm Durchmesser und mehr) Hornlamellen, die an ihrem Rande leicht von der Hautoberfläche abgehoben und heller (wie weiß umrandet) erscheinen. Diese Art von Schuppung findet sich bei den erblichen Fischschuppenkrankheiten (z. B. Ichthyosis vulgaris).
- *colleretteartig* (halskrausenartig), wenn pityriasiforme Schuppen am Herdrand mit ihrem äußeren Ende auf der Hautoberfläche haften, zur Herdmitte hin sich jedoch abheben. Diese Art von Schuppung ist für die Pityriasis rosea kennzeichnend, bei der blaßrote Herde am Rande eine halskrausenartige pityriasiforme Schuppung aufweisen.

Pathogenese:
1. Mehrproduktion von Hornlamellen als sichtbare Folge einer Erhöhung der Mitoserate in der Epidermis (Proliferationshyperkeratose). Beispiel: Psoriasis vulgaris, wobei nicht nur die Produktion kernloser Hornlamellen vermehrt ist (Orthohyperkeratose), sondern auch die Wanderungszeit der Keratinozyten vom Stratum basale zur Hornschicht von 28 auf 4–5 Tage verkürzt ist. Die Folge ist eine unvollständige Ausdifferenzierung der Keratinozyten, histologisch durch kernhaltige Hornlamellen (Parakeratose) feststellbar.
2. Verminderte Abstoßungsrate von produzierten Hornlamellen durch stärkeres Haften auf der Hautoberfläche (Retentionshyperkeratose), typisch für Ichthyosis vulgaris.

Anhang. Schuppen sind lose aufeinander geschichtete Hornlamellen und können relativ leicht durch Kratzen voneinander getrennt und von der Hautoberfläche entfernt werden. An der Hautoberfläche festhaftende, wie aufeinander gepreßt eine homogene Masse bildende Hornvermehrungen werden als *Keratosen* bezeichnet. Beispiele: Clavi (Hühneraugen), Schwiele (Tyloma). Ist die Oberfläche einer Keratose unregelmäßig gestaltet und fühlt sich deswegen wie Reibeisen an, so wird von der verrukösen Oberfläche einer Keratose gesprochen. Die Dermatose enthält in der Diagnose die Bezeichnung „Verruca". Beispiel: Verruca vulgaris (Abb. 36).

9. Geschwür (Ulkus)

Definition: In die Dermis oder tiefer reichender Hautdefekt in einer vorgeschädigten Haut
- mit schlechter Heilungstendenz und
- mit Abheilung unter Narbenbildung.

Im Gegensatz zum Ulkus wird ein Defekt auf normaler (nicht vorgeschädigter) Haut mit guter Heilungstendenz als *Wunde* bezeichnet.

Morphologie:
Die Beurteilung des Ulkusrandes und des Ulkusgrundes kann Hinweise auf die Ursache und die Prognose des Ulkus liefern.
1. *Ulkusrand:*
a) Im Hautniveau:
– weich: relativ gute Heilungstendenz.
– hart: (z. B. durch Dermatosklerose): besonders schlechte Heilungstendenz.
b) Über dem Hautniveau:
– weich, unterminiert: Verdacht auf Hauttuberkulose. Der Defekt entstand nämlich durch Zerfall (Verkäsungsnekrose) des tuberkulösen Gewebes.
– derb-elastisch (radiergummiartig): Verdacht auf ulzeriertes syphilitisches Gumma (s. S. 101).
– hart: Verdacht auf zerfallenden malignen Hauttumor.
2. *Ulkusgrund:*
– schmierig-eitrig belegt: schlechte Heilungstendenz.
– frische Granulation (neugebildetes gefäßführendes Bindegewebe, als kleine rote Körnchen am Ulkusgrund sichtbar): gute Heilungstendenz.
Pathogenese:
Die Vorschädigung der Haut kann erfolgen:
1. *Physikalisch-chemisch:*
– Verbrennung oder Verbrühung 3. Grades.
– Erfrierung 3. Grades (Abb. 48).
– Akute Röntgendermatitis 3. Grades oder chronische Röntgenschädigung des Gewebes mit Minderdurchblutung (ulzeriertes Röntgenoderm).
– Säure- und Laugen-Verätzungen 3. Grades.
2. *Durch Gefäßinsuffizienz*
– Arterielle Insuffizienz: Zerfall einer Gangrän (s. S. 66).
– Venöse Insuffizienz: Ulcus cruris „varicosum" (s. S. 143).
– Dauerkompression von Hautgefäßen. Bei Schwerkranken oder Gelähmten, die beim Liegen längere Zeit die gleichen Hautstellen druckbelasten (meist Fersen und Kreuzbeingegend), entstehen dort schlecht heilende Ulzera durch Druckanaemie (Dekubitus).
– Mißverhältnis zwischen Tumorproliferation und Gefäßversorgung des neugebildeten Gewebes. Bei schnell wachsenden Tumoren bleibt die Gefäßneubildung hinter der Massenzunahme des zu versorgenden Gewebes zurück. Der Tumor zerfällt, meist zuerst an der Kuppe, die von den versorgenden Gefäßen am weitesten entfernt ist. Beispiel: Zentral ulzeriertes spinozelluläres Karzinom.
Anhang. Der Ersatz eines Hautdefektes (Wunde oder Ulkus) erfolgt durch Bindegewebsneubildung (Granulation) und durch Epithelneubildung (Epithelisierung). Bei ungestörter Heilung sind beide Reparaturvorgänge synchronisiert: Die Epithelisierung ist vollendet, wenn die Granulation das Haut-

niveau erreicht hat. Störungen der Heilung entstehen bei asynchronem Fortschritt der zwei Vorgänge:
- schnelle Granulation, nur sehr zögernde Epithelisierung: Caro luxurians (wildes Fleisch) durch Hervorquellen des ungeschützten, leicht blutenden neugebildeten Bindegewebes.
- schnelle Granulation, verzögert beendete Epithelisierung: Hypertrophische Narbe.
- zögernde Granulation, vorschnell beendete Epithelisierung: Atrophische Narbe.

10. Hautriß (Rhagade, Fissur)

Definition: Hautriß durch Dehnung krankhaft veränderter Haut.

Eine normale Haut ist dehnbar. Diese Eigenschaft spielt eine besondere Rolle an den Körperöffnungen (Mundwinkel, After) und im Gelenksbereich. Ist die Haut an diesen Stellen krankhaft weniger dehnbar, so entstehen bei der Dehnung spaltförmige Hauteinrisse bis in die Dermis.

Morphologie:

Je tiefer der Riß, umso intensiver rot der Grund und umso schmerzhafter die Dehnung.
- seichte Rhagaden, die nur die Hornschicht betreffen, sind kaum sichtbar und nicht schmerzhaft. Beispiel: „Eczéma craquelé" (s. S. 23).
- tiefe Rhagaden erreichen Gefäß- und Nervennähe; sie erscheinen rot, können bluten und sind schmerzhaft. Beispiel: Tylotisch-rhagadiformes Handekzem (s. S. 23).

Pathogenese:

1. Dehnung einer entzündlich veränderten Haut. Beispiel: Mundwinkelrhagaden durch bakterielle oder mykotische (Soor-) Infektion.

2. Dehnung einer ausgetrockneten Haut. Beispiel: Tylotisch-rhagadiformes Ekzem an Händen oder Füßen durch Exsikkation (s. S. 23).

Anhang. Tiefe Rhagaden stellen eine direkte Verbindung zwischen Hautoberfläche und Lymphspalten der Dermis dar und sind so die wichtigste Eintrittspforte für Bakterien, insbesondere für hämolysierende Streptokokken bei Erysipel. Die Prophylaxe gegen ein rezidivierendes Erysipel umfaßt deswegen auch die Behandlung der Rhagaden.

11. Schorf (Nekrose)

Definition: Gewebsuntergang. Eine „trockene" Nekrose wird als Mumifikation, eine „feuchte" als Gangrän bezeichnet.

Morphologie:

Lokalisation und Aussehen der Haut in der Umgebung einer Nekrose liefern Hinweise auf die Ursache des Gewebsunterganges:

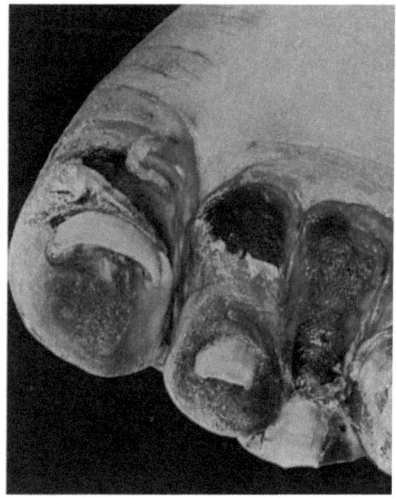 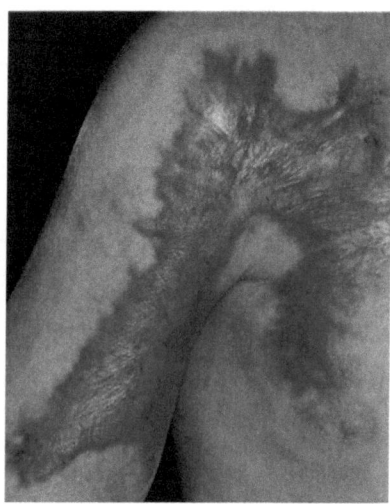

Abb. 48. Erfrierung 3. Grades: Nekrose   **Abb. 49.** Narbenkeloid nach Verbrühung

- Nekrose an den Akren (insbesondere Finger, Zehen, Ferse) deutet auf eine Verlegung oder Einengung von Gefäßen. Die Haut fühlt sich dabei kalt an, die Umgebung ist zyanotisch verfärbt.
- Nekrose an den übrigen Hautstellen entsteht am häufigsten durch toxisch-entzündliche oder allergisch-entzündliche Gefäßschädigung. Die Haut der Umgebung ist entzündlich rot und fühlt sich warm an.

Pathogenese:

1. Gefäßverengung bei Systemerkrankungen arterieller Gefäße. Beispiele: Arteriosklerose, diabetische Angiopathie, Periarteriitis nodosa.

2. Gefäßverlegung. Beispiel: Embolie.

3. Allergisch-entzündliche Gefäßschädigung. Beispiel: Vasculitis allergica.

4. Physikalisch-chemische Schädigung. Beispiele: Erfrierung 3. Grades (Abb. 48), Verätzung 3. Grades.

5. Toxisch-entzündliche Schädigung. Beispiel: Gangränöses Erysipel, Herpes zoster gangraenosus.

Anhang. Eine nekrotische Haut verfärbt sich schwarz. Aus diesem Grunde stellt sich manchmal die morphologische Differentialdiagnose zwischen haemorrhagischer Kruste und Schorf, weil beide schwärzlich gefärbt sind. Hierbei gilt die Regel, daß eine haemorrhagische Kruste über dem Hautniveau liegt (eingetrocknetes Blut), ein Schorf in oder unter dem Hautniveau zu sehen ist (Schrumpfung des abgestorbenen Hautanteiles).

Eine Nekrose wird grundsätzlich durch demarkierende Entzündung abgestoßen. Die Folge davon ist ein Ulkus.

12. Narbe (Cicatrix)

Definition: Minderwertiger bindegewebiger Ersatz eines Substanzverlustes, der mindestens bis in die Dermis reichte.

Im neugebildeten Bindegewebe nach Hautdefekt sind die Kollagenbündel meist parallel gerichtet und dicht aufeinander geschichtet. Es geht dabei die lockere, rhomboidale Architektonik der Kollagenbündel (s. S. 4) verloren. Die Folge ist eine verminderte Dehnbarkeit der Haut im Narbenbereich. Dies kann besonders folgenschwer bei größeren Narben im Gelenkbereich sein, am häufigsten als Folge großflächiger Verbrennungen und Verbrühungen (Bewegungseinschränkung durch *dermatogene Kontraktur,* Abb. 49).

Morphologie:
Je nach Beziehung zum Hautniveau unterscheidet man:
– ideale Narben: hautfarben, im Hautniveau.
– hypertrophische Narben: häufig rot, über das Hautniveau erhaben.
– atrophische Narben: unter das Hautniveau eingesenkt.

Pathogenese:
Die Ursache der Narbenbildung ist der Verlust von Bindegewebsanteilen der Haut. Ein Verlust der Epidermis allein heilt durch Regeneration von den Adnexen her ohne Narbe ab.

Anhang. Als *Keloid* bezeichnet man eine überschießende Narbenbildung, die über den ursprünglichen Defektbereich hinaus fortschreitet. Die Keloidneigung ist vermutlich anlagebedingt sowie lokalisations- und altersabhängig. *Hypertrophische Narben* dagegen beschränken sich in ihrer Ausdehnung auf den Defekt.

VII. Tierische Parasiten

Epizoonosen (Hauterkrankungen durch äußerliche tierische Parasiten) können aus praktischen Gründen in zwei Gruppen eingeteilt werden:
1. Der verursachende Parasit ist am Patienten nachweisbar.
2. Nur die Folgen der Parasiteneinwirkung sind sichtbar.

Hauterkrankungen mit am Patienten nachweisbaren Parasiten

Hierzu gehören in erster Linie die *Scabies* (Krätze) und die verschiedenen Formen der *Pediculosis* (Läuse). Diese Erkrankungen, die sich besonders unter ungünstigen hygienischen Verhältnissen ausbreiten, sind bei uns keineswegs ausgestorben.

Die Diagnose wird jeweils gestellt durch
- typische anamnestische Hinweise,
- den charakteristischen Hautbefund,
- den Erregernachweis.

1. Scabies (Krätze)

Die Scabies ist eine kontagiöse Hauterkrankung durch die Milbe Sarcoptes (Acarus) scabiei. Die weiblichen Milben leben in Gängen der Hornschicht und legen hier Eier ab. Die kleineren männlichen Milben leben auf der Haut.

Ein 12jähriger Schüler bemerkt seit 3 Wochen starken Juckreiz, besonders abends im Bett. Der Juckreiz ist an Händen und Füßen am stärksten, ferner am Nabel und am Genitale. An diesen Körperstellen hat er auch zunehmend „eitrigen Ausschlag" bekommen. Der Kopf ist frei. Eine „Cortisonsalbe" und „Tabletten gegen Juckreiz" haben nicht gewirkt. Auf Befragen wird berichtet, daß auch der jüngere Bruder, die Mutter und einige Klassenkameraden in letzter Zeit über Juckreiz klagen.

Die Anamnese legt bereits die *Verdachtsdiagnose* einer Scabies (Krätze) nahe:
- starker Juckreiz, besonders in der Bettwärme;
- die Prädilektionsstellen: Hände (besonders interdigital und volar einschließlich der Handgelenke), Füße, Genitale, Nabel, Brustwarzen; der Kopf bleibt – außer bei Säuglingen – frei;

Scabies (Krätze)

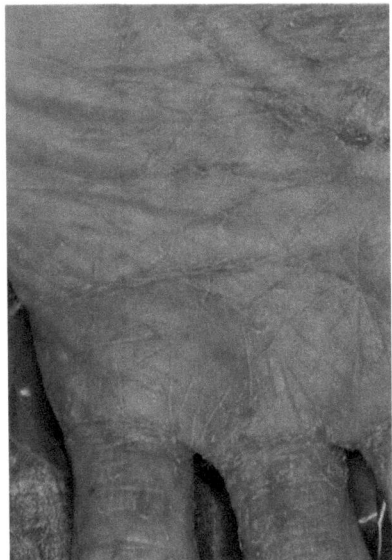

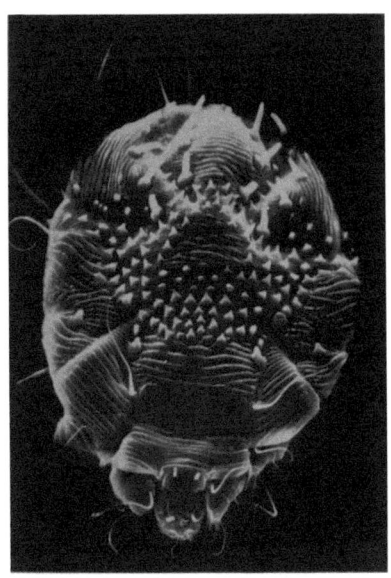

Abb. 50. Scabies: Milbengänge

Abb. 51. Scabiesmilbe *Sarcoptes scabiei*, Rasterelektronenmikroskopie, Vergrößerung ca. 160 : 1

- Juckreiz bei Kontaktpersonen (Familie, Freund, Freundin, Schule, Kindergarten, Arbeitsplatz).

Hautbefund: An den Prädilektionsstellen finden sich außer Kratzeffekten und eitrigen Krusten *Milbengänge* in der Hornschicht; sie sind mehrere Millimeter lang und kommaförmig oder unregelmäßig gewunden (Abb. 50). Am Ende eines solchen Ganges ist oft die Milbe als dunkles Pünktchen noch gerade mit bloßem Auge sichtbar.

Erregernachweis: Die ca. 0,3–0,4 mm große Milbe (Abb. 51) kann mit Hilfe einer feinen Lanzette, aber auch mit der Spitze einer Injektionskanüle aus dem Gang entfernt werden. Auch durch 5–10maliges Andrücken und Abziehen eines Tesafilmstreifens kann die Hornschicht über dem Milbengang entfernt und schließlich die Milbe dargestellt werden. Sie ist dann bereits bei niedriger Vergrößerung im Mikroskop – meist noch auf dem Objektträger „krabbelnd"! – erkennbar. Erst durch diesen Milbennachweis ist die Diagnose einer Scabies sichergestellt.

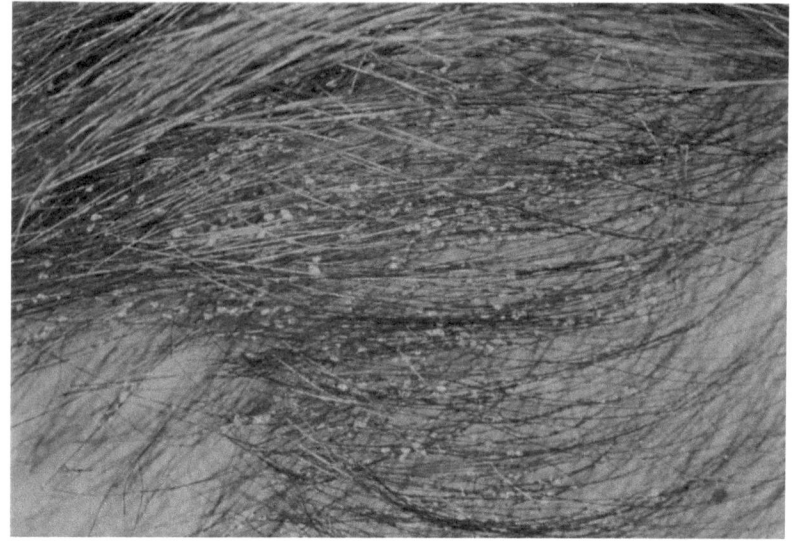

Abb. 52. Kopfläuse: Nissen

2. Pediculosis capitis (Kopfläuse)

Die Parasiten (Pediculi capitis) werden meist bei Menschen beobachtet, die unter unzulänglichen hygienischen Verhältnissen leben; gelegentlich aber auch in kleinen Endemien bei Kindern (z. B. in einer Schulklasse).

Ein 45jähriger Mann ohne festen Wohnsitz kommt wegen starken Juckreizes und eines eitrigen Ausschlages im Nacken in die Ambulanz der Dermatologischen Klinik.

Diese Anamnese läßt an Kopfläuse denken:
- mangelhafte Körperpflege;
- Juckreiz und Hauterscheinungen im Kapillitium mit Bevorzugung des Nakkens und der Retroaurikulärregion.

Hautbefund: An den Kopfhaaren – besonders über den Ohren – finden sich Nissen, die als feine weißliche ovale Anlagerungen im Gegensatz zu Kopfschuppen nicht abstreifbar sind (Abb. 52). Die 2–3,5 mm langen Läuse selbst können mit bloßem Augen gesehen werden. Sekundäre Erscheinungen sind Kratzeffekte, ekzematoide Veränderungen („Läuse-Ekzem") und infolge bakterieller Superinfektion von gelben Krusten bedeckte Erosionen (Impetiginisierung). Die chronische Entzündung führt außerdem zu Schwellung der okzipitalen Lymphknoten.

Erregernachweis durch mikroskopische Untersuchung: Die Nissen, die an die Haare angeklebten Eier der Läuse, sind eindeutig bei niedriger Vergrößerung identifizierbar, ebenso die Parasiten selbst.

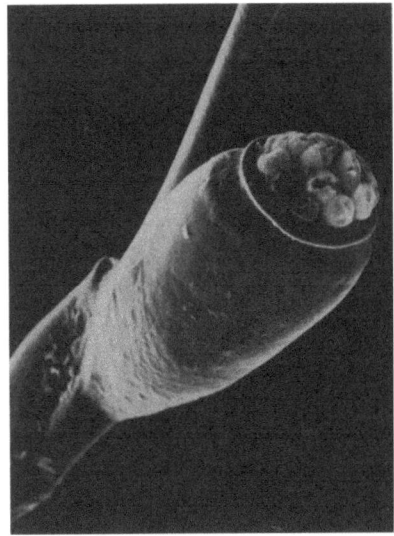 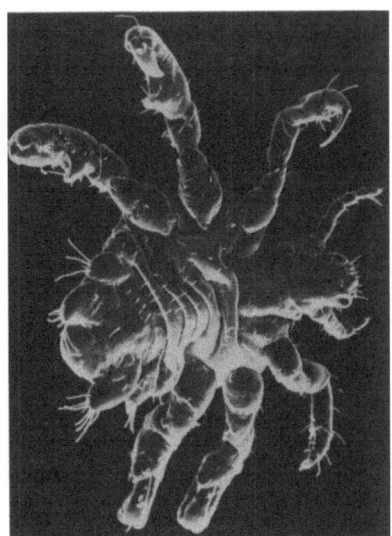

Abb. 53. Filzläuse: Nisse am Schamhaar, Rasterelektronenmikroskopie, Vergrößerung ca. 65:1

Abb. 54. Filzlaus *(Pediculus pubis)*, Rasterelektronenmikroskopie, Vergrößerung ca. 30:1

3. Pediculosis pubis (Filzläuse)

Die Parasiten (Pediculi pubis, Phthiri) befallen bei Erwachsenen die Scham- und Achselhaare, bei Männern auch Körperhaare, bei Kindern Augenbrauen und Wimpern.

Ein 25jähriger Mann klagt über starken Juckreiz im Bereich der Schambehaarung, der sich in letzter Zeit auch auf die Axillen, die Oberschenkel und die behaarte Brust ausgedehnt hat.

Die oben dargestellte Anamnese spricht in erster Linie für Pediculi pubis.

Hautbefund: An den Scham- und Körperhaaren lassen sich die nicht abstreifbaren Nissen erkennen; die Parasiten selbst sind meistens an der Basis von Haaren mit bloßem Auge gerade noch sichtbar. Die Haut der befallenen Areale zeigt Kratzeffekte und stellenweise blau-grüne Verfärbung („Taches bleues").

Erregernachweis durch mikroskopische Untersuchung: Die Nissen (Abb. 53) und die ca. 2 mm langen Filzläuse (Abb. 54) sind bei niedriger Vergrößerung mikroskopisch leicht identifizierbar.

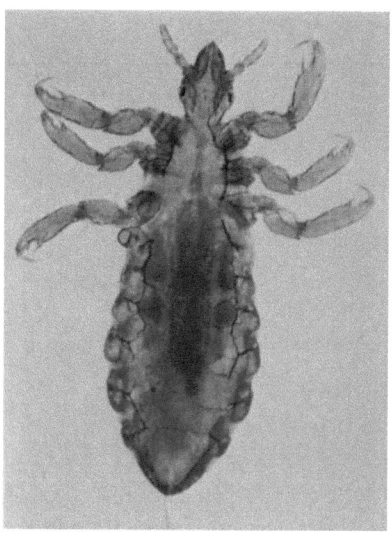 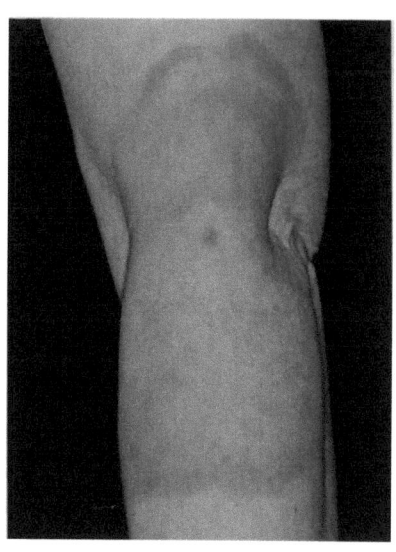

Abb. 55. Kleiderlaus *(Pediculus vestimentorum)* **Abb. 56.** Erythema chronicum migrans nach Zeckenbiß

4. Pediculosis vestimentorum (Kleiderläuse)

Diese Parasiten (Pediculi vestimentorum) finden sich ausschließlich unter mangelhaften hygienischen Bedingungen, bei denen die Kleidung monatelang ungewaschen am Körper getragen wird.

Eine 86jährige Frau und ihre geistig behinderte 65jährige Tochter, die in einem kleinen Zimmer zusammenwohnen, klagen über starken Juckreiz am Stamm.

Die Anamnese ist vieldeutig. Der Juckreiz bei zwei eng zusammenlebenden Personen kann auf eine parasitäre Erkrankung deuten.
Hautbefund: Der Stamm und die proximalen Anteile der Extremitäten zeigen massive Kratzeffekte und zahlreiche bläuliche Flecke.
Erregernachweis: Bei genauer Inspektion der meist sehr schmutzigen Unterwäsche finden sich im Bereich der Säume Nissen und die ca. 4 mm langen lebenden Kleiderläuse (Abb. 55), die mikroskopisch bei niedriger Vergrößerung identifiziert werden. Auf der Haut findet man keine Kleiderläuse!

Hauterkrankungen bei denen nur die Folgen der Parasiteneinwirkung nachweisbar sind

1. *Flöhe* (Pulex irritans) und *Wanzen* (Cimex lectularius) verursachen durch H-Substanzen (s. S. 113) in ihrem Speichel an der Bißstelle eine urtikarielle Reaktion mit zentraler petechialer Blutung (Glasspatel!). Der Parasit selbst wird nur selten nachgewiesen.

2. *Trombidien* (Trombicula autumnalis, eine Milbenart) halten sich normalerweise in Sträuchern, an Kleinsäugern und am Vieh auf und befallen den Menschen im Spätsommer bei schwüler Wärme. An den Bißstellen finden sich Seropapeln mit zentraler petechialer Blutung. Prädilektionsstellen sind die Anliegestellen der Unterwäsche. Die Erreger werden am Körper fast niemals nachgewiesen. Das Krankheitsbild wird im Volksmund mit vielerlei Bezeichnungen belegt, z. B. „Erntekrätze", „Sendlinger Beiß", „Pullacher Beiß".

3. *Zecken* (Ixodes ricinus, „Holzbock") können durch Biß Krankheitserreger (man diskutiert Rickettsien oder Viren) übertragen, die ihrerseits typische Dermatosen verursachen können: Acrodermatitis chronica atrophicans, Erythema chronicum migrans (Abb. 56), Lymphadenosis cutis benigna. In bestimmten Gegenden kann gleichzeitig eine Virusencephalitis mitübertragen werden (Kopfschmerzen?).

VIII. Mykologie

Pilze (Fungi, Mycetes) sind häufig vorkommende Erreger von Krankheiten des Menschen. Pilze sind chlorophyllfreie Pflanzen, die im Gegensatz zu Bakterien echte Zellkerne besitzen.

Fadenpilze wachsen in Form von sich verzweigenden, meist durch Querwände septierten, häufig mehrkernigen *Hyphen* (Pilzfäden), deren Gesamtheit als *Myzel* (Pilzgeflecht) bezeichnet wird. Bei den Fadenpilzen ist die häufigste Form der Fortpflanzung die Bildung von frei an den Hyphen angeordneten Sporen, die als Konidien bezeichnet werden. Das mikroskopische Bild der Konidienträger und der *Konidien* sind neben dem makroskopischen Aussehen der Pilzkolonie *(Thallus)* in der Kultur die wichtigsten Klassifizierungsmerkmale für die Pilze.

Als *Hefen (Spross- oder Spaltpilze)* bezeichnet man die einzelligen Pilze, die sich durch Knospung, Sprossung oder Spaltung vermehren. Individuelle Tochterzellen trennen sich jedoch häufig nicht vollständig von der Mutterzelle und strecken sich zu sog. *Pseudohyphen,* so daß ein *Pseudomyzel* entsteht.

Die *Pilzerkrankungen* des Menschen werden in *Dermatomykosen* (Mykosen der Epidermis, der Hautanhangsgebilde und der hautnahen Schleimhäute), in *tiefe Mykosen* (dermale Mykosen) und in *Systemmykosen* unterteilt.

Tiefe Mykosen sind in Mitteleuropa selten. Diagnose und Therapie von *Systemmykosen* fallen in der Regel nicht unter die Zuständigkeit des Dermatologen.

Als wichtigste Erreger von *Dermatomykosen* kommen in Betracht:
1. *Fadenpilze* der Gattungen Trichophyton, Microsporum und Epidermophyton (Dermatophyten).
2. *Hefen* der Gattungen Candida und Pityrosporum (Sproßpilze).
3. *Fadenpilze* der Gattungen Aspergillus und Scopulariopsis (Schimmelpilze).

Die Aktinomykose wird trotz ihrer Benennung nicht als Mykose, sondern als bakterielle Erkrankung angesehen. Auch Erythrasma (s. S. 79) und Trichomykosis palmellina werden heute den bakteriellen Erkrankungen zugerechnet.

1. Fadenpilzerkrankungen

Dermatophyten sind *keratinophil,* d. h. sie leben und vermehren sich im Keratin der Haut, nämlich
– in der *Hornschicht* der Epidermis,
– in den *Haaren* des Körpers und des Kapillitiums,

– in den *Nägeln* der Finger und Zehen.

Unabhängig von der speziellen Art des Pilzes sind daher *klinisch* zu unterscheiden
- *Epidermophytien* (Pilzinfektionen der Epidermis),
- *Trichophytien* (Pilzinfektionen der Haare),
- *Onychomykosen* (Pilzinfektionen der Nägel).

Mischformen sind häufig, z. B. gleichzeitiger Befall der Hornschicht an der Fußsohle und der Zehennägel. Daher hat sich neuerdings auch eine einfachere Nomenklatur eingebürgert. Hiernach werden alle Fadenpilzerkrankungen *Tinea* genannt und durch Angabe der *Lokalisation* näher gekennzeichnet:
- *Tinea capitis:* Fadenpilzerkrankung im Bereich des Kopfes,
- *Tinea corporis:* im Bereich des Körpers,
- *Tinea manuum:* im Bereich der Hände,
- *Tinea inguinalis:* im Bereich der Leisten,
- *Tinea pedum:* Fußpilzerkrankung,
- *Tinea unguium:* Nagelpilzerkrankung. Hierfür wird aber dennoch der Begriff Onychomykose bevorzugt, da auch Nicht-Dermatophyten (z. B. als Hefe Candida albicans) gleichartig erscheinende Nagelinfektionen hervorrufen können.

Diagnostik der Fadenpilzerkrankungen:
Die Diagnose einer Fadenpilzerkrankung stützt sich auf
- anamnestische Hinweise,
- den Hautbefund,
- die spezielle mykologische Diagnostik.

Anamnestische Hinweise bei Fadenpilzerkrankungen:
Als *anamnestische Angaben,* die – allerdings sehr unsicher – an eine Fadenpilzerkrankung denken lassen, dürfen gelten
- *an der freien Haut* bemerkte, juckende, sich in Wochen zentrifugal ausbreitende, scharf begrenzte, gerötete und schuppende Herde;
- *im Kopfhaar- oder Bartbereich* in Wochen sich ausbreitende herdförmige Entzündungen mit follikulärer Eiterung und Haarausfall;
- *Kontakt mit Tieren,* insbesondere wenn diese ein „krankes Fell" oder eine „Flechte" haben;
- *an Finger- und Zehennägeln* von distal oder seitlich sich allmählich ausbreitende und einen Nagel nach dem anderen erfassende Verfärbung und Brüchigkeit.

Hautbefunde bei Mykosen durch Dermatophyten:
Der Hautbefund hängt in erster Linie von Lokalisation und Akuität der Infektion ab.

Bei den *Epidermophytien* (Tinea der Hornschicht) lassen sich unterscheiden:

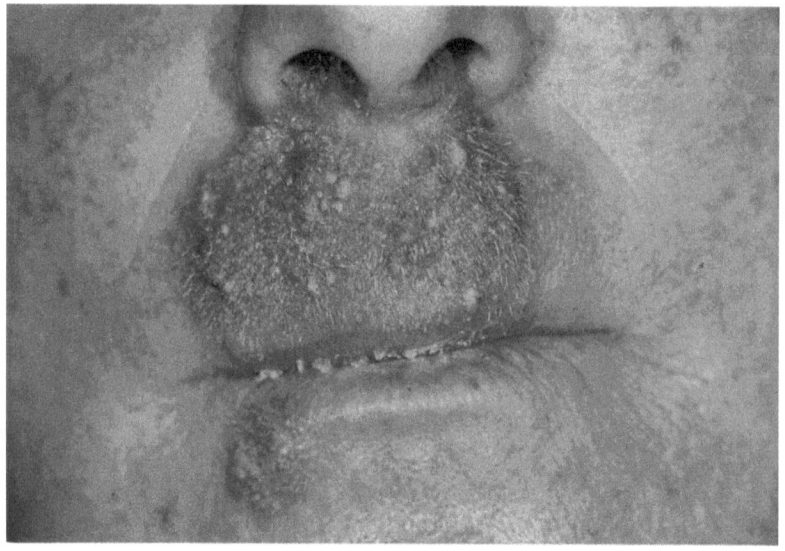

Abb. 57. Trichophytia (Tinea) profunda

- *die erythemato-squamöse Form* zeigt scharf begrenzte, erythematöse, schuppende Herde, die einen infiltrierten Randsaum mit follikulärer Pustelbildung und halskrausenartiger Schuppen besitzen (Randbetonung!);
- die *erythemato-hyperkeratotische Form,* bevorzugt an Handinnenflächen und Fußsohlen, ist charakterisiert durch herdförmige oder diffuse Keratosen auf geröteter Haut, oft mit Rhagadenbildung;
- die *dyshidrosiforme Tinea* tritt nur an Handinnenflächen, Fußsohlen sowie den seitlichen Finger- und Zehenflächen auf und besteht in der Eruption von dyshidrosiformen Bläschen auf meist gerötetem Grund;
- die *erosiv-mazerative Form* kommt in intertriginösen Räumen, besonders in den Zehenzwischenräumen, vor und zeigt weißliche Verquellung der Hornschicht mit Neigung zu Rhagaden und Erosionen.

Die *Trichophytien* (Tinea an den Haaren) können nach der Tiefenausdehnung der Entzündung eingeteilt werden:
- *Trichophytia (Tinea) superficialis:* oberflächliche Trichophytie (Abb. 18) und
- *Trichophytia (Tinea) profunda:* tiefe Trichophytie (Abb. 57).

Bei den oberflächlichen Formen herrscht Schuppung in scharf begrenzten Herden ohne stärkere Entzündungszeichen („aphlegmasische Trichophytie", meist hervorgerufen durch sog. anthropophile Dermatophyten) vor. Bei stärkerer Entzündung (phlegmasische Form) wird die randbetonte Rötung und Schuppung deutlicher. Bei den tiefen Trichophytien (phlegmasische Form, meist hervorgerufen durch sog. zoophile Trichophyten) werden in stark entzündlich infiltrierten scheibenförmigen Herden die Follikel bis in die Tiefe durchsetzt (entzündliche Knotenbildung), die Haare lassen sich leicht ausziehen, es kommt zu Einschmelzungen mit der Entleerung von reichlich Eiter aus den Follikelöffnungen (Abb. 57). Im Kopfbereich – bei Kindern nicht selten – werden derartige Herde seit altersher als Kerion Celsi bezeichnet.

Die *Onychomykose* (Tinea der Nägel, Abb. 58) zeigt als Symptome Dyschromasie (schwefelgelbe Verfärbung) und Dystrophie (Brüchigkeit) der Nagelplatte, subunguale Hyperkeratosen und Onycholysis semilunaris (distale halbmondförmige Abhebung der Nagelplatte vom Nagelbett).

2. Spezielle mykologische Diagnostik

Für die spezielle mykologische Diagnostik werden in der Praxis bei Verdacht auf Dermatomykose verwendet:
a) das mikroskopische Nativpräparat,
b) die Pilzkultur,
c) das Wood-Licht.

a) Das mikroskopische Nativpräparat

Als Untersuchungsmaterial dient grundsätzlich *Horn:* Schuppen aus der Herdperipherie, epilierte oder abgebrochene, glanzlose, „mehlbestäubte" Haare oder Teile von krankheitsverdächtigen Nägeln. Bei dyshidrosiformen Bläschen wird die Bläschendecke (nicht der Inhalt!) untersucht. Das Material wird auf einem Objektträger mit 15–20 (bis 40)%iger Kalilauge bedeckt und in einer feuchten Kammer etwa 1 Stunde mazeriert; hierdurch wird das Keratin aufgelöst bzw. durch Quellung transparent, während die aus Chitin oder Zellulose bestehenden Pilzelemente nicht angegriffen werden. Das Präparat kann auch über einer Bunsenflamme erwärmt – nicht gekocht – und dann sofort untersucht werden. Eine andere Möglichkeit der Sofortpräparation ist die Anwendung von 15% KOH in 40% wäßriger DMSO-Lösung.

Wesentliche Erleichterung der Diagnostik gegenüber den oft kontrastarmen Kalilaugenpräparaten ermöglicht die *Färbung* der Pilzelemente im Nativpräparat. Einfachstes Verfahren ist die Anwendung einer 15%igen Kalilauge, der 5–10% Parker-Tinte (Parker® Superchrome Blue-Black Ink) zugesetzt ist. Der blaue Farbstoff färbt Pilzhyphen und Sporen, leider aber auch verunreinigende Zellstoffasern.

Im positiven Nativpräparat stellen sich bei der üblichen Untersuchung im leicht abgeblendeten Hellfeldmikroskop bei ca. 400facher Vergrößerung im Falle einer Dermatophyteninfektion echte Hyphen und Sporen dar. Bei Kan-

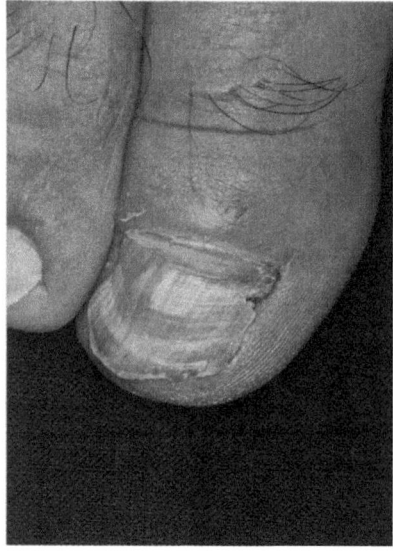 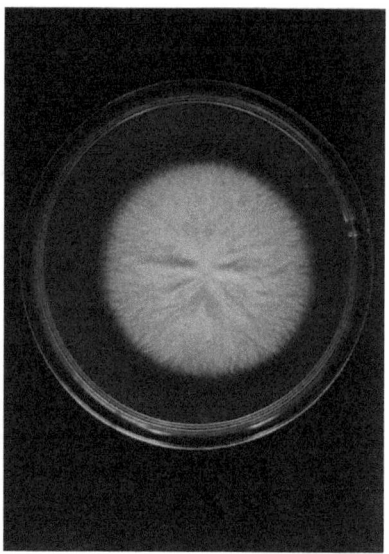

Abb. 58. Onychomykose (Tinea unguis)   **Abb. 59.** Pilzkultur

didose sieht man neben rundlichen oder ovalen Hefezellen unregelmäßig geformte, häufig eingeschnürte Pseudohyphen. Da im Nativpräparat auch echte Hyphen „harmloser" (apathogener) Pilze, z. B. von Schimmelpilzen, erfaßt werden, ist die Anzüchtung und Identifizierung der Pilze auf künstlichen Nährböden unabdingbare Voraussetzung exakter mykologischer Diagnostik.

Bei Dermatophyteninfektion der Haare geben die Lagerung nachgewiesener Hyphen und Sporen und ihre Größe einen Hinweis auf die Natur des Erregers. Es gilt zu unterscheiden zwischen Befall innerhalb des Haarschaftes (endothrixe Lagerung) und Befall der Außenseite des Haarschaftes (ektothrixe Lagerung), ferner zwischen den eher zahlreichen, kleinen, mosaikartigen Sporen bei Mikrosporie und den größeren Sporen bei Trichophyton-Infektion der Haare.

b) Die Pilzkultur

Die Pilzkultur ist oft ein *empfindlicheres* Nachweisverfahren als das Nativpräparat, außerdem ist nur so *die therapeutisch wichtige Identifizierung* der Erreger möglich. Als Nährboden dient meist in Petrischalen oder schräg in Röhrchen ausgegossener Agar-Agar, der als Stickstoffquelle Pepton, als Kohlenhydratquelle Glukose enthält (z. B. Sabouraud-Agar oder Kimmig-Agar). Antibiotische Zusätze verhindern das gleichzeitige Wachstum von Bakterien. Zur Züchtung von Dermatophyten und Hefen kann dem Nährboden Cyclohexemid zugesetzt werden, um das Überwuchern der pathogenen Erreger durch schnell wachsende bedeutungslose Schimmelpilze zu verhindern. Gebrauchsfertige Nährböden sind im Handel.

Bei der *Entnahme von Untersuchungsmaterial* für die Kultur ist zu beachten, daß mindestens einige Tage lang keine lokale antimykotische Vorbehandlung erfolgt sein sollte. Man gewinnt sonst vorgeschädigte Pilze und bringt außerdem Reste der Antimykotika auf den Nährboden. Die oberflächliche Anflugflora der Haut wird durch Abwischen mit einem Tupfer entfernt, der in 70%igem Alkohol getränkt ist. Erst dann wird das Untersuchungsmaterial – wiederum Schuppen, Haare, Nagelsubstanz – mit einem Skalpell, einem scharfen Löffel oder Schere und Pinzette entnommen und auf den Nährboden gebracht. Die Kulturdauer beträgt ca. 2-3 Wochen bei Zimmertemperatur. Aus der Wachstumsgeschwindigkeit, dem makroskopischen Aussehen der Kulturen auf dem Agar in der Primärkultur oder auf Differentialnährboden (Abb. 59) und dem charakteristischen mikroskopischen Bild der Hyphen, Fruchtformen und Sporen läßt sich die Pilzart eindeutig bestimmen.

c) Das Wood-Licht

Dieses diagnostische Verfahren nutzt die Tatsache aus, daß manche pilzbefallenen Krankheitsherde eine Fluoreszenz von charakteristischer Farbe zeigen. Benutzt wird eine Quarzlampe, der durch ein „schwarzes" Filter alle sichtbare Strahlung entzogen wird, so daß sie lediglich langwelliges UV-Licht von ca. 365 nm Wellenlänge aussendet (UV-A, nach dem Physiker Wood auch Wood-Licht genannt). Mit einer derartigen Lampe werden im Dunkeln verdächtige Herde beleuchtet. Positive Fluoreszenz, d.h. charakteristisches Aufleuchten unter der Lampe, zeigen Krankheitsherde von
- *Mikrosporie:* hellgrüne Fluoreszenz,
- *Pityriasis versicolor* (s. S. 82): rötlichgelbe bis gelbgrünliche Fluoreszenz,
- *Erythrasma* (eine bakterielle intertriginöse Hauterkrankung): ziegelrote Fluoreszenz.

Besonders geeignet ist das Verfahren zur Früherfassung und Reihenuntersuchung bei der relativ infektiösen Mikrosporie in Schulen und Kindergärten (Meldepflicht!), ferner zur Kontrolle von verdächtigen Tieren.

3. Kandidose (Soor)

Candida albicans ist ein fast ubiquitär vorkommender Sproßpilz, der saprophytär auf Haut und Schleimhäuten leben kann. Krankheitswert bekommt er, wenn er, abhängig von der *Virulenz der Erreger* und der *Abwehrlage des Wirtsorganismus,* aus der saprophytären Hefeform in die parasitäre „Myzelphase" konvertiert.

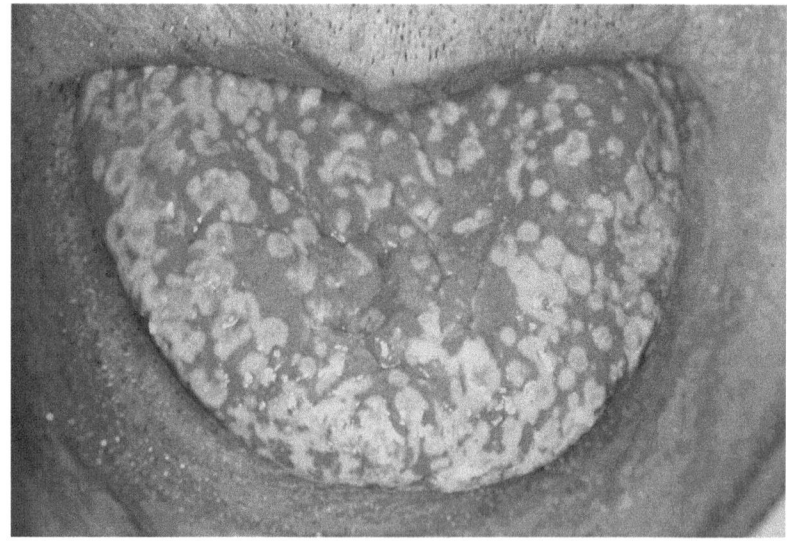

Abb. 60. Kandidose an der Zungenschleimhaut

Diagnostik:
Die Diagnose einer Kandidose ergibt sich aus
- anamnestischen Hinweisen,
- Haut- oder Schleimhautbefunden,
- spezieller Diagnostik.

Anamnestische Hinweise bei Kandidose:
Eine Candida-Infektion wird begünstigt durch Faktoren, die vielfach anamnestisch erkannt werden können:
- *Störungen der normalen Haut- und Schleimhautflora:* Einnahme von Antibiotika über längere Zeit, exogene Schädigung des „Säuremantels" der Haut;
- *mazerativ-erosive bis nässende Hautveränderungen,* besonders in intertriginösen Bereichen: Windeldermatitis der Säuglinge, Intertrigo bei Adipositas;
- *endokrine Faktoren:* Diabetes mellitus, Gravidität, hormonelle Kontrazeptiva („Antibabypille");
- *verminderte körpereigene Abwehrlage:* Säuglings- und Greisenalter, angeborene Immundefekte, schwere Allgemeinerkrankungen (z. B. Leukämie, maligne Tumoren) Abwehrminderung als Nebenwirkung von Medikamenten (Zytostatika, Glukokortikosteroide).

Kandidose (Soor)

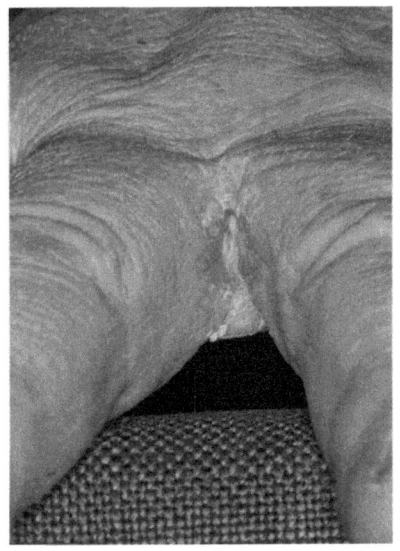
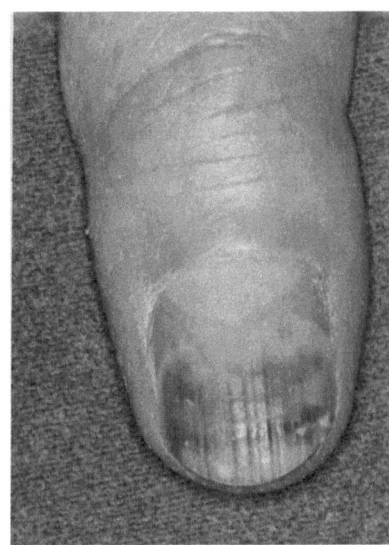

Abb. 61. Interdigitale Kandidose **Abb. 62.** Nagelbett-Kandidose

Befunde bei Kandidose:
Schleimhautbefall: An der entzündlich geröteten Mund- oder Vaginalschleimhaut bestehen weißliche Stippchen bis großflächig konfluierende Plaques (Abb. 60), die mit dem Holzspatel abstreifbar sind (Pilzgeflecht). Bei Befall der Vagina erscheint ein Gemisch aus entzündlichem Sekret und Pilzgeflecht als weißlicher, bröckeliger Ausfluß (Fluor).
Hautbefall: Betroffen sind meist intertriginöse Hautbereiche (s. S. 19). Die Erkrankung beginnt mit breitbasig aufsitzenden Pusteln, die von einem schmalen roten Hof umgeben sind. Durch Platzen der Pustel und durch Konfluierung entstehen flächige, polyzyklisch begrenzte Erosionen (Abb. 63), bei Dehnung (z. B. Mundwinkel, Finger- bzw. Zehenzwischenräume) auch Rhagaden (Abb. 61).
Nagelbefall: Candida albicans befällt häufig das Paronychium und das Nagelbett der Fingernägel (fast nie der Zehennägel), nur selten kommt es zu sekundärer Invasion der Nagelplatte. Begünstigend wirken Schäden durch Maniküre und durch ständige Arbeit in Wasser. Bei Paronychie sind die Nagelwälle stark gerötet, gespannt, schmerzhaft, aus dem Nagelfalz läßt sich Eiter ausdrücken. Grünschwarze Verfärbung (Abb. 62) kann ein Hinweis auf Nagelbett-Kandidose sein, hervorgerufen wird sie jedoch durch meist vorliegende bakterielle Begleitinfektion. Längerdauernde Entzündungsvorgänge führen sekundär zu Wachstumsstörungen der Nagelplatte.

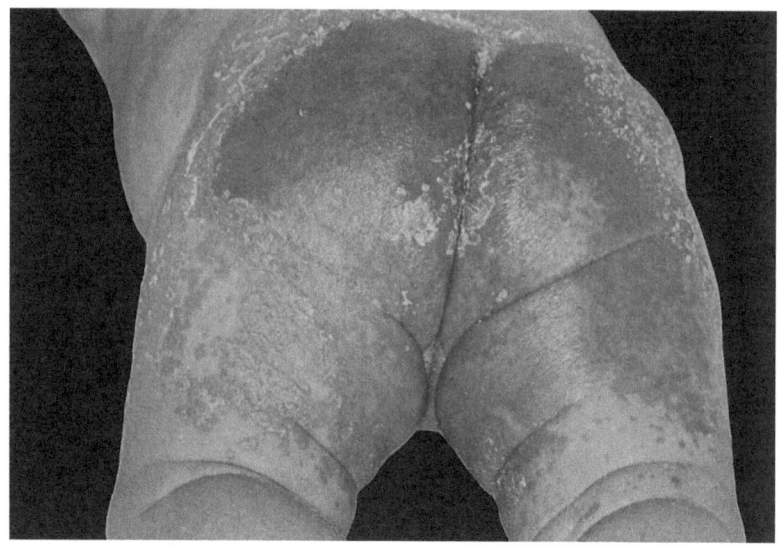

Abb. 63. Kandidose im Windelbereich

Spezielle Diagnostik bei Kandidose:
Die Sicherung der Diagnose einer Kandidose-Infektion durch
- *Nativpräparat* und
- *Pilzkultur*

entspricht der Methodik, die für Dermatophyten bereits beschrieben wurde (s. S. 77). Die Kulturdauer beträgt jedoch nur 5–8 Tage bei 37° C. Die Differenzierung erfolgt auf Spezialnährböden. Als Untersuchungsmaterial werden mit der Platinöse Abstriche von Schleimhautauflagerungen, vom Fluor, des eitrigen Sekretes von Pusteln oder aus dem Nagelfalz entnommen, ferner können Schuppen untersucht werden. Bei perianaler oder anogenitaler Kandidose und bei Säuglingen mit Kandidose im Windelbereich sollte auch eine Stuhlprobe zum Ausschluß einer intestinalen Kandidose untersucht werden. Sie kann eine ständige Infektionsquelle darstellen, ohne selbst Beschwerden zu verursachen. Das Wood-Licht ist zur Candida-Diagnose ungeeignet.

4. Pityriasis versicolor

Die Pityriasis versicolor ist eine in den obersten Hornschichten der Haut lokalisierte Infektion durch einen Hefepilz, der heute als Pityrosporum furfur bezeichnet wird. (Als Synonyme werden Malassezia furfur für den Erreger in seiner parasitären Phase, Pityrosporum orbiculare für den Erreger in seiner sa-

Pityriasis versicolor

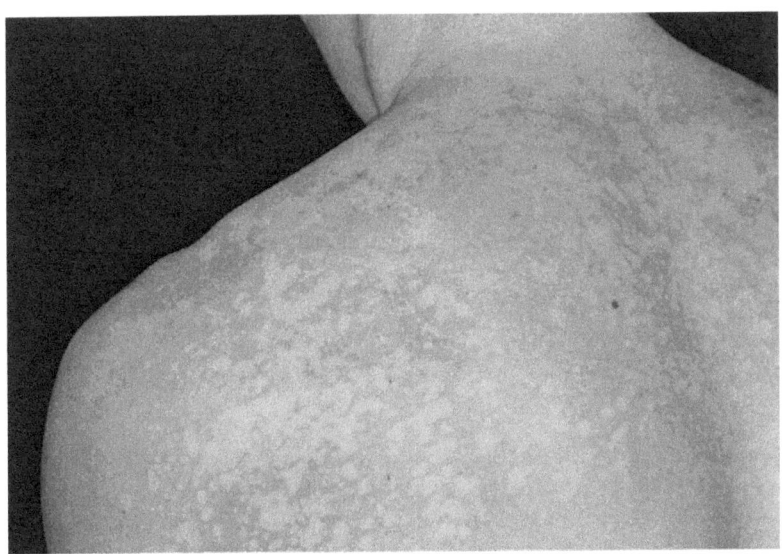

Abb. 64. Pityriasis versicolor: Pseudoleukoderm

prophytären Phase gebraucht. Jedoch ist die Identität zwischen M. furfur und P. orbiculare auch heute noch nicht unumstritten).

Die relativ häufige Krankheit kommt erst nach der Pubertät und fast ausschließlich am Oberkörper vor. Die Hauterscheinungen sind kosmetisch störend, verursachen jedoch keine Beschwerden. Die Kontagiosität scheint gering, Disposition und Milieufaktoren sind entscheidend. Begünstigt wird die Krankheit durch vermehrtes Schwitzen (warmes Klima, seltener Erkrankungen mit vermehrter Schweißneigung wie Nachtschweiß bei Tuberkulose) und bei verhinderter Schweißabdunstung (enge, zu warme Kleidung, Kunstfaserwäsche).

Diagnostik der Pityriasis versicolor:
Die Pityriasis versicolor wird diagnostiziert durch
- das typische klinische Bild,
- das sog. Hobelspanphänomen,
- das Nativpräparat (Kalilauge oder Tesafilm),
- das Wood-Licht.
Eine Kultur des Erregers ist derzeit nicht möglich.

Das klinische Bild einer Pityriasis versicolor ist sehr typisch: bevorzugt am Oberkörper, besonders in der vorderen und hinteren Schweißrinne, finden sich unregelmäßig disseminierte, scharf begrenzte, rundliche, auch großflächig

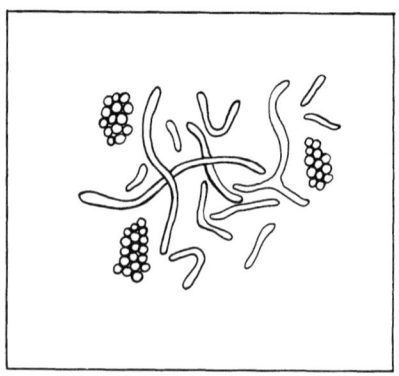

Abb. 65. Pityriasis versicolor: Nativpräparat

landkartenartig konfluierende, gelbbraune bis braunrote Flecken. Bei Sonnenexposition bleiben die befallenen Herde infolge vermehrter Schuppung gegenüber der gebräunten Umgebung in der Pigmentierung zurück (Pseudoleukoderm, s. S. 41, Abb. 64). Insgesamt erscheint die Haut daher buntscheckig („versicolor").

Das *Hobelspanphänomen:* Im Gegensatz zu reinen Pigmentverschiebungen in der Haut besteht zusätzlich eine pityriasiforme Schuppung, die nach dem Überstreichen eines Herdes mit dem Fingernagel oder einem Holzspatel besonders deutlich wird. Die Herde sind dann strichförmig durch hobelspanartige weißliche Schuppen markiert: positives Hobelspanphänomen.

Das *Nativpräparat bei Pityriasis versicolor:* Untersucht werden Schuppen aus den Herden mit positivem Hobelspanphänomen. Die praktische Ausführung unter Verwendung von Kalilauge wurde auf S. 77 dargestellt. Beweisend sind ein Netzwerk breiter, kurzer segmentierter Hyphen und das Vorkommen von traubenartigen Sporenhäufchen (Abb. 65).

Das *Klebstreifenpräparat bei Pityriasis versicolor:* Ein Nativpräparat läßt sich vereinfacht dadurch herstellen, daß ein durchsichtiger Klebstreifen (z. B. Tesafilm®) mehrmals hintereinander mit jeweils neuer Klebefläche auf einem krankheitsverdächtigen Herd angedrückt wird. Beim Abziehen haftet dann jeweils eine Hornzellenschicht am Klebestreifen. Der auf einem Objektträger aufgeklebte Streifen zeigt im leicht abgeblendeten Mikroskop bei ca. 400facher Vergrößerung das Netzwerk der Pilzhyphen und die Sporenhäufchen (vgl. Abb. 65). Eine gewisse Schwierigkeit gegenüber dem Kalilaugenpräparat bedeutet es für die Beurteilung, daß auch das Maschenwerk der Hornzellgrenzen sich relativ deutlich darstellt. Beweisend sind die Sporenhäufchen.

Das *Wood-Licht bei Pityriasis versicolor:* Die Herde zeigen rötlichgelbe bis gelbgrünliche Fluoreszenz im Wood-Licht. Prinzip und Ausführung der Methode, s. S. 79.

Anhang: Intrakutantestungen bei Mykosen. Tiefe Formen von Mykosen mit Zugang von Pilzantigen zum Immunsystem können eine spezifische Antikörperbildung induzieren. Die bestehende Allergie vom kutan-vaskulären Spättyp kann nach Art der intrakutanen Tuberkulin-Testung (s. S. 124) mit entsprechenden Antigenen (Trichophytin, Candidin etc.) nachgewiesen werden. Die allergische Reaktion zeigt nur eine bestehende Sensibilisierung, ist jedoch für die aktuelle Infektion diagnostisch nicht beweisend.

IX. Bakteriologie und Virologie

Bakterien kommen als physiologische Saprophyten auf der freien Hautoberfläche (z. B. Staphylococcus epidermidis), in den Haarfollikeln (z. B. Corynebacterium = Propionibacterium acnes) und auf den Schleimhäuten („Mundflora", „Scheidenflora") vor. Der Nachweis von Bakterien ist somit nicht gleichbedeutend mit einer infektiösen Erkrankung. Hierzu sind 3 wesentliche Faktoren bestimmend:
- Kontakt mit *pathogenen* Erregern,
- eine Eintrittspforte,
- die Abwehrsituation des Organismus („Immunstatus").

Eine bakterielle Erkrankung der Haut kann nur diagnostiziert werden bei
- einem typischen Krankheitsbild und
- dem Nachweis von pathogenen Erregern.

Dabei können Bakterien die primäre Ursache einer Hauterkrankung sein. Beispiele: Impetigo contagiosa, Furunkel, Erysipel, Haut-Tuberkulose. Sie können aber auch eine bestehende andersartige Hauterkrankung komplizieren. Beispiele: bakterielle Superinfektion eines Unterschenkelgeschwürs, eines allergischen Kontaktekzems oder einer Krätze (sekundäre Impetiginisierung).

Zum Nachweis der Bakterien und ihrer Identifikation dienen je nach Krankheitsbild und erwartetem Erregertyp:
- die mikroskopische Untersuchung eines gefärbten Ausstrichpräparates,
- die Bakterienkultur vom Abstrich,
- die bakteriologische Untersuchung einer Probeexzision,
- der Tierversuch.

1. Mikroskopische Untersuchung eines gefärbten Ausstriches

Sie genügt nur in besonderen Fällen zur Diagnosestellung. Als Beispiel wird auf die im Kapitel „Geschlechtskrankheiten" beschriebene Diagnose der Gonorrhö (s. S. 106) verwiesen. Die verwendeten Färbemethoden sind dabei angegeben. Einen Sonderfall stellt der Nachweis der ungefärbten lebenden Syphiliserreger im Dunkelfeldmikroskop dar (s. S. 91).

2. Bakterienkultur

Die Bakterienkultur auf entsprechenden Nährböden ermöglicht den sichersten Nachweis und aufgrund des morphologischen Bildes der Kolonien und ihrer biochemischen Eigenschaften die eindeutige Identifizierung der Erreger. Wichtig ist bei Entnahme von Untersuchungsmaterial aus tieferen Hautläsionen, Pusteln etc., daß die Oberflächenkeime (sog. Eigen- und Anflugflora) durch Abwischen der Haut mit einem in 70%igem Alkohol getränkten Tupfer entfernt werden. Manche Erreger sind so empfindlich, daß nur bei sofortiger Einbringung in oder auf das Nährmedium mit einem Wachstum gerechnet werden kann. Die Einsendung von Untersuchungsmaterial mit der Post ist daher oft problematisch. Das Untersuchungsmaterial muß auf den Platten mäanderförmig ganz dünn und flächenhaft ausgestrichen werden. Wichtig ist ferner, daß für den jeweiligen Erreger der richtige Nährboden und die richtigen Kulturbedingungen (Temperatur, aerobe oder anaerobe Atmosphäre) gewählt werden. Die Züchtung der Erreger hat den Vorteil, daß im zweiten Schritt die Empfindlichkeit bzw. Resistenz der individuellen Stämme gegenüber Antibiotika und Chemotherapeutika ausgetestet werden kann (Antibiogramm). Diese Resistenzbestimmung ist wichtige Voraussetzung einer gezielten Therapie.

3. Die bakteriologische Untersuchung einer Probeexzision

Sie ist notwendig bei Erkrankungen, bei denen die Erreger tief im Gewebe liegen, z. B. bei Lepra lepromatosa. Hier kann der Erreger *im histologischen Schnitt* durch Spezialfärbungen nachgewiesen werden (Ziehl-Neelsen-Färbung). Bei geringer Erregerzahl in derartigen Präparaten, z. B. bei Lupus vulgaris, einer Form der Haut-Tuberkulose, ist der Nachweis durch Ansetzen einer *Spezialkultur von frischem Gewebshomogenat* oder eines *Tierversuches* durch Injektion des Materials in hochempfindliche Versuchstiere (bei Tbc.: Meerschweinchen) erfolgversprechender.

4. Viren

Viren sind Erreger von häufig vorkommenden Erkrankungen im Fachgebiet der Dermatologie und Venerologie; wichtige Beispiele sind Varizellen (Windpocken), Herpes zoster (Gürtelrose), Herpes simplex (Fieberbläschen), Verrucae vulgares (Warzen), Vaccinia (Impfpocken) und Variola (echte Pocken). Dabei spielt das klinische Bild die entscheidende Rolle für die Diagnose, während spezielle Untersuchungsverfahren für die Praxis weniger wichtig sind. In besonderen Fällen kommen folgende Methoden in Frage: Züchtung der Viren auf Gewebekulturen, Tierversuch, serologische Nachweismethoden (z. B.

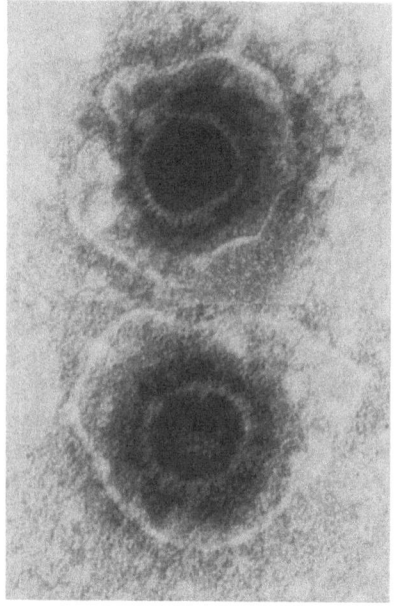 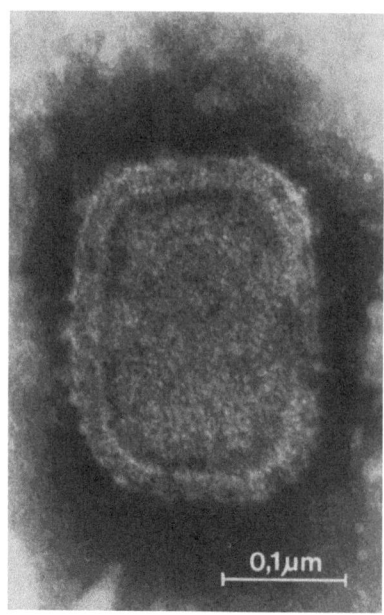

Abb. 66. Windpocken-Viren   **Abb. 67.** Pocken- bzw. Impfpocken-Virus
Beide Bilder: Negativkontrast, Elektronenmikroskopie, Vergrößerung ca. 170000:1

Komplementbindungsreaktionen, s. S. 96). Relativ typisch ist oft das histologische Bild der Läsionen.

Die elektronenmikroskopische Untersuchung ist für die Frühdiagnose der *Pocken* wertvoll: Bläscheninhalt wird auf ein elektronenmikroskopisches Objektträgernetz gebracht und einige Sekunden mit 1% Phosphorwolframsäure behandelt (Negativkontrastverfahren). Die ca. 300 × 250 nm großen Quaderviren der echten Pocken und der Impfpocken können im Elektronenmikroskop sofort und eindeutig von den runden, ca. 180–250 nm großen Windpocken-Viren aus der Herpesvirus-Gruppe unterschieden werden (Abb. 66, 67). Die Durchführung der Untersuchung erfordert weniger als eine Stunde, während die übrigen Nachweisverfahren (Kultur, Serologie) wesentlich länger dauern.

Bei *Pockenverdacht* wird für den Nicht-Experten folgende einfache *Punktebewertung* empfohlen (Stüttgen, 1974):

I. Daten/Fragen:
Rückkehr aus Infektionsgebiet bzw. Zeitpunkt des möglichen Pockenkontaktes
1. länger als 20 Tage vorher . . . . 0 Punkte
2. 8 bis 20 Tage vorher . . . . 2 Punkte
3. kürzer als 8 Tage vorher . . . . 0 Punkte

II. Krankheitssymptome
A. Fieber und Krankheitsgefühl
1. 1 bis 4 Tage vor Hautausschlag . . . . 2 Punkte
2. gleichzeitig mit dem Hautausschlag . . . . 1 Punkt
3. nach dem Hautausschlag . . . . 0 Punkte
B. Hautausschlag
1. im Gesicht und an den Extremitäten stärker ausgeprägt als am Stamm . . . 1 Punkt
2. Stamm stärker ausgeprägt als Gesicht und Extremitäten . . . . 0 Punkte
3. Feste Bläschen mit trüb-schlierigem Inhalt . . . . 1 Punkt

Summation =   ? Punkte

Ergibt die Summe *mehr als 5 Punkte*, besteht *Pockenverdacht!*

X. Geschlechtskrankheiten

Geschlechtskrankheiten oder *venerische Erkrankungen* sind Infektionskrankheiten, die überwiegend durch den Geschlechtsverkehr übertragen werden. Die Definition, welchen Krankheiten diese Bezeichnung zukommt, ist nicht primär eine medizinische. Vielmehr ist die Gruppe der Geschlechtskrankheiten durch das „Gesetz zur Bekämpfung der Geschlechtskrankheiten" festgelegt, das für Arzt und Patienten genaue Bestimmungen enthält. Als Geschlechtskrankheiten im Sinne des Gesetzes gelten:
1. die Syphilis (Lues),
2. die Gonorrhö (der Tripper),
3. das Ulcus molle (der weiche Schanker),
4. das Lymphogranuloma inguinale.

Durch Geschlechtsverkehr können jedoch auch weitere Erkrankungen übertragen werden, z. B. Herpes genitalis (Viren), Kandidose (Sproßpilze) und Trichomoniasis (Einzeller). Infektionen mit den obengenannten Erregern werden heute auch als „sexuell übertragene Krankheiten" zusammengefaßt.

1. Syphilis (Lues)

Erreger ist das *Treponema pallidum* (Spirochaeta pallida). Die Erkrankung verläuft in vier Stadien. Die Ansteckung (außer bei intrauteriner Übertragung auf den Embryo durch die kranke Mutter = Lues connata) erfolgt über kleine genitale oder extragenitale Hautdefekte, die mit den erregerreichen Hauterscheinungen eines Syphiliskranken in engen Kontakt kommen.

a) Primärstadium (Lues I)

Nach einer Inkubationszeit von 3 Wochen entsteht am Ort der Ansteckung eine entzündliche Infiltration, dann eine Erosion und ein schmerzloses derbes Ulkus (Abb. 68). Der zugehörige Lymphknoten schwillt meist schmerzlos an (Bubo). Ulkus und zugehöriger Bubo werden gemeinsam als *Primäraffekt* bezeichnet. Die Diagnose ist in diesem Stadium vor allem durch den Erregernachweis (s. u.) zu führen. Der TPHA-Test (s. S. 98) kann bereits reaktiv ausfallen.

Ein 35jähriger Mann kommt wegen eines seit einer Woche bestehenden schmerzlosen, derben, pfenniggroßen Geschwürs im Sulcus coronarius des Penis in die ärztliche

Syphilis (Lues)

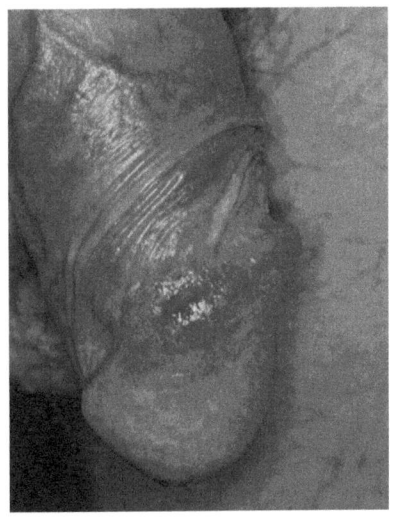
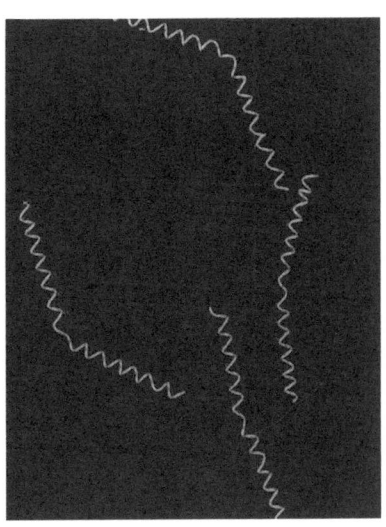

Abb. 68. Ulcus durum bei Lues I

Abb. 69. Treponema pallidum im Dunkelfeldmikroskop (Schema)

Praxis. Der dorsale Lymphstrang des Penis ist derb tastbar, in der linken Leiste sind mehrere kirschgroße Lymphknoten palpabel. Verdachtsdiagnose: Lues I. Anamnestisch wird ein auf Ansteckung verdächtiger Verkehr vor 4 Wochen (d. h. 3 Wochen vor Auftreten des Ulkus) angegeben. Erregernachweis: positiv. TPHA: reaktiv.

Erregernachweis: Die Erreger finden sich bei Lues I in Gewebeflüssigkeit des Ulkusgrundes; durch Exprimieren kann aus dem Ulkus „*Reizserum*" zur Untersuchung gewonnen werden. Das Ulkus darf jedoch nicht mit antibakteriellen Medikamenten (Salben, Puder) vorbehandelt sein, da dann keine lebenden Erreger nachweisbar sind. In diesem Fall wird das Ulkus gesäubert, und es müssen einen Tag lang feuchte Umschläge mit physiologischer Kochsalzlösung gemacht werden, bevor ein Erregernachweis möglich sein kann. Hat der Patient oral Antibiotika eingenommen, ist der Erregernachweis meist nicht möglich. Praktisch wird so vorgegangen, daß – mit handschuhgeschützten Händen – das Ulkus mit einem äthergetränkten Tupfer mehrmals abgewischt wird. Dann wird aus dem Ulkus durch seitliches Zusammendrücken Reizserum exprimiert, möglichst ohne Blutung. Das Serum wird mit einem Objektträger abgetupft und sofort mit einem Deckglas bedeckt. Es darf nicht austrocknen! Verdünnung mit einem kleinen Tropfen physiologischer Kochsalzlösung ist möglich. Das Präparat muß sofort im Dunkelfeldmikroskop bei ca. 400facher Vergrößerung angesehen werden. Die Treponemen sind *10–20 μm lang* (etwa doppelter Erythrozyten-Durchmesser) und besitzen *ca. 8–18 kor-*

kenzieherartige Windungen (Abb. 69). Sie bewegen sich lebhaft durch Knick- und Rotationsbewegungen. Wichtigstes Charakteristikum ist kleiderbügelartiges Abknicken in der Mitte, das den Syphiliserreger von allen anderen Spirochäten unterscheidet. In besonderen Fällen, z. B. bei lokal vorbehandeltem Ulkus, kann der Erregernachweis aus dem *Lymphknotenpunktat* (Einstich in den Randsinus des Bubo) geführt werden.

b) Sekundärstadium (Lues II)

Die Erkrankung hat sich haematogen und lymphogen im ganzen Körper ausgebreitet und kann zu mannigfachen Erscheinungen führen. Für die Diagnose sind wichtig
- spezielle anamnestische Hinweise,
- Haut- und Schleimhautbefunde,
- der Erregernachweis aus Hauterscheinungen,
- serologische Reaktionen.

Spezielle anamnestische Hinweise

Auf Lues II hinweisen – jedoch nicht mehr als einen zunächst vagen Verdacht auslösen – können die unten aufgeführten anamnestischen Angaben. Umgekehrt muß bei Verdacht auf Lues nach diesen Punkten gezielt gefragt werden:
- nichtjuckender Hautausschlag mit Befall von Handflächen und Fußsohlen,
- generalisierte Lymphknotenschwellung,
- plötzlich auftretender Haarausfall,
- plötzlich auftretende Heiserkeit,
- Auftreten von genitalen und intertriginösen nässenden „Warzen",
- seltener: Beschwerden von seiten weiterer Organe (Kopfschmerzen, Augensymptome etc.).

Haut- und Schleimhautbefunde bei Lues II

Die Erscheinungen sind äußerst vielgestaltig. Hier können nur die wichtigsten Befunde aufgeführt werden:
Hautausschläge: Die Exantheme bei Lues II werden als Syphilide bezeichnet. Sie können sehr verschiedenartig aussehen: makulös (= Roseola), makulopapulös, papulös (Abb. 71), papulo-squamös; niemals jedoch Blasen oder Quaddeln. Charakteristisch sind die meist rötlichbraune Farbe, der meist fehlende Juckreiz, ein positives Sondenphänomen und besonders der Befall von Handinnenflächen und Fußsohlen (Abb. 70). Wegen der Vielgestaltigkeit der Hauterscheinungen wird die Lues als „der große Imitator" in der Dermatologie bezeichnet.

Syphilis (Lues)

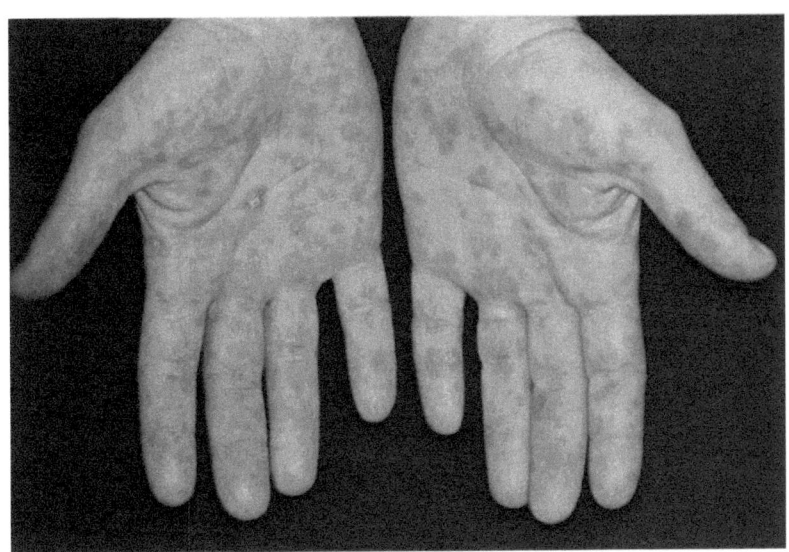

Abb. 70. Papulo-keratotisches Hohlhandsyphilid bei Lues II

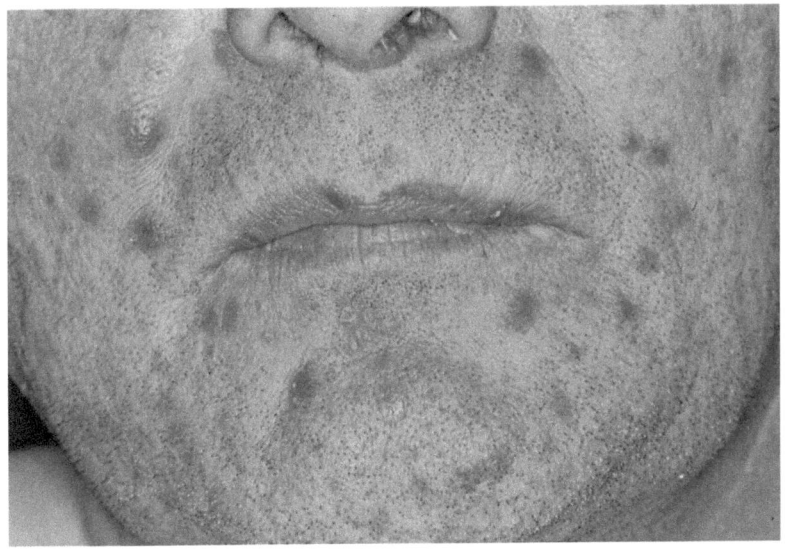

Abb. 71. Papulöses Syphilid bei Lues II

Sondenphänomen: Die Einzeleffloreszenzen der Syphilide sind druckschmerzempfindlich. Mit einer Knopfsonde werden unregelmäßig abwechselnd normale Hautareale und die Effloreszenzen auf Druckempfindlichkeit geprüft. Gibt der Patient mit geschlossenen Augen deutlich stärkeren Schmerz in den Effloreszenzen an, ist das „Sondenphänomen positiv" und spricht für Syphilis.

Schleimhauterscheinungen: Besonders an der Mundschleimhaut und auf der Zunge finden sich Schleimhautplaques („Plaques muqueuses"), entweder in Form von weißlich-opaleszierenden scharf begrenzten Herden (Plaques opalines) oder als papillenfreie glatte Zungenherde (Plaques lisses). Es sind aber auch alle Übergangsformen von fleckförmigen Erythemen der Schleimhaut bis zu Erosionen und Ulzerationen möglich.

Angina specifica: Bei der Untersuchung der Mundschleimhaut ist besonders auf die Tonsillen zu achten. Nicht selten kommt es zu einer spezifischen Entzündung mit ödematöser Schwellung, Rötung und grauweißen schleierartigen Belägen, gelegentlich auch zu Erosionen und Ulzerationen. Differentialdiagnostisch ist fehlendes Fieber bemerkenswert. Die syphilitische Angina ist häufig einseitig. Bei spezifischer *Laryngitis* kommt es zu Heiserkeit.

Lymphknotenschwellungen: Bei florider Lues II bestehen stets generalisierte Lymphknotenschwellungen („Polyskleradenitis"). Ihr Fehlen vermag eine frühe Lues weitgehend auszuschließen. Umgekehrt beweist eine Polyskleradenitis zwar keine Lues, ist aber eine dringende Indikation zur genauen diesbezüglichen Untersuchung. Die Lymphknoten sind im allgemeinen erbs- bis bohnengroß, hart, gut abgegrenzt, von glatter Oberfläche, zwischen Unterlage und Haut gut verschieblich, nicht schmerzhaft und nicht einschmelzend.

Haarausfall: Bei Lues II kommt kleinfleckiger („areolärer") Haarausfall vor, dessen Lokalisation dem Sitz eines vorhergehenden Exanthems entspricht. Innerhalb der Herde besteht kein totaler Haarschwund, sondern nur eine Lichtung. Das Bild wird auch als „mottenfraßartiger Haarausfall" bezeichnet. Diese „Alopecia specifica" ist häufig im Hinterkopfbereich lokalisiert, so daß die Vermutungsdiagnose einer Syphilis bereits auf Anhieb bei zufälliger Begegnung gestellt werden kann (z. B. wenn die Leute hintereinander im Omnibus stehen; daher die französische Bezeichnung „signe d'omnibus" – „Omnibuszeichen"!).

Condylomata lata: Das papulöse Syphilid ist in intertriginösen Bereichen abgewandelt. Im Genitoanalbereich, aber auch inguinal und axillär, entstehen flache, nässende Papelbeete, die für Lues II charakteristisch sind, die Condylomata lata. Sie sind sehr erregerreich und stellen die häufigste Ansteckungsquelle der Syphilis dar. Die perianalen Condylomata lata dürfen nicht mit Haemorrhoiden verwechselt werden (vgl. S. 149).

Syphilis (Lues)

Erregernachweis bei Lues II

Die Hauterscheinungen bei Lues II sind erregerreich. Aus den Effloreszenzen der Syphilide nach ihrer oberflächlichen Erodierung, insbesondere aber aus den luischen Papeln und den Condylomata lata, kann durch Exprimieren leicht Reizserum gewonnen werden. Seine Untersuchung im Dunkelfeldmikroskop wurde bereits bei Lues I beschrieben (s. S. 91).

Serologische Syphilisdiagnostik

Im Verlauf von Wochen nach einer Syphilisinfektion bildet der Körper im Serum zirkulierende Antikörper gegen den Erreger, falls keine oder keine ausreichende Therapie erfolgt. Dabei handelt es sich nicht um einen einzigen Antikörper, sondern um eine Vielzahl, die gegen verschiedenartige antigene Komponenten der Treponemen (Polysaccharide, Proteine, Lipoide) oder ihrer Reaktionsprodukte gerichtet sind. Sie gehören verschiedenen Immunglobulinklassen (IgM, G, A) an und können durch verschiedene serologische Methoden nachgewiesen werden.

Da die klinisch sichtbaren Erscheinungen der Lues II auch ohne Therapie trotz Weiterbestehen der Erkrankung wellenförmig abklingen und schließlich in die *Lues latens* ohne manifeste klinische Erscheinungen übergehen, läßt sich eine Syphilis dieses Stadiums nur noch serologisch nachweisen (Lues latens seropositiva). Die serologische Diagnostik ist ferner von großer Bedeutung bei den erregerarmen Stadien der Lues III und IV (s. u.) und bei der Verlaufskontrolle nach Therapie. Aus historischen und praktischen Gründen unterscheidet man
- die klassischen Seroreaktionen und
- die spezifischen Seroreaktionen.

Ihrer praktischen Verwendbarkeit nach kann man sie in Suchreaktionen (z. B. TPHA-Test), Bestätigungsreaktionen (z. B. FTA-ABS-Test) und in Reaktionen zur Therapiekontrolle bzw. zum Ausschluß von Reinfektionen (z. B. titrierbare klassische Reaktionen, IgM-Teste) einteilen.

Die klassischen Seroreaktionen

Diese Reaktionen zeigen meist quantitative und qualitative Verschiebungen der Immunglobuline an und kommen u. a. bei Lebererkrankungen, Gravidität, Tumoren, Autoimmunkrankheiten und verschiedenen Infektionskrankheiten vor. Die Reaktionsausfälle sind dabei in ihrer Stärke schwankend. Vor allem durch den Nachteil, daß sie auch aspezifisch-reaktiv ausfallen können, werden sie zunehmend von den spezifischen Reaktionen verdrängt.

Die Wassermannsche Reaktion (WaR) ist die bekannteste klassische Seroreaktion (Abb. 72). Dabei handelt es sich um eine Komplementbindungsreak-

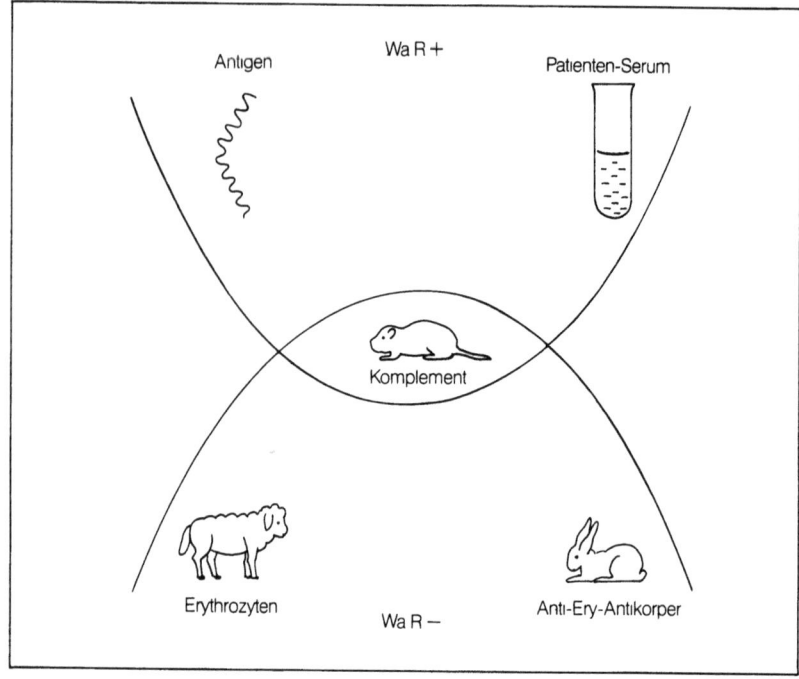

Abb. 72. Schema der Wassermannschen Komplementbindungsreaktion

tion: Das Lues-Antigen und die Patienten-Antikörper können einander nur unter Verbrauch des Serumfaktors „Komplement" binden. Praktisch wird in einem Reagenzglas standardisiertes Lues-Antigen mit komplementinaktiviertem Patientenserum gemischt und eine definierte Komplementmenge hinzugefügt. Enthält das Patientenserum Syphilis-Antikörper, wird das Komplement durch Bindung verbraucht. Dieser Vorgang ist jedoch nicht sichtbar, er muß durch ein zweites komplementverbrauchendes Indikatorsystem sichtbar gemacht werden. Das Indikatorsystem besteht aus Hammelerythrozyten und hämolysierenden Antikörpern gegen Hammelerythrozyten, die nur in Anwesenheit vom Komplement die Hammelerythrozyten zur Hämolyse bringen. Wird dieses Indikatorsystem dem ersten System zugefügt, kommt es nur dann zur Hämolyse, wenn das Komplement vorher nicht verbraucht wurde, d. h. wenn keine Syphilis-Antikörper im Patientenserum vorhanden waren (WaR areaktiv). Ausbleibende Hämolyse beweist dagegen, daß das Komplement vom ersten System verbraucht wurde und zeigt somit Syphilis-Antikörper im Patientenserum an (WaR reaktiv). Die WaR nach Kolmer läßt sich unter Verwendung von Serumverdünnungsreihen quantitativ auswerten („Titerkontrolle").

Syphilis (Lues)

Weitere klassische Seroreaktionen ("Nebenreaktionen"): Die sog. Nebenreaktionen, die *neben* der WaR ausgeführt werden, zeigen bei positivem Ausfall die Antigen-Antikörperreaktion durch Trübung, Flockung oder Klärung *direkt* an und benötigen deshalb *kein Indikatorsystem* wie die WaR. Die Ablesung erfolgt mit dem bloßen Auge (Makro-Test) oder unter Lupe und Mikroskop (Mikro-Test). Gebräuchliche Tests sind u. a. die Meinicke-Trübungsreaktion (MTR), die Meinicke Klärungsreaktion II (MKR II), der Veneral-Disease-Research-Laboratory-Mikrotest (VDRL = Cardiolipin-Mikroflockungstest) und der Rapid Plasma Reagine Card Test (RPRC-Test). Die Nebenreaktionen sind meist *empfindlicher,* allerdings auch *weniger spezifisch* als die WaR. Während im allgemeinen als Suchtest eine einzige Reaktion verwendet wird, benutzt man bei der Verlaufskontrolle einen „Testsatz" aus mehreren klassischen Reaktionen, um verschiedene antigene Komponenten zu erfassen und methodisch bedingte Fehler zu verringern. Stark positiver Ausfall *mehrerer Tests gleichzeitig* spricht gegen eine unspezifische Reaktion.

Die spezifischen Seroreaktionen

Diese Reaktionen sind technisch aufwendiger, dafür aber hochspezifisch.
Treponema-pallidum-Immobilisationstest (TPI-Test, Nelson-Test): Es werden spezifische Antikörper im Patientenserum nachgewiesen, die lebende Treponemen zu immobilisieren vermögen. Zum praktischen Nachweis werden aus syphilitischen Kaninchenhoden gewonnene lebende Erreger in einem flüssigen Nährmedium („Basalmedium") mit inaktiviertem Patientenserum und Komplement zusammengebracht und 18 Std. lang im Brutschrank unter Stickstoffatmosphäre gehalten. Im Dunkelfeldmikroskop wird dann der Prozentsatz der immobilisierten Treponemen ausgezählt. Eine Immobilisation von 0–19% gilt als negativer, von 20–59% als zweifelhafter und von 60–100% als positiver Testausfall. Serum von Patienten mit antibiotischer Vorbehandlung ist für den TPI-Test unbrauchbar, da im Serum vorhandene Antibiotika eine unspezifische Immobilisation der Treponemen bewirken. Nur in wenigen Zentren wird noch der TPI-Test durchgeführt, da die Tierhaltung aufwendig und der Test selbst heute entbehrlich ist.
Fluoreszierender Treponema-pallidum-Antikörper-Test (FTA-Test): Die antitreponemalen Antikörper des Patienten werden dabei durch eine indirekte Immunfluoreszenz-Reaktion (s. S. 128) nachgewiesen. Hierzu werden auf einem Objektträger getrocknete Syphilis-Treponemen mit inaktiviertem Patientenserum bedeckt. Zur Erhöhung der Spezifität wird das Patientenserum vorher mit apathogenen Spirochäten (Reiter-Spirochäten) absorbiert (FTA-ABS-Test). Falls Antikörper gegen die Erreger vorhanden sind, binden diese sich an der Oberfläche der Treponemen. Nach dem Abspülen können die zur IgG-Klasse gehörenden Antikörper in einem zweiten Schritt mittels fluoreszenzmarkier-

tem Anti-Human-IgG nachgewiesen werden. Bei reaktivem Ausfall leuchten die Treponemen im Fluoreszenzmikroskop gelbgrün auf, während bei areaktivem Ausfall eine Bindung von fluoreszenzmarkiertem Antihumanglobulin nicht erfolgt.

IgM-FTA-ABS-Teste: Während IgG-Antikörper nach einer Syphilisinfektion trotz ausreichender Therapie jahrelang nachweisbar bleiben können, zeigen IgM-Antikörper die Aktualität der Infektion an. Spezifische IgM-Antikörper lassen sich analog zum FTA-ABS-Test mit fluoreszenzmarkiertem Anti-Human-IgM nachweisen (IgM-FTA-ABS-Test). Dieser Test kann allerdings durch gleichzeitig vorhandene IgG-Antikörper falsch reaktiv ausfallen. Hochspezifisch wird der Test durch Auftrennung des Patientenserums und Verwendung einer reinen IgG-freien 19S IgM-Fraktion als Reaktionspartner (19S IgM-FTA-ABS-Test). Der reaktive Ausfall dieses Tests zeigt die Behandlungsbedürftigkeit der Syphilis an.

Treponema-pallidum-Hämagglutinations-Test (TPHA-Test): Mit Treponema-pallidum-Antigen beladene („sensibilisierte") Schaferythrozyten agglutinieren bei Zufügung von Patientenserum, falls dieses spezifische Syphilis-Antikörper enthält. Der TPHA-Test ist bei exakter Durchführung hochspezifisch und kommt als Mikromethode mit geringen Serummengen aus. Der technische Aufwand ist relativ gering, die Ausführung kann weitgehend automatisiert werden. Eine quantitative Auswertung ist möglich. Heute wird der TPHA-Test vielfach als Suchtest eingesetzt. Praktisch bedeutsam ist, daß der Test infolge seiner hohen Empfindlichkeit als erster serologischer Syphilis-Nachweis bereits 3–4 Wochen nach der Infektion reaktiv wird.

Zeitlicher Verlauf der Syphilis-Seroreaktionen

Bei einer unbehandelten Syphilis ist mit einer Reaktivität der einzelnen Seroreaktionen zu folgenden Zeitpunkten nach der Infektion zu rechnen:
2–3 Wochen post infectionem: 19S IgM-FTA-ABS-Test
3   Wochen post infectionem: TPHA-Test und FTA-ABS-Test
5–6 Wochen post infectionem: klassische „Nebenreaktionen"
6   Wochen post infectionem: WaR
7–9 Wochen post infectionem: TPI-(Nelson-)Test
Hieraus ergibt sich, daß eine serologische Untersuchung auf Syphilis je nach verwendetem Suchtest 3–6 Wochen nach einer fraglichen Lues-Infektion (z. B. bei Gonorrhö zum Ausschluß einer gleichzeitig erworbenen Syphilis) wiederholt werden muß.

Nach ausreichender Therapie einer Syphilis ist das weitere Verhalten der Seroreaktionen vom Stadium der Erkrankung bei Therapiebeginn abhängig.

Die spezifischen Seroreaktionen. Die IgM-FTA-ABS-Teste werden areaktiv. Die übrigen Reaktionen, einmal reaktiv geworden, bleiben im allgemeinen

Syphilis (Lues)

zeitlebens reaktiv und sind somit wichtige Tests zur Therapiekontrolle. Nur nach Behandlung einer frischen Frühsyphilis (frühes Stadium II) können sie wieder areaktiv werden.

Die klassischen Seroreaktionen werden ebenfalls im allgemeinen nur bei früh einsetzender Behandlung wieder areaktiv. Die titrierbaren Reaktionen erlauben es, den meist während der Behandlung einsetzenden Titerabfall zu kontrollieren.

Nach ausreichender Therapie sind die früher geübten jahrelangen serologischen Kontrollen im allgemeinen überflüssig. Nur bei besonders infektionsgefährdeten Personen ist es erforderlich, den titrierten Ausfall der Seroreaktionen regelmäßig zu kontrollieren, um eine Reinfektion (Hinweis durch Titeranstieg, Beweis durch reaktive IgM-Tests) zu erfassen.

Reaktive Suchtests als Zufallsbefund

Ein reaktiver Suchtest, der z.B. im Rahmen einer allgemeinen Durchuntersuchung entdeckt wurde, kann bedeuten:
- *bisher unerkannte Lues.* Der Patient ist genauestens auf klinische Zeichen einer Lues zu untersuchen. Es kann sich um eine manifeste Lues (Stadium I–IV), eine Lues connata oder um eine Lues latens seropositiva handeln.
- *behandelte Lues.* Eingehendes Befragen des Patienten ergibt, daß bei ihm früher – gelegentlich vor Jahrzehnten – ein Lues behandelt wurde. Die Behandlungsdaten sind in diesem Fall genau festzustellen. Ist einmal eine nach heutigen Kriterien ausreichende Behandlung durchgeführt worden, erübrigt sich eine erneute Behandlung. Die spezifischen Seroreaktionen bleiben positiv, eignen sich also nicht zur weiteren Kontrolle. Über die Aktualität der Reaktion gibt ein IgM-Test Auskunft.
- eine *nicht erkannte Lues* wurde „ungewollt" behandelt, z.B. im Rahmen der antibiotischen Behandlung einer Angina oder Bronchitis. Eine derartige Behandlung reicht aber für die Lues im allgemeinen nicht aus;
- *biologisch aspezifische Reaktionen.* Sie kommen bei Verwendung klassischer Reaktionen als Suchteste vor. Die Anamnese ist leer, der Patient zeigt keine klinischen Zeichen einer Lues. Die spezifischen Reaktionen fallen negativ aus. Keine Therapie, keine weitere Kontrolle notwendig.

Lues connata

Die Syphilis kann intrauterin von der kranken Mutter über die Plazenta auf den Embryo übertragen werden, gewöhnlich im 4.–5. Schwangerschaftsmonat. In der Mehrzahl der Fälle kommt es zur syphilitischen Totgeburt im 8. Monat. Kommt ein Kind mit Syphilis zur Welt, spricht man von *Lues connata.* Es handelt sich dabei um eine intrauterin erworbene Infektion, nicht um eine „Erbkrankheit" (falsche frühere Bezeichnung: Lues congenita oder hereditaria).

Diagnose der Lues connata

Die Diagnose einer Lues connata erfolgt durch
- das klinische Bild,
- die serologischen Reaktionen.

Klinisches Bild der Lues connata: Je nachdem, ob bereits bei der Geburt klinische Manifestationen einer Syphilis bestehen oder diese erst später auftreten, unterscheidet man eine *Lues connata praecox* von der *Lues connata tarda*.
Bei Lues connata praecox werden bei Geburt oder im Säuglingsalter folgende Krankheitserscheinungen der Syphilis beobachtet:
- *dystrophische*, schlecht gedeihende Kinder ohne erkennbare spezifische Veränderungen,
- starker, z.T. blutiger *Schnupfen* (Coryza syphilitica) mit Behinderung des Saugaktes,
- *Blasenbildung* besonders an Händen und Füßen (Pemphigus syphiliticus),
- *Hautausschläge* wie bei Lues II (Syphilide, s.S.92),
- *Haar- und Nagelwachstumsstörungen* (Alopezie, Paronychie),
- Ausbildung eines *Papelkranzes im Perioralbereich*, radiäre Einrisse der Haut, entzündliche Induration (Hochsingersche Infiltrate),
- Erkrankungen und Symptome von seiten *innerer Organe* (Pneumonia alba, interstitielle Hepatitis, Hepatosplenomegalie, Encephalomeningitis mit Hydrocephalus, Anaemie, Osteochondritis).

Als Stigmata der Lues connata bleiben nach dem Abklingen der akuten Erscheinungen oder nach Heilbehandlung oft für das ganze Leben zurück:
- *Die Hutchinsonsche Trias* mit Hornhautveränderungen bis zur Erblindung (Keratitis parenchymatosa), Innenohrschwerhörigkeit bis zur Taubheit, Tonnenzähnen,
- *Sattelnase, Türkensäbel-Tibia*,
- *Parrotsche Furchen:* periorale, das Lippenrot einbeziehende narbige Radiärfurchen.

Lues connata tarda: Bei fehlenden oder wenig auffälligen klinischen Veränderungen im Kleinkindesalter kann es im Schulalter oder noch später zu Erscheinungen der Lues III oder IV (s.S.101) kommen. Dieser Verlauf wird als Lues connata tarda bezeichnet.

Serologische Diagnostik der Lues connata

Die klassischen und die spezifischen Seroreaktionen (s.S.95) fallen bei Lues connata im kindlichen Blut (Nabelschnurblut) reaktiv aus. Es ist aber zu beachten, daß manche Antikörper der Mutter passiv die Plazentarschranke passieren können. Daher wird man auch bei einem gesunden Kind reaktive Seroreaktionen vorfinden, wenn die Mutter einen reaktiven Ausfall aufweist. Dies kann z. B. vorkommen beim Kind einer Frau, die bereits vor der Schwangerschaft wegen einer Syphilis ausreichend behandelt wurde, deren Seroreaktionen aber trotz „Heilung" reaktiv geblieben sind (s. S. 99). Bei einem gesunden Kind werden diese Reaktionen jedoch innerhalb von 3-4 Monaten areaktiv, da die mütterlichen Antikörper postnatal mit einer Halbwertzeit von etwa 20 Tagen abgebaut werden.

Die großmolekularen Antikörper der IgM-Klasse vermögen die Plazenta nicht zu passieren. Sie können aber von der 20. Schwangerschaftswoche an bei Infektionen vom Embryo selbst gebildet werden. Von den serologischen Reaktionen auf Syphilis beruhen der MKR-II-Test (s. S. 97) und die IgM-FTA-Teste (s. S. 98) auf dem Vorhandensein von Antikörpern der IgM-Klasse. Sind diese Tests bei Neugeborenen reaktiv, beweist dies eine intrauterine Syphilisinfektion des Kindes.

Nach der Behandlung einer Lues connata werden die klassischen und die spezifischen Seroreaktionen bei Lues connata praecox meist innerhalb von 2 Jahren areaktiv. In Fällen von Lues connata tarda fallen die Titer der klassischen Reaktionen ab, sie werden aber nur selten völlig areaktiv; die spezifischen Seroreaktionen bleiben zumeist areaktiv.

c) Tertiärstadium (Lues III)

Nach mehrjähriger Latenz (3-5 Jahre oder mehr) entwickelt sich im Anschluß an eine Lues II eine Lues III, bei der die Immunitätslage des Körpers verändert ist („spezifische Allergisierung), erkennbar am Positivwerden des intrakutanen Luetin-Tests (s. S. 124). Die Erkrankung besteht in nur noch herdförmig begrenzten Läsionen, in denen praktisch keine Erreger mehr nachweisbar sind. Daher sind die Hauterscheinungen auch nicht kontagiös. Histologisch findet sich eine spezifische granulomatöse Entzündung (s. S. 102). Die wesentlichen Hauterscheinungen sind das *tubero-serpiginöse Syphilid* (kutane Lues III) und *das Gumma* (subkutane Lues III). Alle Organe können von Lues III betroffen sein und dann entsprechende fachärztliche Diagnostik und Therapie erfordern (z. B. Herz, Aorta, Lunge, Auge, Gehirn, Leber, Knochen etc.).

Diagnostik der Lues III

Für die Diagnose einer Lues III stehen folgende Methoden zur Verfügung:
– die Jodkali-Probe,
– die serologischen Reaktionen,
– die histologische Untersuchung.

Die Jodkali-Probe: Unter oraler Jodkali-Therapie kommt es spezifisch innerhalb von 5 Tagen zur dramatischen Rückbildung der Hautläsionen einer

Lues III. Man verabreicht 3 × täglich 1 Teelöffel, bei guter Verträglichkeit
1 Eßlöffel einer Lösung von 10,0 g Kaliumjodid in 150,0 ml destilliertem Wasser. Die Rezeptur lautet:
 Rp. Kal. jodat. 10,0
 Aqu. dest. ad. 150,0
 M. D. S.

Vor Beginn der Jodkaliprobe sind eine Lungen-Tuberkulose durch Röntgenaufnahme des Thorax und ein syphilitisches Aortenaneurysma auszuschließen, da die Tuberkulose durch Jodkaligabe exazerbieren und das Aneurysma perforieren könnte.

Die Seroreaktionen bei Lues III

Die klassischen Seroreaktionen sind meist reaktiv, im Titer schwankend, manchmal auch areaktiv.
 Die spezifischen Seroreaktionen sind stets reaktiv.
 Nach der Behandlung einer Lues III werden die klassischen Tests nur selten völlig areaktiv, die spezifischen Tests praktisch niemals.

Die histologische Untersuchung bei Lues III

Es findet sich eine spezifische granulomatöse Entzündung, das syphilitische Granulom, das oft schwer vom tuberkulösen Granulom und anderen Granulomen abzugrenzen ist.

d) „Metalues" (Lues IV)

Dieses Spätstadium der Lues tritt bei Entwicklung einer anergischen Immunitätslage des Organismus etwa 10–20 Jahre nach der Infektion auf. Die wesentlichen klinischen Erscheinungsformen sind
– die Tabes dorsalis,
– die progressive Paralyse.
 Die Diagnostik und Therapie dieser Erscheinungsformen von Neurolues gehören in das Fachgebiet der Neurologie. Die klassischen Seroreaktionen sind bei Neurolues im *Blutserum und im Liquor* meist reaktiv, die spezifischen Reaktionen praktisch immer reaktiv. *Nach Behandlung* einer Neurolues wird die klassische Serologie im Lauf von Jahren in etwa 75% der Fälle areaktiv, während die spezifischen Seroreaktionen nur sehr selten areaktiv werden. Für den Behandlungserfolg spricht der meist erkennbare Titerabfall bei den titrierbaren Reaktionen.

2. Gonorrhö (Tripper)

Die Gonorrhö ist eine der häufigsten Infektionskrankheiten überhaupt. Sie wird fast ausschließlich durch Geschlechtsverkehr übertragen. Erreger ist das Bakterium *Neisseria gonorrhoeae* (früher Gonococcus genannt). Die Krankheit hinterläßt keine Immunität, so daß nach Abheilung eine sofortige Wiederansteckung möglich ist.

Diagnostik der Gonorrhö

Die Diagnose einer Gonorrhö ergibt sich aus
- anamnestischen Hinweisen,
- dem klinischen Bild,
- dem Erregernachweis.

Anamnestische Hinweise bei Gonorrhö

Die *Inkubationszeit* beträgt 3 (2–7) Tage. Ohne Geschlechtsverkehr mit einem kranken Partner kann keine Gonorrhö erworben werden. Die diesbezüglichen Angaben der Patienten sind oft nicht zuverlässig.

Als *Symptome* bemerken die Patienten einen gelbgrünen Ausfluß (Fluor) aus der Harnröhre und Brennen beim Wasserlassen. Bei chronischen Formen (s.u.) können die subjektiven Symptome gering sein oder fehlen. Bei komplizierter Gonorrhö oder Fernkomplikationen (s.u.) ergeben sich spezielle Beschwerden von seiten der erkrankten Organe.

Das klinische Bild der Gonorrhö

Nach dem Verlauf der Erkrankung lassen sich unterscheiden:
- die akute Gonorrhö,
- die chronische Gonorrhö,
- die komplizierte Gonorrhö,
- die extragenitale Gonorrhö,
- die gonorrhoischen Fernkomplikationen.

Die akute Gonorrhö: 3 (2–7) Tage nach der Ansteckung kommt es zu massivem *gelbgrünem Ausfluß* (Fluor) aus der Harnröhre (Abb. 73) und *Brennen beim Wasserlassen.* Ein Mann bemerkt dieses Symptom meist sofort, während Fluor bei Frauen wegen seiner Häufigkeit und meist Harmlosigkeit weniger beachtet wird.

Die chronische Gonorrhö: Innerhalb von 4–6 Wochen können der Ausfluß und die akuten Entzündungssymptome weitgehend verschwinden. Beim Mann ist lediglich morgens vor dem Wasserlassen ein schleimiger Sekrettropfen aus der Harnröhre auspreßbar *(„Bonjour-Tropfen").*

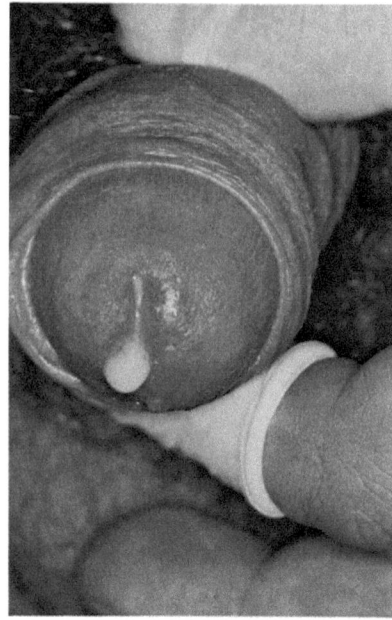
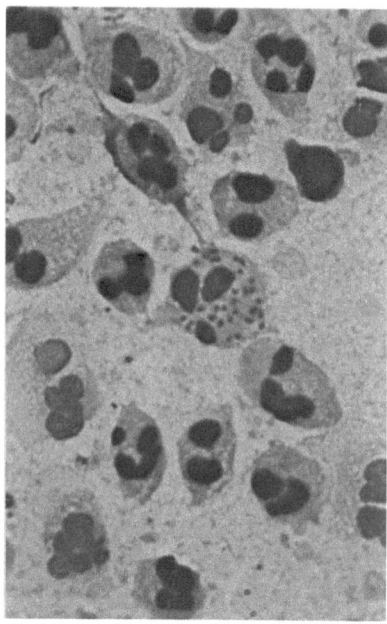

Abb. 73. Akute Gonorrhö.
Fluor genitalis

Abb. 74. Intraleukozytäre Gonokokken
bei Gram-Färbung

Die komplizierte Gonorrhö: Die Infektion steigt von der vorderen in die hintere Harnröhre und in den Geschlechtsapparat auf. Dadurch entstehen beim Mann eine Urethritis posterior, Prostatitis, Spermatocystitis, Funiculitis, Epididymitis gonorrhoica (gonorrhoische Entzündung der hinteren Harnröhre, der Prostata, der Bläschendrüsen, der Samenstränge und der Nebenhoden). Bei der Frau kommt es zu Bartholinitis, Cervicitis, Endometritis, Salpingitis, Oophoritis, Peritonitis, „Adnexitis" gonorrhoica (gonorrhoische Entzündung von Bartholinischen Drüsen, Zervix, Endometrium, Tuben, des Ovarialmesothels und schließlich des Peritoneums). Komplizierte Gonorrhö kann bei Mann und Frau zu *Sterilität* führen.

Die extragenitale Gonorrhö ist relativ selten:
Proctitis gonorrhoica: Das Rektum kann primär infiziert sein, z. B. bei Homosexuellen, sekundär auch durch Schmierinfektion von der Harnröhre aus.
Conjunctivitis gonorrhoica (Ophthalmo-Blenorrhö): Früher wurde die Gonorrhö häufig während der Geburt auf die Augen des Neugeborenen übertragen und führte dann meist zur Erblindung. Heute ist die Erkrankung dank der Credéschen Prophylaxe selten. Bei Erwachsenen kommt die Erkrankung als Schmierinfektion ebenfalls sehr selten vor.

Gonorrhö (Tripper)

Oropharyngeale Gonorrhö mit Erregernachweis von den Tonsillen wurde nach orogenitalen Kontakten beschrieben.

Die gonorrhoischen Fernkomplikationen: Die Erreger können in seltenen Fällen das Blut überschwemmen *(Gonokokken-Sepsis)* und sich metastatisch in einzelnen Organen ansiedeln. Als heute seltene Vorkommnisse werden beobachtet: Endocarditis gonorrhoica (Infekt der Herzklappen), Monarthritis gonorrhoica (Infekt einzelner großer Gelenke, z. B. des Kniegelenks) und gelegentlich kleine Hautabszesse an den Akren.

Der Erregernachweis bei Gonorrhö

Ausschließlich durch den Nachweis des Erregers Neisseria gonorrhoeae wird die Diagnose einer Gonorrhö gesichert. Dabei sind zwei Schritte wesentlich:
- Gewinnung von erregerreichem Untersuchungsmaterial,
- spezifischer Nachweis von Neisseria gonorrhoeae in dem Untersuchungsmaterial.

Gewinnung von Untersuchungsmaterial bei Gonorrhö

Bei akuter Gonorrhö wird beim Mann mit der ausgeglühten, dann abgekühlten Platinöse ein Abstrich aus der vorderen Harnröhre entnommen. Bei der Frau wird auf dem gynäkologischen Stuhl ein Spekulum eingeführt, mit der Platinöse werden getrennte Abstriche aus der Urethra, aus der Zervix und ggf. aus den Bartholinischen Drüsen entnommen.

Bei chronischer Gonorrhö müssen die beschriebenen Untersuchungen in Verdachtsfällen oft mehrfach wiederholt werden. Die Untersuchung soll morgens vor dem ersten Wasserlassen erfolgen und beim Mann den „Bonjour-Tropfen" erfassen. Ferner können durch den Morgenurin herausgespülte erregerreiche „Filamente" mit der Öse aus dem Urin gefischt und untersucht werden.

Die Zwei-Gläser-Probe dient der Unterscheidung von vorderer und hinterer Gonorrhö des Mannes. Der Patient soll abends wenig trinken, um 22 Uhr zum letzten Mal urinieren und mit angehaltener Blase am nächsten Morgen zum Arzt kommen. Nach der Untersuchung von Bonjour-Tropfen und Urethralabstrich werden in ein erstes Glas ca. 30 ml Urin entleert, eine größere Menge in ein zweites Glas. Bei vorderer Gonorrhö ist lediglich die erste Portion getrübt, weil sie die eitrig entzündete vordere Harnröhre ausgespült hat. Bei hinterer Gonorrhö enthalten beide Gläser eitrig-trüben Urin. Eine (harmlose) Trübung durch Phosphate verschwindet beim Erwärmen des Urins.

Provokationsmethoden können bei Frauen mit Verdacht auf asymptomatische chronische Gonorrhö versucht werden. Eine starke biologische Provokation stellt die Menstruation dar, deshalb sollten in unklaren Fällen Abstriche auf Gonorrhö von Urethra und Zervix am 2. und 3. Tag der Menstruation ausgeführt werden. Noch gelegentlich wird die chemische Provokation durch intraurethrales Einbringen eines Wattestäbchens mit verdünnter Lugolscher Lösung (1 Teil Stammlösung, 7 Teile Aqua dest.) versucht.

Prostatasekret kann bei Verdacht auf chronische Gonorrhö des Mannes zum kulturellen Erregernachweis verwendet werden. Es wird durch *Prostatamassage* gewonnen. Hierzu wird bei dem gebückt stehenden Patienten mit dem anal eingeführten, durch einen gefetteten Fingerling geschützten Zeigefinger die Prostata von rektal palpiert und mehrere Minuten lang vorsichtig mit ∞-förmigen Bewegungen der Fingerspitze exprimiert. Bei Verdacht auf akute Prostatitis (Schmerzangabe, entzündliche, höckerige Schwellung der Prostata) ist jedoch jegliche mechanische Einwirkung gefährlich, und die angegebene Untersuchung darf nicht ausgeführt werden. Die Untersuchung könnte zur Verschlimmerung der Entzündung und ihrer Folgen führen, auch eine lympho-hämatogene Aussaat der Erreger kann provoziert werden.

Eine Ejakulatuntersuchung von frischem, durch Masturbation gewonnenem Sperma kann ebenfalls bei Verdacht auf asymptomatische chronische Gonorrhö zum kulturellen Erregernachweis nützlich sein.

Die Diagnose einer *gonorrhoischen Monarthritis* (s. S. 105) kann durch kulturellen Erregernachweis im *Gelenkspunktat* bestätigt werden. Bei *Gonokokken-Sepsis* wird eine *Blutkultur* während eines Fieberanstieges angelegt.

Erregernachweis im Untersuchungsmaterial bei Gonorrhö

Zum Nachweis des Erregers Neisseria gonorrhoeae (der Gonokokken) stehen im wesentlichen 2 Verfahren zur Verfügung:
- die mikroskopische Untersuchung im Ausstrich,
- die Bakterien-Kultur.

Mikroskopischer Nachweis von Gonokokken

Der Abstrich bzw. das Untersuchungsmaterial wird mit der Platinöse auf einem sauberen Objektträger ausgestrichen. Der Objektträger wird zur Fixierung 3mal kurz durch eine Bunsen- oder Spiritusflamme gezogen. Das Präparat wird mit Methylenblau oder nach Gram gefärbt und im Mikroskop bei ca. 1000facher Vergrößerung in der Ölimmersion beurteilt.

Färbung mit Methylenblau: Das fixierte Präparat wird kurz (15 Sekunden) in 1%ige wäßrige Methylenblaulösung gestellt, sofort anschließend unter fließendem Wasser abgespült und mit Filterpapier abgetrocknet. Im Präparat erkennt man Epithelien, Schleim, Leukozyten und Bakterien. Gonokokken liegen bevorzugt intraleukozytär, paarweise („semmelartig", „Diplokokken") zusammen, mit ihrer Achse oft senkrecht zu benachbarten Paaren. Sie sind meist bohnenförmig und einheitlich groß. Für Routinefälle von akuter Gonorrhö

Gonorrhö (Tripper)

liefert diese relativ einfache Methylenblaufärbung meist ein brauchbares Ergebnis.

Färbung nach Gram: Das fixierte Präparat wird ½ Minute mit frisch filtrierter Karbolgentianaviolettlösung gefärbt. Das Abspülen darf nicht mit Wasser erfolgen. Gespült wird mit Lugolscher Lösung der Konzentration Jod-Jodkali-Aqua dest. = 1:2:300, danach wird mit erneuter Lugolscher Lösung ½ Minute behandelt. Es folgt Spülung und Entfärbung mit absolutem Aethanol, bis keine Farbwolken mehr abgehen, maximal 1 Minute lang. Jetzt wird mit Wasser abgespült, und es kann eine Gegenfärbung mit wäßriger 0,5–1%iger Fuchsinlösung erfolgen. Nach kurzem Spülen wird das Präparat abgetrocknet und mikroskopisch untersucht. Die Gonokokken sind im Gegensatz zu zahlreichen anderen, ähnlichen Erregern „Gram-negativ", d. h. sie färben sich bei der Gram-Färbung nicht blau-violett an. Sie sind aber aufgrund der Gegenfärbung mit Fuchsin leuchtend rot erkennbar (Abb. 74). Die Gramfärbung besitzt demnach eine höhere Spezifität gegenüber der einfacheren Methylenblaufärbung, in der alle Bakterien gleichartig blau gefärbt erscheinen. Nicht zu unterscheiden, da ebenfalls Gram-negativ, sind Meningokokken und Pseudogonokokken. Hier entscheidet die Kultur (s. u.).

Identifizierung von Gonokokken durch Immunfluoreszenzmikroskopie

Wird ein gonokokkenhaltiger Ausstrich von einem fluoreszenzfarbstoffmarkierten spezifischen Antikörper gegen den Erreger überschichtet, so werden sich die Antikörper an den Erreger binden. Aufgrund ihrer Markierung lassen sie sich danach im Fluoreszenzmikroskop nachweisen (vgl. S. 128). Die Methode ist relativ empfindlich und spezifisch, jedoch stehen derzeit noch technische Schwierigkeiten ihrer Routine-Anwendung entgegen.

Der kulturelle Nachweis der Gonorrhö

Die Gonokokken sind äußerst empfindliche Keime. Nur sofortiges Aufbringen auf einen geeigneten Nährboden und Bebrütung in einer feuchten Kammer bei 37° C ermöglicht die Kultur. Bei richtiger Technik ist allerdings die Kultur in Bezug auf positive Resultate in fraglichen Fällen und in der eindeutigen Sicherung der Spezifität dem mikroskopischen Nachweis weit überlegen. Wegen der Empfindlichkeit der Erreger gegenüber Austrocknung, Abkühlung und pH-Änderungen ist es sinnlos, z. B. sekrethaltige Tupfer mit der Post zur bakteriologischen Untersuchung zu versenden. Aber auch die als Transportmedien empfohlenen Nährböden sind derzeit noch nicht zuverlässig. In speziellen Fällen ist es daher notwendig, den Patienten selbst zur Diagnostik dorthin zu schicken, wo unmittelbar nach der Untersuchung die Spezialkultur angelegt werden kann. Die Kulturdauer beträgt etwa 2–3 Tage. Auf Kochblutagar wachsen die Gonokokken in Form von tautropfenförmigen Kolonien. Ihre Identifizierung erfolgt durch spezielle Oxydasereaktionen und Vergärungsproben.

Serologische Reaktionen bei Gonorrhö

Bei Gonorrhö sind frühestens 4 Wochen nach der Infektion positive serologische Reaktionen vom Typ der Komplementbindungsreaktion (s. S. 96) zu erwarten. Sie besitzen geringe Spezifität und besagen allenfalls, daß einmal eine entsprechende Infektion bestanden hat. Nur in Ausnahmefällen, z. B. bei einer Monarthritis, können sie im diagnostischen Spektrum einen gewissen Wert gewinnen.

Anhang: Trichomoniasis

Differentialdiagnostisch kommt es bei genitalem Ausfluß (Fluor) neben der Gonorrhö besonders die *Trichomoniasis* (Trichomonaden-Urethritis oder -Kolpitis) in Frage. Erreger ist der Einzeller *Trichomonas vaginalis* aus der Klasse der Flagellaten. Der Fluor ist meist serös, nur selten eitrig. *Nachweismethode:* Aus der Urethra oder Vagina wird Sekret oder ein Abstrich mit der Platinöse entnommen und mit einem Tröpfchen physiologischer Kochsalzlösung auf einem Objektträger vermischt und mit einem Deckglas bedeckt. Auch frisches Urinsediment kann verwendet werden. Dieses Nativpräparat wird sofort bei ca. 400facher Vergrößerung im abgeblendeten Hellfeld-, im Dunkelfeld- oder Phasenkonstrastmikroskop untersucht. Die Trichomonaden sind leicht als sich lebhaft bewegende, begeißelte Einzeller erkennbar.

3. Ulcus molle (weicher Schanker)

Das Ulcus molle ist eine bakterielle Infektion durch den Streptobazillus *Haemophilus ducreyi*. Die Übertragung erfolgt fast ausschließlich durch den Geschlechtsverkehr. Die Erkrankung ist bei uns selten.
Die Diagnose eines Ulcus molle ergibt sich aus
- Anamnese und klinischem Bild,
- dem Erregernachweis,
- dem Autoinokulationsversuch.

Anamnestische Hinweise und klinisches Bild bei Ulcus molle: Nach einer Inkubationszeit von 1-3 Tagen entsteht im Genitalbereich eine Papel, die sich rasch in eine Pustel und dann in ein sich rasch vergrößerndes unterminiertes, weiches Ulkus mit nekrotischem Grund umwandelt. Multiple schmerzhafte Ulzera sind typisch. Eine Lymphangitis kann auftreten, die regionären Lymphknoten schwellen an (Ulcus-molle-Bubo), können einschmelzen und nach außen perforieren.

Erregernachweis bei Ulcus molle: Mit einer Lanzette wird als Untersuchungsmaterial nekrotisches Gewebe vom unterminierten Ulkusrand entnommen und dünn auf einem Objektträger ausgestrichen. Die Färbung erfolgt am besten nach Unna-Pappenheim. Die Streptobazillen liegen in 20–30 Glieder langen fischzugartigen Ketten kurzer Stäbchen im nekrotischen Gewebe. In der Gram-Färbung (s. S. 107) sind sie negativ. Die bakterielle Kultur erfordert Spezialmethoden.

Der Autoinokulationsversuch bei Ulcus molle: Da der Erreger keine Immunität hervorruft, kann man aus diagnostischen Gründen eine Autoinokulation durchführen. Geschwürmaterial wird in eine Skarifikation am Bauch des gleichen Patienten überimpft. Darüber wird ein Uhrglasschälchen mit Pflaster angeklebt, so daß die Läsion durch das Fenster beobachtet werden kann. Innerhalb von 1–3 Tagen entwickelt sich ein typisches Ulcus molle, in dem der Erreger nachweisbar ist. Das diagnostische Verfahren besitzt heute keine große Bedeutung mehr, da ein Abwarten der Diagnostik um mehrere Tage bei einem sich vergrößernden Genitalulkus kaum verantwortet werden kann. Bereits bei begründetem Verdacht wird eine antibiotische Therapie eingeleitet, die dann eine Autoinokulation naturgemäß verhindert.

Ein Intrakutantest vom Tuberkulin-Typ (vgl. S. 124), der bei Ulcus molle empfohlen wurde (sog. Cuti-Reaktion), soll wenig verläßlich sein.

4. Lymphogranuloma inguinale (Lymphopathia venerea)

Das Lymphogranuloma inguinale wird durch ein großes Virus der Ornithose-Gruppe hervorgerufen. Die Übertragung erfolgt fast ausschließlich durch den Geschlechtsverkehr. Die Erkrankung ist bei uns selten. In Hafenstädten muß man daran denken. Für die Diagnose eines Lymphogranuloma inguinale sind wesentlich:
– Anamnese und klinisches Bild,
– die serologische Untersuchung,
– der Intrakutan-Test,
– die histologische Untersuchung.

Anamnese und klinisches Bild bei Lymphogranuloma inguinale: Die Schätzungen der *Inkubationszeit* bewegen sich zwischen 1 und 12 Wochen. Die *Primärläsion,* eine uncharakteristische kleine Erosion oder Ulzeration im Genitalbereich, kann übersehen werden. Etwa 2 Wochen später entstehen Schwellungen der regionären, später auch benachbarter *Lymphknoten.* Die Lymphknoten neigen zur Einschmelzung, Fistelbildung und Vernarbung mit den möglichen Komplikationen einer Elephantiasis genitalis und von Analstrikturen.

Serologische Diagnostik bei Lymphogranuloma inguinale: Die Erkrankung kann serologisch durch eine *Komplementbindungsreaktion* (s. S. 96) nachgewiesen werden. Dabei kann die Spezifität durch eine Kreuzreaktion mit Psittakose eingeschränkt sein. Die Reaktion wird erst einige Wochen nach der Infektion positiv; beweisend ist ein Titeranstieg innerhalb von weiteren 3 Wochen.

Intrakutantestung bei Lymphogranuloma inguinale: Der *Frei-Test* vom Typ der Tuberkulintestung (s. S. 124) benutzt ein Antigen, das aus infiziertem Hühnchendottersack oder Mäusegehirn gewonnen wird. 0,1 ml werden am Unterarm intrakutan injiziert, die Reaktion wird nach 48 Stunden abgelesen. Als positive Reaktion gilt die Entstehung einer Papel von mindestens 6 mm Durchmesser. Die Reaktion wird im Verlauf der Infektion erst positiv, wenn die erkrankten Lymphknoten mit der Haut verbacken. Falsch-positive Reaktionen kommen vor. Ferner bleibt die Reaktion auch nach Abheilung einer Erkrankung stets positiv, so daß sie nur in Zusammenhang mit dem klinischen Bild gewertet werden sollte.

Das histologische Bild bei Lymphogranuloma inguinale: In den erkrankten Lymphknoten findet sich eine granulomatöse Entzündung mit zentraler Abszeßbildung, Epitheloidzellen, Langhansschen Riesenzellen und Plasmazellen. Der Befund ist nicht spezifisch, mag jedoch in Zusammenhang mit dem klinischen Bild verwertbar sein.

XI. Allergie

Im Laufe der embryonalen Entwicklung erkennt und registriert das Immunsystem alle ihm zugänglichen eigenen Moleküle (Selbsterkennungshypothese). Durch die Erkennung verliert das Immunsystem die Fähigkeit, gegen diese Moleküle zu reagieren (Ausbildung einer Immuntoleranz). Die erworbene Immuntoleranz bleibt normalerweise lebenslang erhalten. Daraus folgt, daß während des embryonalen Lebens nicht erkannte Moleküle vom Immunsystem als fremd empfunden und ihr Auftreten mit Bildung von Abwehrkörpern beantwortet wird.

Fremdmoleküle, die in der Lage sind, in einem Organismus die Bildung von spezifischen Abwehrkörpern (Antikörpern) zu veranlassen, werden als Antigene bezeichnet. Das Zusammentreffen eines Antigens mit seinem spezifischen Antikörper in einem Organismus und die Folgen dieses Zusammentreffens werden als immunbiologisches Phänomen bezeichnet.

1. Einteilung der immunbiologischen Phänomene

Die Immunbiologie umfaßt zwei Phänomene:
1. Die Immunität
2. Die Allergie

Als *Immunität* werden immunbiologische Phänomene mit abwehrenden Antikörpern bezeichnet. Beispiel: Masernviren werden bei der Ersterkrankung vom Immunsystem als fremd empfunden und veranlassen die Bildung von spezifischen Masern-Virus-Antikörpern. Bei einem eventuellen Zweit*kontakt* mit Masernviren werden diese durch die spezifischen Antikörper unschädlich gemacht; eine Zweit*erkrankung* findet daher nicht statt. Das Zusammentreffen des Antigens mit dem Antikörper hatte Gutes zur Folge.

In den Besitz von abwehrenden Antikörpern gelangt der Organismus entweder aktiv oder passiv:
- *aktiv* durch Überstehen einer Infektionskrankheit oder durch Impfung mit abgeschwächten und/oder veränderten Infektionserregern.
- *passiv* durch Zufuhr andernorts gebildeter Antikörper (diaplazentar von der Mutter auf den Säugling, mit Rekonvaleszentenserum, mit Serum krankgemachter Tiere).

Als *Allergie* werden immunbiologische Phänomene mit krankmachenden Antikörpern bezeichnet. Beispiel: Wegen einer Angina erhält ein Patient Penicillin (Antigen). Mit der Erstverabreichung von Penicillin kann eine Sensibilisierung erfolgen. Die in etwa 8–12 Tagen gebildeten Antikörper treffen mit dem Antigen zusammen, und als Folge entsteht eine neue Krankheit: ein allergisches Arzneiexanthem.

Die allergischen Phänomene können nach Art der Antikörper in zwei Gruppen eingeteilt werden:
1. Humorale Allergien
2. Zelluläre Allergien

2. Die humoralen Allergien

Die Antikörper bei der humoralen Allergie sind Eiweißmoleküle des Blutserums und werden als Immunglobuline (Ig) bezeichnet. Sie werden von Plasmazellen sezerniert, die ihrerseits auf Antigenreiz aus B-Lymphozyten entstehen. Die Umwandlung der B-Lymphozyten in Plasmazellen wird durch T-Helfer-Zellen gefördert und durch T-Suppressor-Zellen gehemmt. Es wurden verschiedene Untergruppen (Klassen) von Immunglobulinen erkannt; die wichtigsten sind IgG, IgA, IgM, IgD und IgE. Da beim sensibilisierten Organismus nach Zufuhr des Antigens sich die allergische Reaktion innerhalb von Sekunden bis etwa 20 Minuten klinisch manifestiert, werden die humoralen Allergien auch „Früh-Typ-Allergien" (allergische Sofortreaktionen) genannt.

a) Einteilung der humoralen Allergien

Die humoralen Allergien werden nach den beteiligten Immunglobulin-Klassen, nach dem Schockorgan und nach den Mediatorsubstanzen in drei Hauptgruppen eingeteilt:
– anaphylaktischer Typ,
– zytotoxischer Typ,
– Arthus-Typ.

Schockorgan ist der Ort der Antigen-Antikörper-Reaktion bzw. der Angriffspunkt der freigesetzten Mediatorsubstanzen. Beispiel: Nasenschleimhaut bei Heuschnupfen.

Mediatorsubstanzen sind bei der Antigen-Antikörper-Reaktion freiwerdende oder aktivierte Substanzen, die die klinische Manifestation der allergischen Erkrankung unmittelbar bewirken. Beispiel: Histamin bei Urtikaria.

b) Humorale Allergie vom anaphylaktischen Typ (Abb. 75)

Antigene:
1. Inhalations-Antigene: Pollen, Hausstaub, Schimmelpilze u. ä.
2. Nahrungsmittel-Antigene: Eier, Krebse, Fische, Erdbeeren u. ä.
3. Medikamente: Penicillin, Jod-haltige Kontrastmittel u. ä.

Die humoralen Allergien

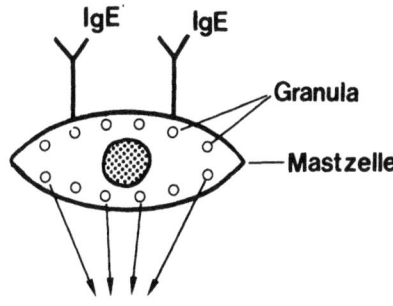

Abb. 75. Humorale Allergie vom anaphylaktischen Typ

Antikörper: IgE (Reagine) mit Affinität zu Zellmembranen der Gewebsmastzellen und der Blut-Basophilen.

Mediator: Histamin und Histamin-ähnliche Substanzen („H-Substanzen"), die als Folge der Antigen-Antikörper-Reaktion aus den Granula der Mastzellen und Basophilen frei werden (Histamin, Bradykinin, slow reacting substances u. ä.).

Folgereaktionen:
1. Gefäßerweiterung und Erhöhung der Gefäßpermeabilität.
  Dadurch Serumaustritt in den perivaskulären Raum.
  Je nach Angriffspunkt der H-Substanzen entstehen unterschiedliche Krankheitsbilder:
  – Das gesamte Gefäßsystem: anaphylaktischer Schock.
  – Gefäße der Dermis: Urtikaria.
  – Gefäße der Subkutis: Quincke-Ödem.
2. Kontraktion der glatten Muskulatur.
  Beispiel: Allergisches Asthma bronchiale.
3. Dysfunktion exokriner Drüsen und Schleimhautirritation.
  Beispiel: Heuschnupfen (Rhinitis allergica).

c) Humorale Allergie vom zytotoxischen Typ (Abb. 76)

Antigene: Zellmembranantigene der Blutzellen (Erythrozyten, Leukozyten, Thrombozyten). Hierbei handelt es sich:
1. Entweder um Bestandteile der Zellmembran selbst, oder
2. um an die Zellmembran adsorbierte Antigene (meist Medikamente).

Antikörper: IgG und IgM.
Mediator: Das aktivierte Komplement (C'). Durch Komplexbildung zwischen den Zellmembranantigenen und den spezifischen Antikörpern wird Komplement gebunden und aktiviert.

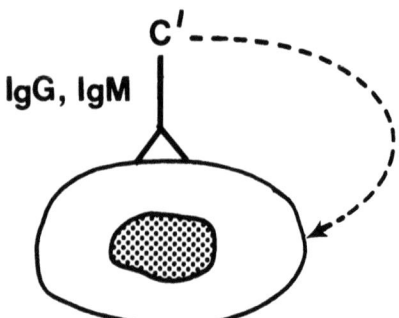

Abb. 76. Humorale Allergie vom zytotoxischen Typ

Folgereaktionen: Das aktivierte Komplement schädigt die Zellmembran der beteiligten Zellen und führt eine Zytolyse (Auflösung der Zelle) herbei. Je nach Zielzelle ist die klinische Manifestation unterschiedlich:
- Erythrozyten: Allergisch-hämolytische Anämie.
- Leukozyten: Allergische Granulopenie bzw. Agranulozytose.
- Thrombozyten: Allergische Thrombopenie, die sich an Haut und Schleimhäuten durch Blutung in den perivaskulären Raum manifestiert (Purpura).

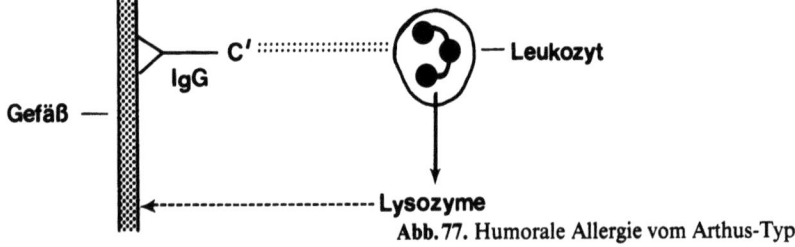

Abb. 77. Humorale Allergie vom Arthus-Typ

d) Humorale Allergie vom Arthus-Typ (Abb. 77)

Antigene:
1. *Streptokokken*-Antigene. Bei Jugendlichen und jungen Erwachsenen geht der Allergie vom Arthus-Typ häufig eine Streptokokken-Angina voraus.
2. *Tumor*-Antigene. Das Vorliegen einer Allergie vom Arthus-Typ verpflichtet, besonders bei älteren Patienten, zur Suche nach einem malignen Tumor.
3. *Medikamente.*

Antikörper: IgG, die sich mit dem Antigen und dem Komplement als Immunkomplex an die Gefäßwand lagern und Leukozyten anlocken (Leukotaxis).

Mediator: Lysosomale Enzyme der angelockten und zerfallenden Leukozyten.

Die zellulären Allergien 115

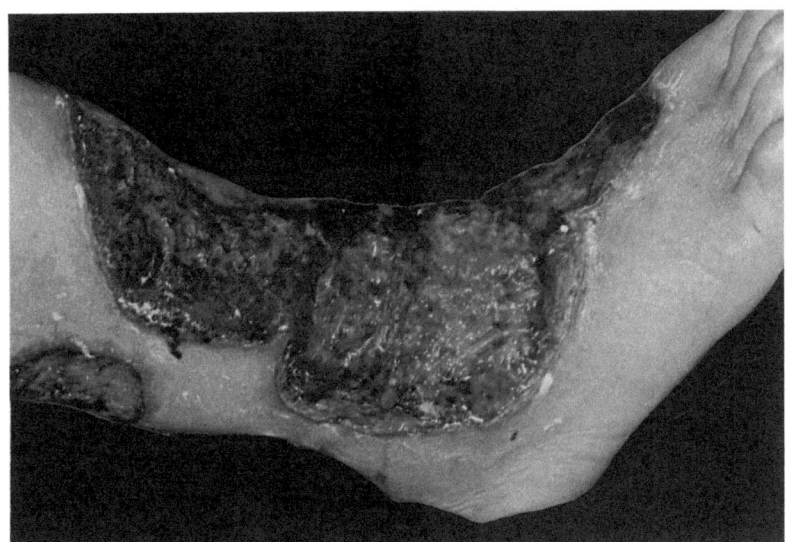

Abb. 78. Vasculitis allergica vom Typ des Pyoderma gangraenosum

Folgereaktion: Die lysosomalen Leukozyten-Enzyme erweitern die Gefäße (Rötung) und schädigen die Gefäßwand. Die Folgen sind:
- Austritt von Erythrozyten in den perivaskulären Raum (Purpura).
- Ernährungsstörung des vom zerstörten Gefäß versorgten Gewebeanteiles (Nekrose).

Typisches Beispiel für die klinische Manifestation einer humoralen Allergie vom Arthus-Typ ist die Vasculitis allergica (Abb. 78), bei der die Haut- und Schleimhautgefäße Zielorgan der Immunkomplexe sind.

3. Die zellulären Allergien

Die Antikörper-Eigenschaften bei den zellulären Allergien sind an Zellen der Lymphozytenreihe, sog. T-Lymphozyten (*T*hymus-abhängige Lymphozyten) geknüpft. Diese werden als *Immunozyten* bezeichnet.

Auf Antigenreiz erfolgt die spezifische Reaktion des sensibilisierten Organismus hierbei erst in 2–3 Tagen („Spät-Typ-Allergie" oder allergische Spätreaktion).

a) Einteilung der zellulären Allergien

Die zellulären Allergien werden nach dem primären Schockorgan in zwei Hauptgruppen eingeteilt:

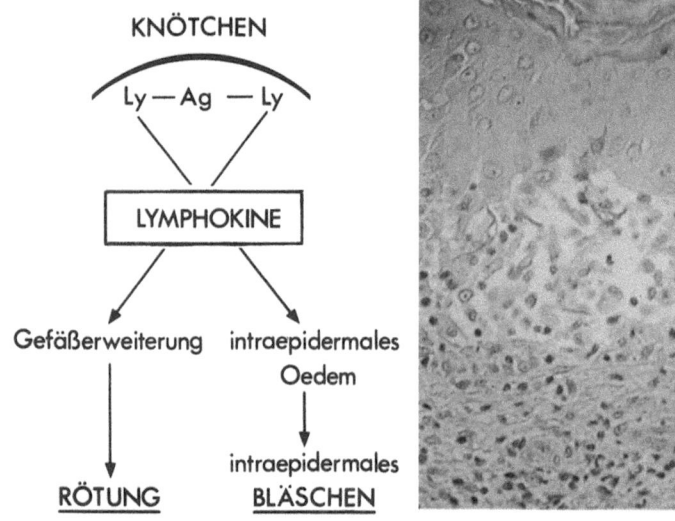

Abb. 79. Zelluläre Allergie vom Ekzem-Typ

Abb. 80. Exozytose und Spongiose bei der Ekzem-Typ-Reaktion

- zelluläre Allergie vom Ekzemtyp und
- zelluläre Allergie vom Tuberkulin-Typ.

b) Zelluläre Allergie vom Ekzem-Typ (Abb. 79, 80)

Antigene: Einfache chemische Substanzen des Alltags (z. B. Terpentin in Schuhcreme) und des Berufslebens (z. B. Kaliumdichromat in Zement bei Maurern) oder an die Haut gebrachte Medikamente und Vehikelsubstanzen (z. B. Penicillin in Salbe oder Puder, Lanolin als Salbengrundlage).

Diese kleinmolekularen, einfachen chemischen Substanzen sind allein nicht in der Lage, eine spezifische Antikörperbildung in Gang zu setzen (Halbantigene = Haptene). Erst nach Eingehen einer festen chemischen Verbindung mit einem körpereigenen Protein (Hapten-Protein-Konjugat) werden sie zum Vollantigen.

Manche Haptene bedürfen noch zusätzlich der Lichtenergie, um zum Vollantigen zu werden (photoallergische Antigene, wie z. B. der antiseptische Seifenzusatz Bromsalicylanilid). Hierbei ist neben dem Hautkontakt eine Belichtung der Substanz erforderlich, um eine Sensibilisierung einzuleiten bzw. bei bestehender Sensibilisierung eine Krankheitsmanifestation auszulösen (photoallergisches Kontaktekzem).

Antikörper: Immunozyten.

Die zellulären Allergien

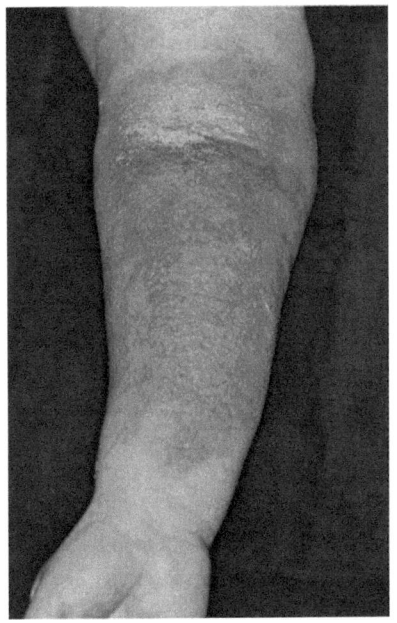

Abb. 81. Allergisches Kontaktekzem

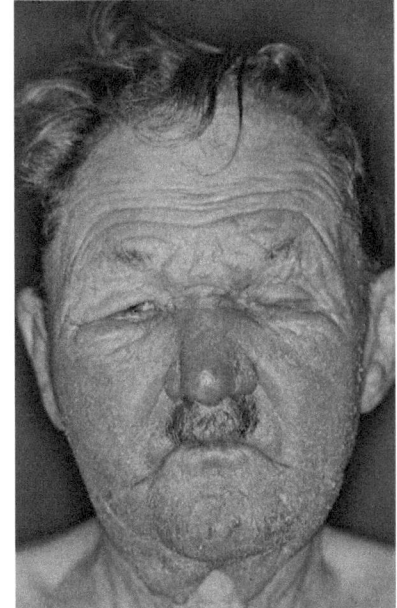

Abb. 82. Photoallergisches Kontaktekzem

Mediator: Lymphokine (noch nicht restlos aufgeklärte Substanzen, die entweder durch Zerfall der an Antigen gebundenen Lymphozyten oder anderer angelockter Zellen frei werden).
Folgereaktionen:
1. *Knötchen*bildung durch Ansammlung der Immunozyten (und anderer angelockter Zellen) in der Dermis mit Tendenz zum Eindringen in die Epidermis (Exozytose).
2. *Gefäßerweiterung* durch Lymphokine (Rötung).
3. *Serumaustritt* aus den erweiterten Gefäßen der Dermis mit Tendenz zum Eindringen in die Epidermis. Das intraepidermale Ödem drängt die Keratinozyten auseinander und dringt in die Keratinozyten ein (inter- und intrazelluläres Ödem). Durch Auseinanderdrängen und Platzen der ödemgefüllten Keratinozyten entstehen serumgefüllte, histologisch an einen Schwamm erinnernde intraepidermale Bläschen (spongiotisches Bläschen, s. S. 49).

Das typische Beispiel für eine zelluläre Allergie vom Ekzem-Typ ist das allergische (Abb. 81) bzw. photoallergische (Abb. 82) Kontaktekzem.

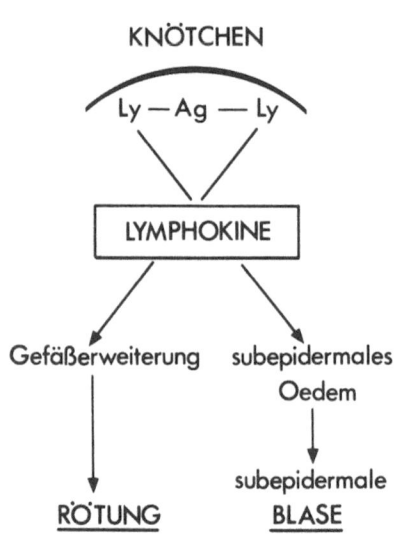

Abb. 83. Zelluläre Allergie vom Tuberkulin-Typ

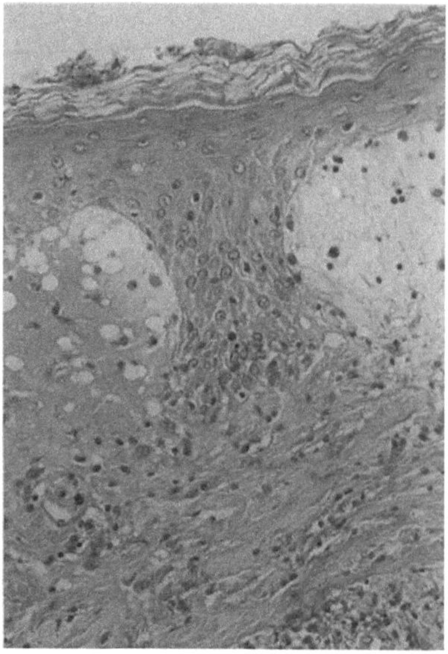

Abb. 84. Ödem mit subepidermaler Blasenbildung bei der Tuberkulin-Typ-Reaktion

c) Zelluläre Allergie vom Tuberkulin-Typ (Abb. 83, 84)
Antigene:
1. *Infekt-Antigene:* Bakterien (vor allem Tuberkel-Bakterien und Streptokokken), Viren (vor allem Herpes-simplex-Virus, Masern-Virus, Vaccinia-Virus) und Pilze.
2. *Medikamente.*

Antikörper: Immunozyten.
Mediator: Lymphokine.
Folgereaktionen:
1. *Knötchen*bildung durch Ansammlung der Immunozyten (und anderer angelockter Zellen), meist im perivaskulären Raum.
2. *Gefäßerweiterung* durch Lymphokine (Rötung).
3. *Serumaustritt* aus den erweiterten Gefäßen.

Je nach Menge des ausgetretenen Serums wird lediglich das Bindegewebe ödematös aufgelockert (ödematöse Papel) oder auch die Epidermis von der Dermis getrennt (subepidermale Blase).

Bei stärkeren Gefäßschäden treten auch Erythrozyten aus (hämorrhagische Note). Bei maximaler Schädigung entstehen Nekrosen. Je nach Intensität und Tiefe der drei Folgereaktionen entstehen morphologisch unterschiedliche Krankheitsbilder. Beispiel (Tab. 5):

Tabelle 5. Histomorphologische Kriterien von Tuberkulin-Typ-Reaktionen

Reaktionen	Hautetage	zelluläres Infiltrat	Ödem	Erythrozyten-Diapedese	Nekrose
Tuberkulin-Reaktion	Dermis	+++	+	∅	∅/+
Arzneiexantheme	Dermis	+	++	+/∅	∅
Erythema exsudativum multiforme	Dermis	+	+++	+	(+)
Erythema nodosum	Subkutis	+++	(+)	+++	∅

– *Tuberkulin-Reaktion:* Gefäßerweiterung und perivaskuläres Infiltrat in der Dermis stehen im Vordergrund (rote Papel).
– morbilliforme, scarlatiniforme, rubeoliforme *Arzneiexantheme:* Gefäßerweiterung und Ödem in der Dermis stehen im Vordergrund (eleviertes Erythem).
– *Erythema exsudativum multiforme* (Abb.17) und *fixes Arzneiexanthem* (Abb.86): Gefäßerweiterung mit besonders starkem Serumaustritt stehen im Vordergrund (Erythem mit zentraler, subepidermaler Blase).
– *Erythema nodosum:* Gefäßerweiterung, perivaskuläres Infiltrat in der Dermis und Subkutis mit stärkeren Gefäßschäden (gerötete tiefliegende Knoten mit hämorrhagischer Note, Abb.85).

4. Ermittlung des Antigens (Allergie-Testungen)

Kommen in der Verursachung einer allergischen Erkrankung mehrere Antigene in Frage (Streptokokken und Medikamente, verschiedene Medikamente, Pollen verschiedener Blumen und Pflanzen, mehrere berufliche Kontaktantigene), so ist es von Bedeutung festzustellen, welches Antigen konkret die betreffende Dermatose ausgelöst hat. Hierzu stehen verschiedene Möglichkeiten zur Verfügung.

a) Der Karenztest: Das Weglassen des vermuteten Antigens (z.B. eines Medikamentes) führt zur Abheilung der Erkrankung. Besonders, wenn mehrere Antigene gleichzeitig in Frage kommen, ist die Durchführung eines Karenztestes schwierig und der Aussagewert zweifelhaft.

b) Der Expositionstest: Nach Abheilung der Erkrankung wird das vermutete Antigen erneut dem Organismus zugeführt: die Erkrankung manifestiert sich im positiven Fall wieder. Die Aussage des Expositionstestes ist begrenzt und kann gefährliche Folgen nach sich ziehen:

 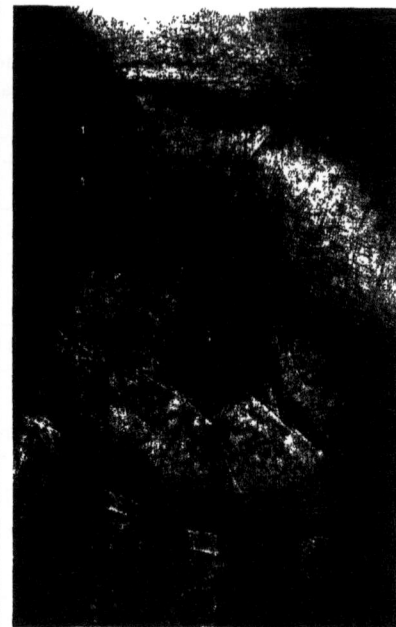

Abb. 85. Erythema nodosum   Abb. 86. Fixes Arzneiexanthem

- Nur der positive Ausfall des Testes ist bewertbar, weil häufig beim Auftreten der allergischen Dermatose gleichzeitig mehrere Faktoren eine nicht mehr rekonstruierbare Rolle spielen können (Medikament und Infekt, Medikament und Alkoholgenuß, Medikament und Fieber).
- Eine Reexposition – auch mit kleinen Dosen – kann bei einem hochgradig sensibilisierten Patienten eine maximale, lebensgefährliche Immunantwort z. B. vom Typ des anaphylaktischen Schocks zur Folge haben. Aus diesen Gründen ist ein Expositionstest – wenn überhaupt – nur unter klinischen Bedingungen durchführbar.

c) Die Beachtung der zeitlichen Beziehungen zwischen Antigenzufuhr und Auftreten der allergischen Erkrankung liefert besonders in der Erfassung eines Medikamenten-Antigens bei Arzneiexanthemen wertvolle Hinweise. Ein allergisches Exanthem ist nämlich zu erwarten:
- entweder innerhalb der ersten 48 Stunden nach Verabreichung des Medikamentes (wenn bereits eine Sensibilisierung gegenüber diesem Antigen bestand)
- oder 8–12 Tage nach der Erstverabreichung, wenn zunächst noch Antikörper gebildet werden müssen.

Ermittlung des Antigens (Allergie-Testungen)

Tabelle 6. Allergie-Testungen

Allergie-Typ	Test-Technik	Ablesung	Testergebnis	wichtigste Indikationen
Humorale Allergie Anaphylaktischer Typ	intrakutan	20 Minuten	Quaddel Pseudopodien Reflexerythem	Urtikaria Quincke-Ödem Heuschnupfen allerg. Asthma bronchiale
Zelluläre Allergie Ekzem-Typ	epikutan	2. und 3. Tag	Rötung Papulovesikel	allerg. Kontaktekzem
Zelluläre Allergie Tuberkulin-Typ	intrakutan	2. und 3. Tag	Rötung Papel	Infektallergie auf Tuberkulin, Trichophytin und Bakterienantigene Arzneiexantheme

Stehen also mehrere Medikamente in Verdacht, ein allergisches Exanthem verursacht zu haben, so ist als auslösendes Agens in erster Linie das Medikament anzusehen, für dessen Verabreichung die genannten Termine am besten zutreffen.

Eine 25jährige Patientin erhält wegen Angina Penicillin. Ab 5. Tag nach Beginn der Erkrankung nimmt sie zusätzlich jeden Abend ein Schlafmittel ein. Am 15. Krankheitstag erscheint ein morbilliformes Arzneiexanthem. Es ist sehr wahrscheinlich, daß in diesem Fall das Schlafmittel die allergische Reaktion ausgelöst hat, da das Exanthem am 10. Tag nach dessen Erstverabreichung auftrat.

d) In-vivo-Teste. Eine humorale Allergie vom anaphylaktischen Typ sowie zelluläre Allergien vom Ekzem- und Tuberkulin-Typ können durch Testung am Patienten selbst nachgewiesen werden. Die humorale Allergie vom anaphylaktischen Typ wird intrakutan getestet; die Ablesung erfolgt nach 20 Minuten. Zelluläre Allergien werden epikutan (Ekzem-Typ) oder intrakutan (Tuberkulin-Typ) getestet; die Ablesung erfolgt nach 2 und 3 Tagen (Tab. 6).

α) Intrakutan-Testung bei humoraler Allergie vom anaphylaktischen Typ.
Indikation: Alle humoralen Allergien vom anaphylaktischen Typ, insbesondere der anaphylaktische Schock, die Serumkrankheit, die Urtikaria, das Quincke-Ödem, der Heuschnupfen, das allergische Asthma bronchiale und mit Einschränkungen die Neurodermitis diffusa. Von besonderer praktischer Wichtigkeit ist die Ermittlung des genauen Antigenspektrums bei Rhinitis allergica und allergischem Asthma bronchiale. Auf die subkutane Injektion der relevanten Antigenextrakte in steigender Dosierung antwortet das Immunsy-

stem mit der Bildung spezifischer IgG-Antikörper, die zum Antigen eine größere Avidität aufweisen als die IgE-Antikörper. Im Gegensatz zum IgE-Antigen-Komplex hat der IgG-Antigen-Komplex keine Mediatorfreisetzung zur Folge („blockierende Antikörper"); die krankhafte Reaktion bleibt aus (Hyposensibilisierung).

Technik: Je nach erwünschter Antigenkonzentration am Schockorgan (Gefäße der Dermis) kann der Stichtest (geringste Konzentration am kutan-vaskulären System), der Skarifikationstest oder der intrakutane Injektionstest (höchste Konzentration) durchgeführt werden. Es empfiehlt sich auf jeden Fall, dem Stichtest anzufangen und nur bei negativem Ausfall die anderen Testmethoden heranzuziehen. Beim Stich- und Skarifikationstest kann die zugeführte Antigen-Menge auch durch die Verweildauer des Antigens auf der Hautoberfläche variiert werden.

Als Ort der Durchführung hat sich die Beugeseite des Unterarmes bewährt aus zwei Gründen: dünne Haut (klare Reaktionen) und die Möglichkeit, bei heftiger Immunantwort am Oberarm durch Staubinde den Antigen- und Mediator-Weitertransport zu stoppen.

Bei Testung auf humorale Allergie vom anaphylaktischen Typ ist ein Notfallbesteck für Zwischenfälle (Noradrenalin, Glukokortikosteroide zur Injektion, Infusionslösung, Sauerstoff) unbedingt erforderlich!

- *Stichtest* („Prick-Test"): Einen Tropfen Antigenlösung auf die Haut bringen, mit einer Nadel durch den Tropfen intrakutan einstechen. Bewährt haben sich dabei auf die notwendige Länge zugeschnittene „Pricknadeln" (Abb. 87).
- *Skarifikationstest* („Scratch-Test"): Mit Lanzette (Abb. 87) etwa 0,5 cm lang die Epidermis (nur etwa 1 mm dick!) aufritzen und Antigenlösung auftropfen. Feste Medikamente können pulverisiert aufgebracht und mit physiologischer Kochsalzlösung übertropft werden.
- *Intrakutaner Injektionstest:* 0,2 ml Antigenlösung mit der Tuberkulinspritze (Abb. 87) als Depot intrakutan einbringen, so daß sich sofort eine Quaddel bildet. Diese mechanische Quaddel wird innerhalb von 1–2 Minuten resorbiert und stört die spätere Ablesung nicht.

Positive Reaktion: Innerhalb 20 Minuten erscheint an der Stich- bzw. Ritzstelle eine juckende Quaddel mit Ausläufern (Pseudopodien) und Reflexerythem (Abb. 88). Es ergeben sich dabei zwei Irrtumsmöglichkeiten:

Falsch-positive Reaktionen:
- Bei Testung von Patienten mit einer Urticaria factitia (s. S. 45), bei denen das Anritzen oder der Stich allein bereits zu Quaddelbildung führt. Um diese Möglichkeit objektiv zu erfassen, empfiehlt es sich, bei jedem Patienten neben den Antigenlösungen auch physiologische Kochsalzlösung und Histamin 1:10000 verdünnt mitzutesten („Null- und Maximal-Reaktion"). Fällt die Testung auch mit physiologischer Kochsalzlösung positiv aus, so besteht

Ermittlung des Antigens (Allergie-Testungen)

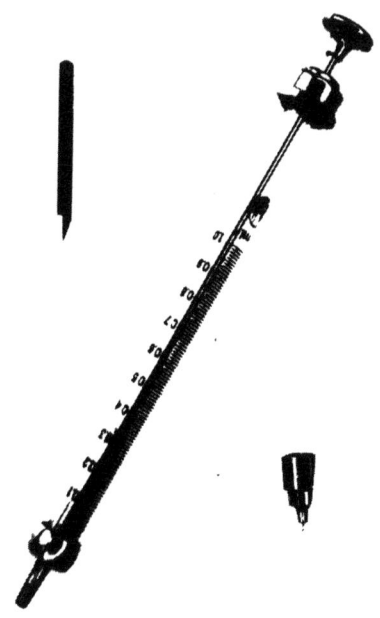
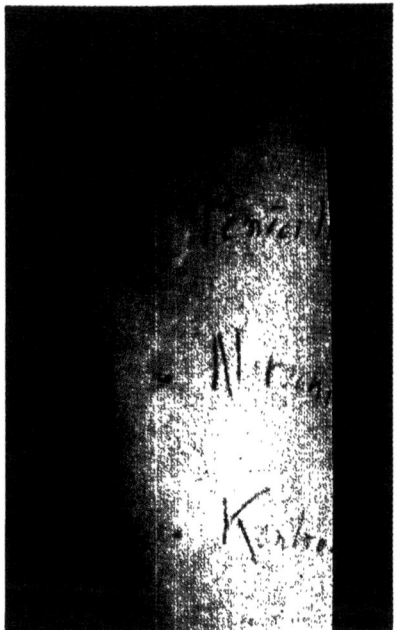

Abb. 87. Instrumente zur Intrakutantestung: Lanzette, Tuberkulinspritze, „Prick"-Nadel

Abb. 88. Positive Intrakutantestreaktion bei humoraler Allergie vom anaphylaktischen Typ. Ablesung nach 20 Minuten

der Verdacht auf eine Urticaria factitia. Die Histaminquaddel dient als Orientierung über die Reagibilität des betreffenden Patienten auf Histamin.
- Bei Testung mit Histamin-Liberatoren (s. S. 45). Diese Stoffe führen obligat ohne allergischen Mechanismus zu Histaminfreisetzung und damit zu einer Quaddelbildung.

Falsch-negative Testergebnisse kommen vor:
- Wenn ein Medikament erst durch Metabolisierung im Organismus zum Antigen wird. Das intrakutane Einbringen der unveränderten, nicht metabolisierten Substanz kann in diesem Fall eine fehlende Sensibilisierung vortäuschen. Deshalb der Grundsatz: Bei Medikamenten-Testungen hat nur ein positives Ergebnis sichere Aussagekraft über den Sensibilisierungszustand. Ein negatives Testergebnis schließt eine Allergie gegenüber dem getesteten Medikament nicht aus.
- Wenn nicht direkt am Schockorgan getestet wird. Beispiel: Das vermutete Antigen bei einem allergischen Asthma bronchiale müßte im Prinzip an das entsprechende Schockorgan, d. h. durch Inhalieren der Antigenlösung an die glatte Muskulatur der Bronchien gebracht werden. Aus praktischen

Gründen (einfacher und ungefährlicher in der Durchführung) wird auch beim allergischen Asthma bronchiale am kutan-vaskulären System getestet, weil eine hohe Übereinstimmung der Testergebnisse an beiden Systemen besteht. Fällt allerdings das intrakutane Testergebnis negativ aus, so kann trotzdem ein allergisches Asthma bronchiale vorliegen. Deshalb der Grundsatz: Bei Testungen am fremden Schockorgan sind letztlich nur die positiven Ergebnisse beweisend.

β) Intrakutan-Testung bei zellulärer Allergie von Tuberkulin-Typ.
Indikation:
- Nachweis einer Infektallergie, z. B. der Tuberkulin-Reizschwelle. Auch anderer Infekt-Antigene (Bakterien-Antigene, Trichophytin, Luetin) können in ähnlicher Weise getestet werden.
- Nachweis einer Medikamenten-Allergie bei zellulären Allergien vom Tuberkulin-Typ, insbesondere bei morbilli-, scarlatini- und rubeoliformen Arzneiexanthemen sowie bei medikamentös ausgelöstem Erythema exsudativum multiforme und Erythema nodosum. Hierbei ist wiederum zu beachten, daß aus gleichen Gründen wie bei der humoralen Allergie nur ein positives Testergebnis beweisend ist.

Technik:
- Bei Medikamenten-Testungen Stich- und Skarifikationstest, wie bei der Intrakutan-Testung auf humorale Allergie.
- Bei der Tuberkulin-Testung wird das Antigen entweder mit der Tuberkulinspritze intrakutan injiziert (0,2 ml) oder mit einem handelsüblichen antigengetränkten Stempel (Stempeltest = Tine-Test®) eingebracht. Die übliche Verdünnung des Antigens „Tuberkulin" beträgt für Suchreaktionen 1:1000 (10^3).

In manchen Fällen ist die Bestimmung der Tuberkulinreizschwelle erforderlich. Hierbei werden mehrere Testungen gleichzeitig mit unterschiedlichen Verdünnungen (1:10000 bis 1:10) durchgeführt. Dabei ergeben sich fünf Ergebnismöglichkeiten, die über den Antikörper im konkreten Fall und gleichzeitig über die „Leistungskraft" des Immunsystems im allgemeinen aussagen können:
- normergische Reaktion: positiv bei 1:1000
- hypoergische Reaktion: positiv nur bei 1:10 oder unverdünnt.
- hyperergische Reaktion: bereits bei 1:10000 oder stärkeren Verdünnungen positiv.
- anergische Reaktion: auch unverdünntes Antigen ergibt keine Reaktion, da keine entsprechende Sensibilisierung besteht.
- sekundär hypoergische oder anergische Reaktion: wenn ein Patient früher auf Tuberkulin positiv reagierte, später jedoch schwächer oder negativ. In einem solchen Fall besteht der Verdacht auf eine sekundäre Immunschwäche durch Krankheiten, die das Immunsystem betreffen (z. B. Sarkoidose,

Ermittlung des Antigens (Allergie-Testungen) 125

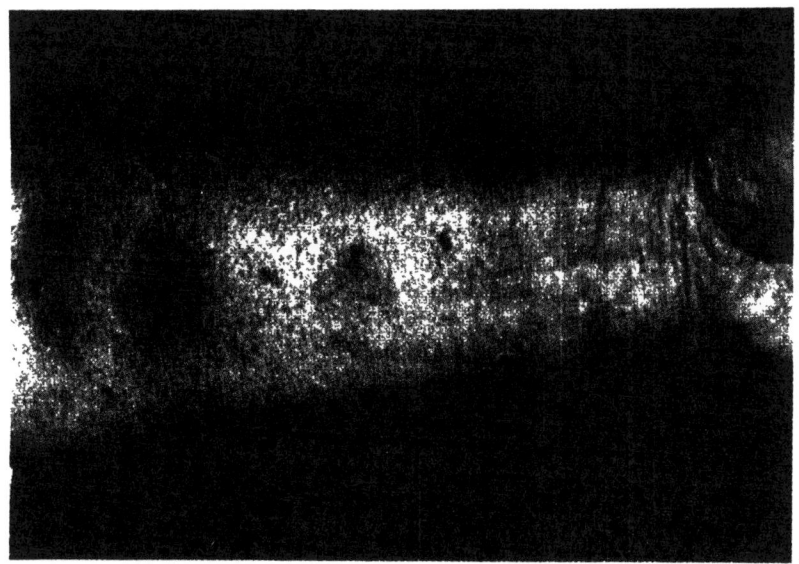

Abb. 89. Positive Tuberkulin-Reaktion 2 Tage nach der intrakutanen Injektion

Morbus Hodgkin, Leukämie, Karzinom-Metastasen). Das gleiche Phänomen kann auch bei Behandlung mit immunsuppressiven Substanzen beobachtet werden.

Bei Verdacht auf *hyper*ergische Reaktion sollte die erste Injektion mit stark verdünntem Antigen erfolgen und die jeweils nächste Konzentration nach Vorliegen eines vorherigen negativen Ergebnisses angeschlossen werden. Testet man nämlich einen hyperergischen Patienten mit hochkonzentrierter Antigenlösung, so kann es an der Teststelle zu einer massiven Nekrose und im Erkrankungsherd zu einer Exazerbation (Herdreaktion) kommen.

Positive Reaktion: Gerötete Papel in 2–3 Tagen (Abb. 89).

γ) *Epikutan-Testung bei zellulärer Allergie vom Ekzem-Typ* (sog. Läppchen- oder Patch-Test)

Indikation: Allergisches Kontaktekzem.

Technik: Zu Testzwecken stehen industriell gefertigte Testpflaster und Testsubstanzen meist als Salbe oder Lösung in einer subtoxischen Konzentration zur Verfügung (Abb. 90). Es hat sich bewährt, außer den anamnestisch ermittelten Alltags- und Berufsantigenen auch eine Standard-Reihe mit erfahrungsgemäß häufig sensibilisierenden Substanzen mitzutesten. Es wird dabei wie folgt vorgegangen:

– Antigen in einer subtoxischen Konzentration auf das Plättchen des Testpflasters aufbringen.

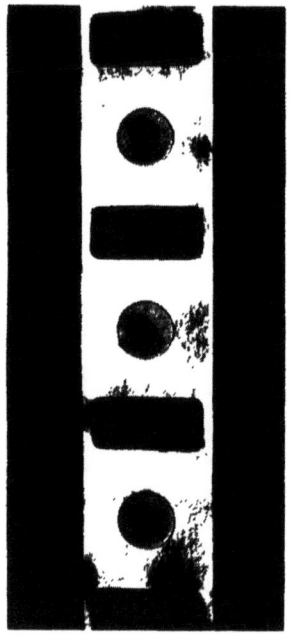

Abb. 90. Epikutan-Testung (Läppchen-Test): Testpflaster mit aufgetragenen Testsubstanzen in Salbengrundlagen

Abb. 91. Positive Epikutantest-Reaktionen 3 Tage nach Testbeginn

- Testpflaster mit dem Antigen-bestückten Testplättchen auf den Rücken kleben.
- Nach 2 Tagen Testpflaster entfernen und die Reaktionsfelder markieren. Gleichzeitig 1. Ablesung.
- Nach 3 Tagen 2. Ablesung.

Positive Reaktion: Rötung, Papeln, Vesikeln im Testfeld (Abb. 91) in einer vom 2. auf den 3. Tag zunehmenden Intensität („Crescendo-Reaktion"). Eine toxische Reaktion würde im Gegensatz zu der allergischen Reaktion am 3. Tag weniger ausgeprägt sein als am 2. Tag („Decrescendo-Reaktion"), da eine toxisch-entzündliche Hautreaktion nach Ausbleiben der Noxe rasch abklingt.

Die Ablesung kann durch eine starke Pflasterreizung gestört werden. In diesem Fall muß nach Abklingen der Reizerscheinungen die Testung mit einem indifferenten Pflaster wiederholt werden.

Bei Verdacht auf photoallergisches Kontaktekzem wird ein *belichteter Epikutan-Test* durchgeführt:
- Antigen in subtoxischer Konzentration mit Testpflaster jeweils an der Außenseite des rechten *und* des linken Oberarmes (Kontrolle!) aufkleben.

Ermittlung des Antigens (Allergie-Testungen)

- Heftpflaster *nach einem Tag* entfernen und eventuelle Antigenreste mit Benzin abwaschen.
- Teststellen nach der Reinigung am rechten Oberarm 30 Minuten lang entweder der Sonne aussetzen oder mit einem entsprechenden künstlichen Licht bestrahlen. Die gleichen Teststellen am linken Arm bleiben zu Kontrollzwecken unbelichtet.
- 1. Ablesung am 2. Tag, 2. Ablesung am 3. Tag. Die positive Reaktion zeigt die typischen Ekzemmorphen (Rötung, Papel, Vesikel) nur an den belichteten Stellen.

e) In-vitro-Teste verfolgen im wesentlichen zwei Ziele: Die Testlücken zu schließen (z. B. Testung auf eine humorale Allergie von zytotoxischen oder von Arthus-Typ) oder in-vivo-Teste zu ersetzen. Diese Teste vermeiden so die Gefährdung des Patienten (z. B. anaphylaktischer Schock, Sensibilisierung durch Testung) und erlauben eine Testung auch im Krankheitsschub sowie unter Steroidtherapie. Beispiel: *Radio-Allergo-Sorbens-Test* (RAST) bei Pollenallergikern. Hierzu wird ein mit einem definierten Pollenantigen beschichtetes Papierscheibchen mit Patientenserum inkubiert. Enthält das Patientenserum entsprechende Pollenantikörper der IgE-Klasse, so kommt es zu einer spezifischen Bindung der Antikörper an die Antigene. Durch Auswaschen werden nicht gebundene IgE-Antikörper entfernt. Die Antigen-Antikörper-Komplexe auf dem Scheibchen werden danach mit radioaktiv markierten Anti-IgE-Antikörpern inkubiert. Der nicht gebundene Überschuß wird abermals durch Waschen entfernt. Die Höhe der Radioaktivität auf dem Scheibchen wird gemessen und daraus auf den Titer der spezifischen Pollenantikörper im Patientenserum geschlossen. Viele dieser In-vitro-Testmethoden sind noch umstritten oder nur spezialisierten Laboratorien vorbehalten.

XII. Autoimmunerkrankungen

Bei diesen Erkrankungen werden Antikörper gegen körpereigene Gewebeanteile der Haut (Autoantikörper) beobachtet, deren pathogenetische Rolle vielfach noch ungeklärt ist.
Der Nachweis von *im Patientengewebe gebundenen Autoantikörpern* kann durch *direkte Immunfluoreszenz*, der Nachweis von *im Patientenblut zirkulierenden Autoantikörpern* durch *indirekte Immunfluoreszenz* erfolgen.

Prinzip der direkten Immunfluoreszenz-Technik

Notwendig ist eine *Biopsie* von erkrankter Haut. Gefrierschnitte werden mit Anti-Human-Gammaglobulin überschichtet, das durch einen Fluoreszenzfarbstoff markiert ist. Das markierte Anti-Human-Gammaglobulin fixiert sich im Schnitt an den Stellen, an denen Gammaglobuline oder Komplementfaktoren abgelagert und gebunden sind. Nach dem Abspülen leuchten diese Gewebsstrukturen im Fluoreszenzmikroskop auf. Die Verwendung monospezifischer Antiseren (z. B. Anti-IgG, Anti-IgA, Anti-C3) erlaubt eine weitere Differenzierung der Autoantikörper.

Prinzip der indirekten Immunfluoreszenz-Technik

Verwendet werden *Serum* vom Patienten und ein *Gewebesubstrat* (z. B. Gefrierschnitte vom Affenösophagus, da die gesuchten Autoantikörper zwar organspezifisch, aber nicht artspezifisch sind). Der Gefrierschnitt wird mit Patientenserum überschichtet. Enthält das Serum Antikörper gegen Gewebeanteile des Testpräparates, so werden diese Antikörper an die entsprechenden Gewebsstrukturen gebunden. Sie können ihrerseits in einem zweiten Schritt durch Überschichten mit fluoreszenzmarkiertem Anti-Human-Gammaglobulin nachgewiesen werden („Sandwich-Technik"). Auch bei der indirekten Immunfluoreszenz können monospezifische Antiseren zur weiteren Differenzierung verwendet werden. Ferner ist durch Verdünnungsreihen des Patientenserums eine Bestimmung des Auto-Antikörper-*Titers* möglich.

Abb. 92. Antiepitheliale Antikörper, indirekte Immunfluoreszenz bei Pemphigus vulgaris. Bindung der Pemphigusantikörper im Bereich der Interzellularsubstanz des Epithels vom Affenösophagus

Abb. 93. Antibasalmembran-Antikörper, indirekte Immunfluoreszenz bei bullösem Pemphigoid. Bindung der Antikörper im Bereich der Basalmembran der Affenösophagusschleimhaut

Dermatologische Immunfluoreszenz-Diagnostik

In der dermatologischen Diagnostik spielen derzeit folgende Autoantikörper eine Rolle:
- Antiepitheliale Antikörper („Pemphigus-Antikörper"),
- Antibasalmembran-Antikörper,
- Antinukleäre Faktoren,
- Zytotoxische Autoantikörper

1. Antiepitheliale Autoantikörper

Antiepitheliale Autoantikörper finden sich beim *Pemphigus vulgaris*, Pemphigus foliaceus, Pemphigus vegetans und Pemphigus erythematosus. Sie gehören der IgG-Klasse an und reagieren mit der Interzellularsubstanz der Epidermis (Abb. 92). Sie können sowohl als zirkulierende Autoantikörper im Blut (durch indirekte Immunfluoreszenz) als auch in der erkrankten Haut (durch direkte Immunfluoreszenz) nachgewiesen werden.

Abb. 94. Direkte Immunfluoreszenz bei Lupus erythematodes

Abb. 95. Antinukleäre Faktoren, indirekte Immunfluoreszenz

2. Antibasalmembran-Autoantikörper

Beim *bullösen Pemphigoid* sind sowohl zirkulierende Autoantikörper der IgG-Klasse gegen die Basalmembran als auch in den Erkrankungsherden gebundene Autoantikörper in lineärer Anordnung an der Basalmembran nachweisbar (Abb. 93).

Beim *benignen Schleimhautpemphigoid* können Antibasalmembran-Autoantikörper in der Regel nur mit der direkten Immunfluoreszenz in den Erkrankungsherden nachgewiesen werden.

Bei der *Dermatitis herpetiformis Duhring* können nur mit der direkten Immunfluoreszenz Autoantikörper der IgA-Klasse im Basalmembranbereich der Papillenspitzen in Erkrankungsherden nachgewiesen werden. Zirkulierende Autoantikörper dieses Typs wurden nicht beobachtet.

Bei *Lupus erythematodes* finden sich Niederschläge von IgG, häufig auch IgM, IgA und Komplement, im Bereich der Basalmembran (Abb. 94). Bei *Lupus erythematodes chronicus discoides* beschränkt sich die positive direkte Immunfluoreszenz auf die Erkrankungsherde, bei *Lupus erythematodes visceralis* (systematisatus) sind die Immunglobulin-Niederschläge in der Basalmembranregion sowohl der erkrankten als auch der gesunden lichtexponierten Haut nachweisbar.

3. Antinukleäre Faktoren

Im Blutserum von Patienten mit verschiedenen gesicherten oder vermuteten Autoimmunkrankheiten finden sich gegen Zellkerne bzw. Zellkernbestandteile gerichtete Autoantikörper. Sie werden mit der indirekten Immunfluoreszenz nachgewiesen, wobei z. B. Gefrierschnitte von Rattenleber als kernreiches Gewebe das Gewebesubstrat darstellen. Je nach Art der antinukleären Faktoren ergibt sich ein homogenes, granuläres, nukleoläres oder Kernmembran-Fluoreszenzmuster (Abb. 95). Titerbestimmungen sind wichtig. Indikationen für die Untersuchung auf antinukleäre Faktoren (ANF) sind alle Autoimmunerkrankungen, insbesondere Lupus erythematodes, Periarteriitis nodosa, Dermatomyositis und progressive Sklerodermie.

4. LE-Zellen und LE-Phänomen

Bei Lupus erythematodes visceralis finden sich im Patientenblut außer den antinukleären Antikörpern auch *zytotoxische Autoantikörper*. Diese zerstören u. a. auch die Leukozyten. Die Folgen sind eine Leukopenie und Freiwerden von Leukozyten-Kernresten. Damit im Zusammenhang können im Serum dieser Patienten zwei Phänomene beobachtet werden:
– *LE-Zellen:* intakte Leukozyten, die Kernreste phagozytiert haben (intrazytoplasmatische homogene basophile Massen).
– *LE-Zell-Phänomen:* Um homogene basophile Leukozytenkernreste lagern sich Leukozyten in Rosettenform an.

XIII. Histologische Untersuchung

Die *histopathologische Untersuchung* besitzt für die dermatologische Diagnostik wesentliche Bedeutung. Dabei ist die dermato-histopathologische Begutachtung Aufgabe des Spezialisten. Jeder Arzt sollte jedoch über die folgenden Voraussetzungen informiert sein:
- Indikationen für die histologische Untersuchung,
- Auswahl der Exzisionsstelle,
- Durchführung der Biopsie,
- Fixierung und Einsendung des Untersuchungsmaterials.

Die meisten dermatologischen Kliniken besitzen histologische Laboratorien, die klinikeigenes und von Ärzten eingesandtes Biopsie-Material bearbeiten.

1. Indikationen für die histologische Untersuchung

Jedes exzidierte Gewebestück sollte grundsätzlich histologisch untersucht werden. Dies gilt insbesondere für Tumoren. Die „Blickdiagnose" auch des Erfahrenen ist mit einer Fehlerquote behaftet.

Vor jeder Röntgenbestrahlung eines Tumors muß die Diagnose durch histologische Untersuchung einer Probeexzision (Biopsie) gesichert werden. Die Röntgenbestrahlung führt zu Gewebsveränderungen, die u.U. eine nachträgliche histologische Diagnostik unmöglich machen.

Unklare klinische Verdachtsdiagnosen von Dermatosen oder Hauttumoren können durch die histologische Untersuchung einer Biopsie bestätigt oder ausgeschlossen werden. *Ausnahme:* Bei malignem Melanom oder Melanomverdacht gilt eine Probeexzision als kontraindiziert. Als Ausweg bietet sich die Möglichkeit der intraoperativen Schnellschnittdiagnostik.

Die Frage, ob ein Hauttumor im Gesunden entfernt wurde, wird durch die histologische Untersuchung beantwortet. Bei unregelmäßig in die Umgebung einwachsenden malignen Tumoren muß die operative Entfernung oft in mehreren Schritten mit der gezielten histologischen Serienschnittuntersuchung kombiniert werden, bis eine vollständige Tumorentfernung gesichert ist („Mikroskopisch kontrollierte Chirurgie").

Stadien und Tiefenausdehnung von Hauterkrankungen können histologisch erfaßt werden. Das Ergebnis besitzt oft Bedeutung für die Prognose und einzuschlagende Therapie. Beispiele: verschiedene Stadien der Mycosis fungoides, unterschiedliche Eindringtiefe eines malignen Melanoms.

Die *Progredienz einer Erkrankung* oder die *Effizienz einer Therapie* können durch „Verlaufsbiopsien" objektiviert werden.

2. Auswahl der Exzisionsstelle

Die Auswahl einer typischen, diagnostisch relevanten Hautveränderung ist sehr wichtig. Möglichst sollte eine frische Primäreffloreszenz gewählt werden. Alte, zerkratzte, superinfizierte, verkrustete Herde sind histologisch wenig ergiebig.

Kosmetische Gesichtspunkte sind zu beachten. Auch eine kleine Biopsie hinterläßt eine Narbe. Insbesondere bei disseminierten Hauterscheinungen ist daher möglichst eine bedeckte Körperstelle für die Biopsie auszuwählen.

Neigung zu Keloidbildung ist zu beachten. Besondere Keloidneigung besteht über dem Sternum; hier darf eine Biopsie nur in unumgänglichen Fällen ausgeführt werden. Exzisionen über der Schienbeinkante oder über den Fußknöcheln sind wegen *schlechter Heilungstendenz* ebenfalls zu vermeiden.

3. Durchführung der Biopsie

Eine schonende ovaläre Exzision mit dem Skalpell ist zur Gewinnung guter histologischer Präparate am besten geeignet. Scharfe Stanzen sind bei entsprechender Indikation brauchbar. Die Diathermieschlinge führt dagegen zu Verkochung des Gewebes im Randbereich. Quetschung mit der Pinzette und Zerreißung des empfindlichen Gewebes sind unbedingt zu vermeiden.

Die Schnittrichtung bei Exzisionen sollte den Hautspannungslinien („Kraftlinien", Abb. 96, 97) folgen. Dadurch wird ein optimaler primärer Wundschluß erreicht.

Die Biopsie muß genügend groß und genügend tief ausgeführt werden. Größe und Tiefe sind dabei in Abhängigkeit von der Fragestellung relative Begriffe. Beispiele: ein oberflächliches Basaliom kann aus wenigen Zellen in einer flachen „Rasierklingenbiopsie" diagnostiziert werden; zur Diagnose einer Pannikulitis (Entzündung im Fettgewebe) ist dagegen ein möglichst großer Anteil subkutanen Fettgewebes notwendig; am Haarfollikel angreifende Krankheitsprozesse können nur aus Biopsien erkannt werden, die mehrere und bis in die Tiefe vollständige Haarfollikel enthalten.

4. Fixierung und Einsendung des Materials

Als *Standard-Fixierungsmittel* dient 10% Formaldehyd, am besten neutral gepuffert. Empfohlen wird auch Bouinsche Lösung, die insbesondere für Hodenbiopsien unerläßlich ist (Rezept s. S. 158).

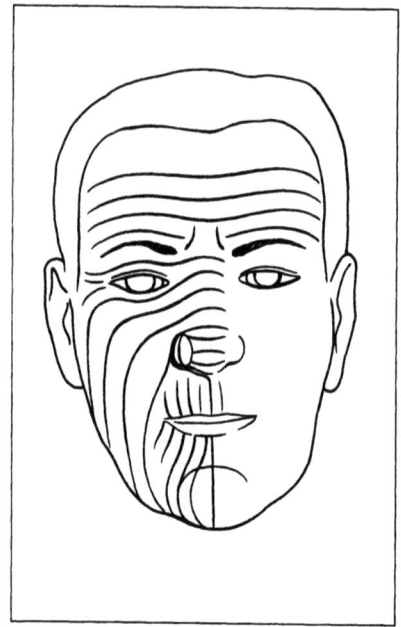 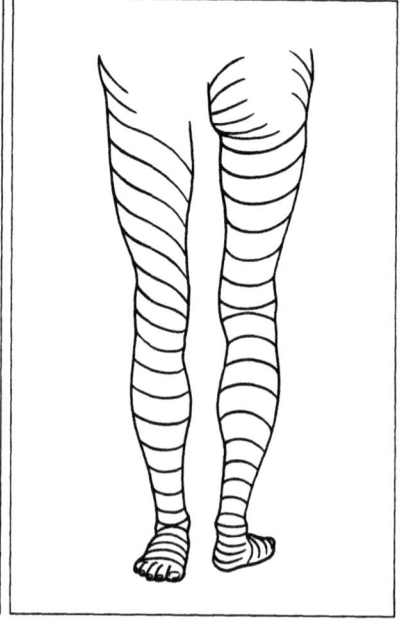

Abb. 96. Hautspannungslinien („Kraftlinien") im Gesicht

Abb. 97. Hautspannungslinien („Kraftlinien") an der unteren Extremität

Unmittelbar nach der Exzision muß das Gewebe in das vorbereitete Gefäß mit Fixierungsflüssigkeit gebracht werden. Eingetrocknetes, autolytisches Material entwertet die Mühen der Biopsie. *Sofortige Beschriftung des Gefäßes* mit dem Namen des Patienten und bei mehreren Biopsien vom gleichen Patienten mit der fortlaufenden Nummer ist notwendig.

Die Größe des Gewebestücks soll einen Würfel von 1 cm Kantenlänge nicht übersteigen. Aus größeren Exzidaten (z. B. Tumoren) werden typische Anteile ausgeschnitten. Die Menge von Fixierungsflüssigkeit soll etwa das 20fache der Gewebemenge in einem Versandgefäß betragen.

Klinische Angaben auf dem Begleitzettel sind für den Histopathologen unerläßlich: Exzisionsstelle, Alter des Patienten, kurze Anamnese, kurzer Befund, klinische Verdachts- oder Differentialdiagnose.

Beispiel: Im histologischen Präparat finden sich proliferierende atypische spinozelluläre Verbände mit Verhornungsneigung. Die Angabe des Einsenders, daß es sich klinisch um einen Knoten mit wallartigem Rand und zentralem, horngefülltem Krater handele, der innerhalb von 4 Wochen auf ungeschädigter Haut entstanden sei, macht die Diagnose eines (benignen) Keratoakanthoms wahrscheinlich. Wird dagegen angegeben, daß eine unregelmäßig konfigurierte Neubildung auf vorgeschädigter Haut innerhalb von Jahren entstanden sei, muß ein (malignes) spinozelluläres Karzinom diagnostiziert werden (Grenzen der histopathologischen Diagnostik).

XIV. Haarerkrankungen

Störungen am Haarkleid des Menschen können sich manifestieren als
- Abweichungen in der Behaarungsintensität,
- Veränderungen des Haarschaftes,
- Veränderungen der Haarfarbe,
- Haarausfall.

1. Abweichungen der Behaarungsintensität

Die Dichte der Behaarung besitzt eine große individuelle, genetisch determinierte Variationsbreite. Nur wesentliche Abweichungen können als pathologisch gewertet werden:
Atrichie (vollkommenes Fehlen der Haare) und *Hypotrichie* (starke Verminderung) kommen als angeborene Fehlbildungen vor und sind nicht beeinflußbar.

Als *Hypertrichose* wird verstärkter Haarwuchs mit Übergang von Vellushaaren in Terminalhaare bezeichnet. Neben familiären Formen wird Hypertrichose bei Allgemeinerkrankungen (z. B. Porphyrie) und nach lokaler Anwendung von Corticoidpräparaten (s. S. 168) beobachtet.

Hirsutismus ist Hypertrichose bei Frauen und Kindern mit Ausprägung eines *männlichen Behaarungsmusters,* oft auf Grund einer hormonellen Fehlregulation (Hypophyse, Ovar, Nebennierenrinde). Unter *Virilismus* wird Vermännlichung nicht nur des Haarkleides, sondern auch weiterer Organe (z. B. Klitorishypertrophie) verstanden.

2. Haarschaftveränderungen

Bei struppigem, glanzlosem und brüchigem Haar ist oft die mikroskopische Untersuchung eines Büschels abgeschnittener Haare bei ca. 250- bis 400facher Vergrößerung aufschlußreich, neuerdings auch Darstellung im Rasterelektronenmikroskop. Dabei lassen sich am Haarschaft Veränderungen der Haardikke, der Haarspitze, der Lichtbrechung und der Kutikula erkennen.
Beispiele:
Trichorrhexis nodosa, knotige Verdickungen mit Aufsplitterung im Haarschaft (Abb. 98a, 99); ursächlich kommen Stoffwechselstörungen, genetische und exogene Faktoren in Frage;

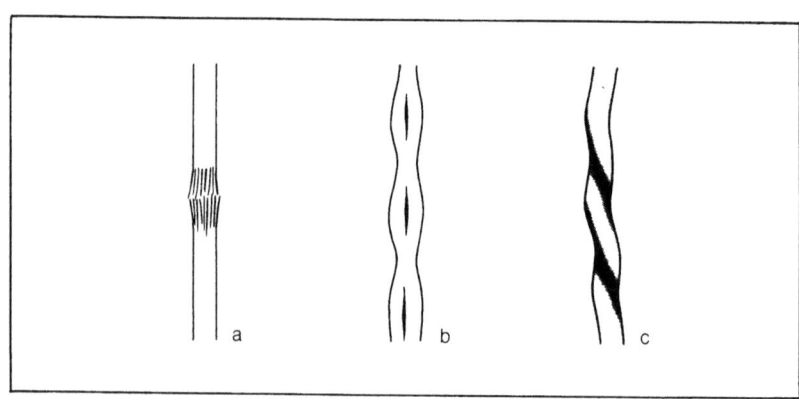

Abb. 98 a–c. Haarschaftveränderungen im Lichtmikroskop. a Trichorrhexis nodosa, b Monilethrix, c Pili torti

Monilethrix, eine genetisch fixierte Haarbildungsstörung, die zu regelmäßigen Kaliberschwankungen des Haarschaftes führt (Abb. 98 b);
Pili torti, spiralige Aufdrehung des Haarschaftes (Abb. 98 c) aus ungeklärter Ursache.

3. Veränderungen der Haarfarbe

Canities bezeichnet das *physiologische,* im Lauf des Lebens auftretende Grau- oder Weißwerden der Haare.

Bei *totalem oder partiellem Albinismus* sind *von Geburt an* infolge einer Melaninsynthesestörung alle Haare oder einzelne Haarbezirke völlig pigmentfrei.

Als *Poliosis* wird ein während des Lebens *erworbenes herdförmiges Weißwerden* der Haare, vor allem bei Vitiligo, bezeichnet.

4. Haarausfall

Effluvium bezeichnet den *Vorgang* des Haarausfalls, *Alopezie* den resultierenden *Zustand* der Haarlichtung.

Die *klinische Untersuchung bei Haarausfall* sollte nach dem folgenden Schema erfolgen:

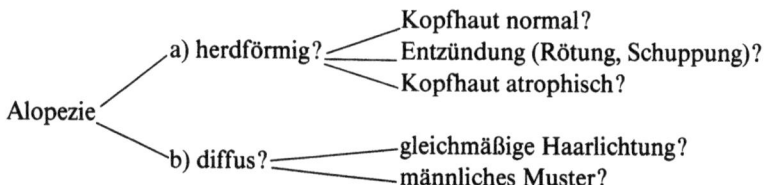

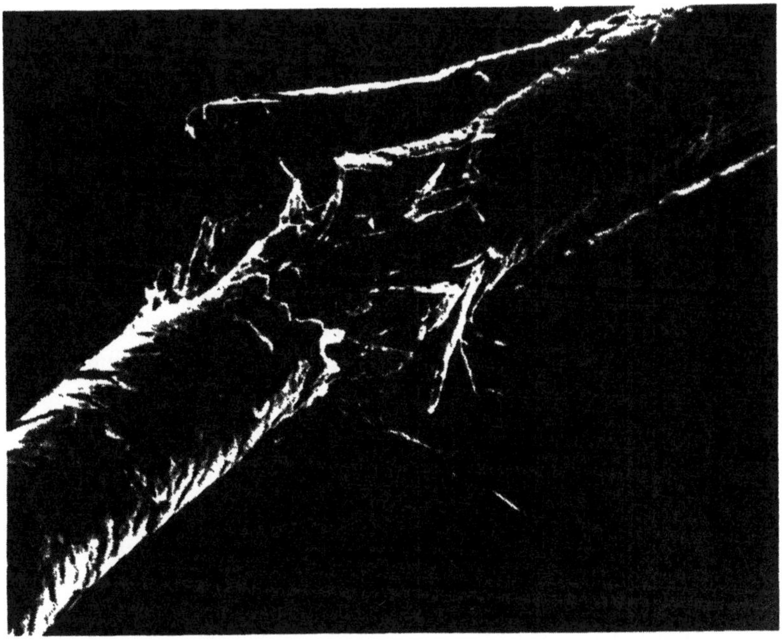

Haarausfall

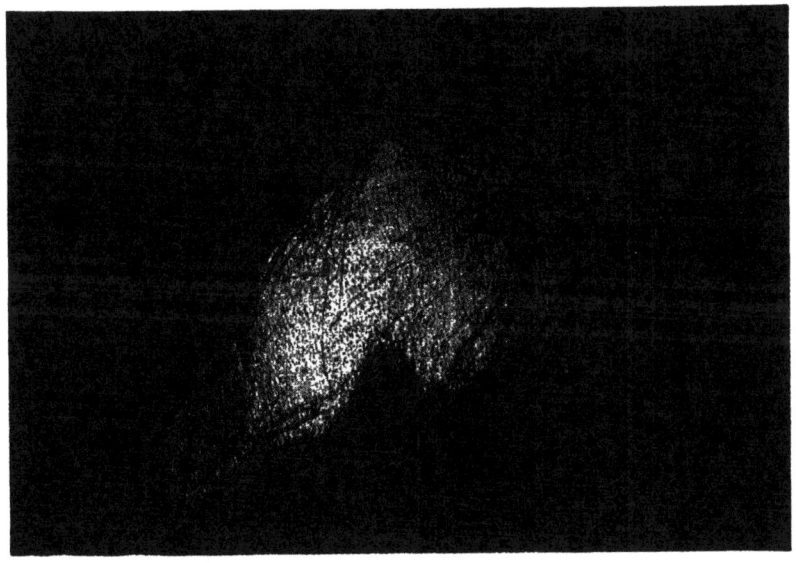

Abb. 99. Trichorrhexis nodosa: Rasterelektronenmikroskopie, Vergrößerung ca. 480 : 1

Abb. 100. Alopecia areata

a) Herdförmiger Haarausfall

Das *Fehlen klinischer Entzündungszeichen und von Atrophie* der Kopfhaut spricht für Alopecia areata (Abb. 100) oder für Alopecia areolaris bei Lues II (s. S. 94). Zur Sicherung der Diagnose einer Alopecia areata sucht man als zusätzliche klinische Zeichen „Pelade-Haare" und „kadaverisierte Haare" in den Herden, die bei Lues II fehlen.

Pelade-Haare sind Haarstummel, die von der Spitze zur Wurzel hin dünner werden, auch „Ausrufungszeichenhaare" genannt. Diese Verschmälerung des Haars ist Ausdruck einer zunehmenden Wachstumsstörung im Follikel.

Kadaverisierte Haare sind als schwärzliche Punkte in den Follikelöffnungen zu erkennen, während „leere" Follikel bei der Betrachtung nur als hautfarbene Grübchen erscheinen.

Rötung und Schuppung bei herdförmigem Haarausfall zeigt eine entzündliche Erkrankung an. Beispiel: Tinea (Sicherung der Diagnose durch mykologische Untersuchung, s. S. 77).

Atrophie der Kopfhaut bei herdförmigem Haarausfall („Pseudo-Pelade") zeigt einen narbigen Endzustand an, der unterschiedliche Ursachen haben kann (Beispiel: Endzustand eines Lupus erythematodes chronicus discoides oder eines Lichen ruber follicularis). Die histologische Untersuchung bringt nur in den Fällen Klarheit, in denen der spezifische Prozeß noch Restaktivität zeigt.

b) Diffuser Haarausfall

Für das Verständnis der diffusen Alopezie sind unsere Kenntnisse über den physiologischen Haarzyklus wichtig (s. S. 6).

Das histologische Bild der physiologischen Phasen ist in der Abb. 101 dargestellt:
- Anagen- (Wachstums-)Phase: Dauer bis zu 6 Jahren,
- Katagen- (Übergangs-)Phase: Dauer einige Tage,
- Telogen- (Ruhe-)Phase: Dauer 3–4 Monate.

Das mikroskopische Bild der Haarwurzeln von epilierten (ausgezogenen) Haaren läßt ebenfalls bei jedem individuellen Haar erkennen, in welcher Zyklusphase es sich befand (Abb. 102). Zusätzlich können pathologische, sog. dystrophische Haare, erkannt werden. Durch quantitative Auswertung erhält man den „Haarwurzelstatus" (das Trichogramm).

Der Haarwurzelstatus

Man epiliert mit einer Arterienklemme, deren Spitzen mit Gummi überzogen sind, je ein Büschel von ca. 50 Haaren temporal, parietal und okzipital. Die einzelnen Haarwurzeltypen werden bestimmt, ihr prozentuelles Verhältnis berechnet.

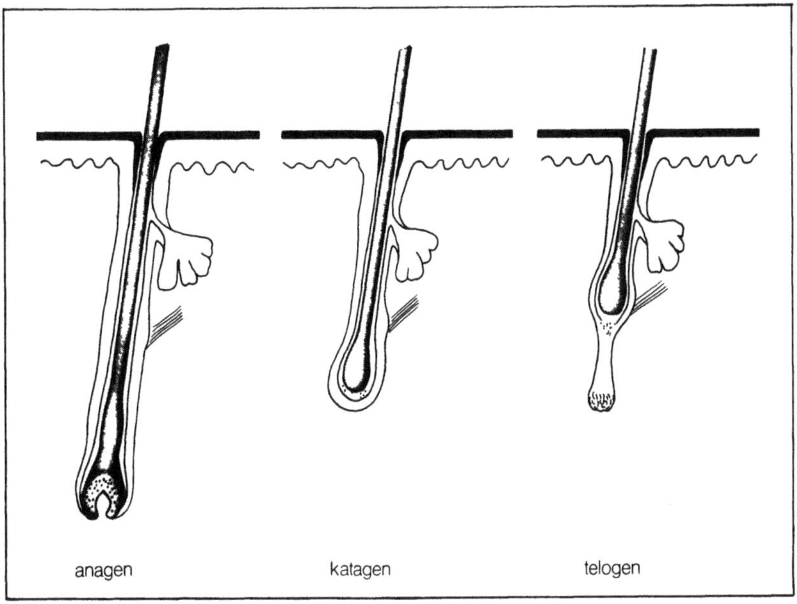

Haarausfall

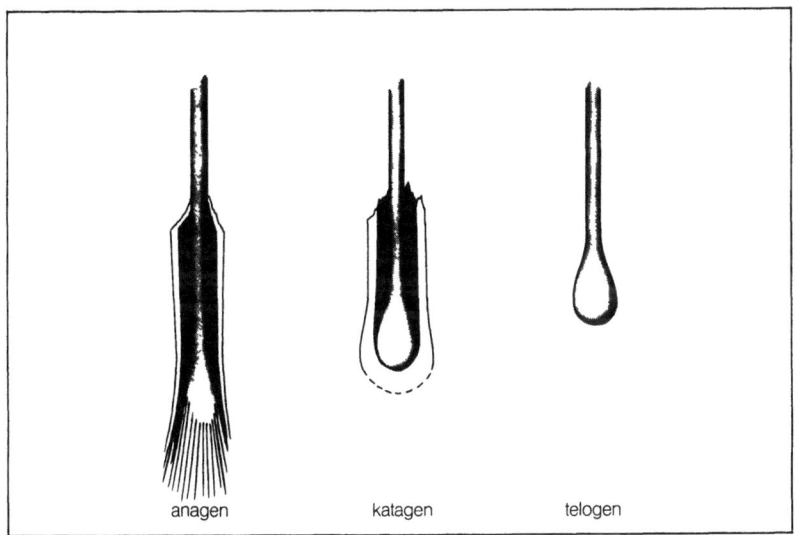

Abb. 101. Haarzyklus im histologischen Bild

Abb. 102. Haarzyklus im Trichogramm

Der normale Haarwurzelstatus ergibt sich aus der Dauer der einzelnen Phasen des Haarzyklus. Man findet normalerweise
ca. 85% Anagen-Haare,
ca. 0,5–1% Katagen-Haare,
ca. 15% Telogen-Haare.

Pathologische Reaktionen. Die Haarmatrix in der Anagenphase gehört zu den Geweben mit der höchsten mitotischen Aktivität des gesamten menschlichen Körpers. Daher ist sie hochempfindlich. Die Zahl ihrer Reaktionsmöglichkeiten gegenüber Noxen ist jedoch begrenzt:

- *Vorzeitiger Übergang in die Telogen-Phase* kommt bei geringfügigen Noxen vor. Das bedeutet eine gewisse Synchronisation des Haarwachstums. Am Ende ihrer Telogenphase fallen dann zahlreiche Haare innerhalb von 3–4 Monaten nach der Schädigung aus (Alopezien vom Spättyp).
Im Trichogramm findet man bei Spättyp-Alopezien demnach vermehrt Telogen-Haare („Telogenisation", telogene Alopezie), z. B. 40% anstelle der normalen 15%. Diese Alopezie ist reversibel. Als *Ursachen* für Spättyp-Alopezien kommen u. a. in Frage: Allgemeinerkrankungen (Typhus, Grippe), Medikamente (Antikoagulantien, Zytostatika), Hormone (Schwangerschaft).

- *Akute Matrixdystrophie,* im Maximalfall auch *akute Matrixdegeneration,* tritt innerhalb von Stunden nach Einwirkung massiver Noxen ein. Die betroffenen Haare fallen innerhalb von wenigen Tagen aus (Alopezie vom Frühtyp).
Im Trichogramm finden sich massenhaft pathologische, dystrophische Haarwurzeln. Die Matrix*dystrophie* ist reversibel, die *Degeneration* irreversibel. Als *Ursachen* kommen in Frage: Medikamente (hohe Dosen von Zytostatika), Röntgenstrahlen, Gifte (Thallium-Rattengift).

Gemischte Alopezien kommen wegen der offenbar unterschiedlichen individuellen Empfindlichkeit der Haarwurzeln nicht selten vor.

Männliche Glatze: Abhängig von Erbanlage und Androgenspiegel kommt es beim Mann zu einer irreversiblen Glatzenbildung. Es handelt sich um einen nichtentzündlichen, nicht atrophisierenden Haarausfall; im Trichogramm findet sich eine Telogenisation als Zeichen beschleunigten Haarwechsels.

Physiologischer Haarwechsel. Nimmt man eine Gesamtzahl von ca. 100000 Kopfhaaren an und setzt überschlagsweise die mittlere Dauer eines Haarzyklus mit 5 Jahren an, so ergibt sich der physiologische Verlust von 100000 : 5 = 20000 Haaren pro Jahr, d. h. von ca. 55 Haaren pro Tag! Manche Patienten geben Haarausfall an, ohne daß ein erkennbarer pathologischer Befund besteht. In diesen Fällen kann es zweckmäßig sein, täglich über einige Wochen die ausgekämmten Haare zählen zu lassen. Bei den ausgekämmten Haaren handelt es sich um Telogenhaare, eine mikroskopische Untersuchung dieser Haare ist normalerweise unergiebig.

XV. Gefäßerkrankungen

Die *Hautgefäße* (Arterien, Kapillaren, Venen, Lymphgefäße) können durch
- Kaliberänderungen,
- Verschluß,
- Wandschädigung

zu krankhaften Veränderungen an der Haut führen.

1. Dermatosen durch Kaliberänderung der Gefäße

Bei Gefäßerweiterungen und -verengungen können unterschieden werden:
nach ihrer *Entstehungsweise*
- angeborene (anlagebedingte) und
- erworbene Kaliberänderungen;

nach ihrem *Verhalten*
- fixierte und
- funktionelle Kaliberänderungen.

Beispiele

1. Das *kavernöse Hämangiom* (der Blutschwamm) ist eine angeborene bleibende Erweiterung venöser Geflechte in der Dermis oder Subkutis. Typisch ist die Ausdrückbarkeit, die mit dem Glasspatel geprüft wird.

2. Die *Akrozyanose* entsteht durch eine anlagebedingte Neigung zu funktioneller Dilatation venöser Gefäße in der Dermis an den Akren. Zusammen mit einer verstärkten Schwitzneigung (Hyperhidrosis) führt sie zu zyanotischen, feuchtkalten Extremitäten.

Wie für alle Zyanosen, sind auch hierbei das „Irisblendenphänomen" und der „Zinnoberfleck" auslösbar.

Das Irisblendenphänomen: Nach Fingerdruck schließt sich der anämische Fleck der Haut langsam irisblendenartig von außen nach innen, während normalerweise die Hautfarbe rascher und „vom Grunde her" wiederkehrt.

Der Zinnoberfleck: Nach Fingerdruck wird der anämisierte Fleck zuerst zinnoberrot, dann erst wieder zyanotisch.

3. Das *Raynaud-Syndrom* ist definiert durch anamnestische Angaben und durch das klinische Bild: Anfallsartig, meist beidseitig, kommt es dabei zu peripheren Gefäßspasmen, meist an den Händen. Es lassen sich 3 Phasen unterscheiden:

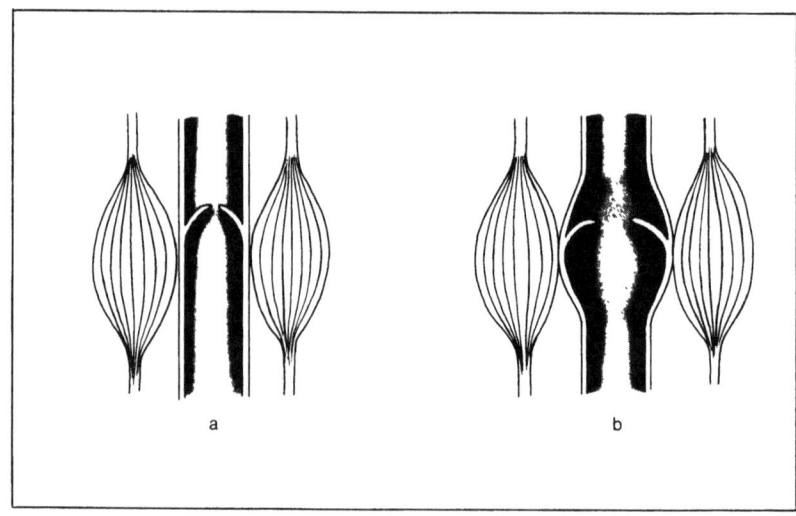

Abb. 103 a u. b. Venenklappen. **a** normal, **b** Insuffizienz bei Varikosis

I. *arterielle Gefäßspasmen:* die befallenen Regionen, z. B. die Finger, werden *weiß* und steif;
II. *lokale Zyanose:* die Farbe schlägt in *blau* bis blaurot um;
III. *arterielle Hyperämie:* zuletzt kommt es zu *hellroter* Verfärbung, wobei starke Schmerzen auftreten können.

Als Dauerfolgen können sich derbe Schwellungen, Narben und Ulzera entwickeln. Der Zustand ist nicht als eigene Erkrankung, sondern als vieldeutiges Symptom bei verschiedenen Grundursachen zu werten, vor allem bei progressiver Sklerodermie, entzündlichen Arterienerkrankungen, bei Halsrippe und Kryoglobulinämie.

Provokationstest bei Raynaud-Syndrom: Das beschriebene Bild kann durch kurzes Eintauchen der betroffenen Extremitäten in kaltes Wasser ausgelöst werden.

4. Die *chronisch-venöse Insuffizienz* durch Varizen. 1,5 bis 2% der Bevölkerung leidet an Varizen (Krampfadern) oder deren Folgen. Varizen sind – weitaus überwiegend – an den Unterschenkeln auftretende knotige oder geschlängelte Dauererweiterungen von Venen. Der Zustand wird als Varikosis bezeichnet. *Primäre Varizen* kommen als angeborene Fehlbildung im Rahmen einer „Bindegewebsschwäche" mit Neigung zu Hernien, Plattfüßen und Hämorrhoiden vor. Eine *sekundäre Varikosis* entsteht nach Entzündungen (Thrombophlebitis, Phlebothrombose) und anderen Vorerkrankungen mit Störungen des Blutrückflusses. Die grundlegende Störung bei der Varikosis besteht in einer Insuffizienz der Venenklappen (Abb. 103). Diese reichen normalerweise

von Wand zu Wand und öffnen sich auf Druck der Blutsäule nur nach proximal. Wird bei Varikosis die Blutsäule durch Druck der kontrahierten, dadurch verdickten Unterschenkelmuskulatur in Bewegung gesetzt („Muskelpumpe"), so fließt ein Teil des Blutes durch die insuffizienten Venenklappen wieder zurück; es entsteht eine Stauung. Die Folgen dieser Stauung sind vielfältig:

a) Phlebektasien (Venektasien), besenreiserartige Venenerweiterungen, meist im Knöchelbereich, sind als „Corona phlebectatica" ein Frühzeichen.

b) Unterschenkelödeme entstehen zunächst nur unter der statischen Belastung tagsüber und bilden sich nachts zurück. Durch Fingerdruck entsteht in dem Ödembereich eine sich nur langsam zurückbildende Delle.

c) Dermatosklerose kann als Endzustand der chronischen Stauungsvorgänge im Unterschenkelbereich entstehen. Das eiweißreiche interzelluläre Ödem verstärkt nämlich die Fibroblastenproliferation in der Dermis und dadurch die Faserneubildung (Sklerose). Man findet dann manschettenförmige narbige Schrumpfung und Verhärtung des distalen Unterschenkelbereiches. Die Form der Unterschenkel „gleicht einer umgekehrten Sektflasche".

d) Die ockergelbe Purpura, eine braunrote bis ockergelbe Verfärbung der Haut, entsteht durch Ablagerung von Hämosiderin, das durch Umwandlung des extravasalen Hämoglobins gebildet wird.

e) Die Capillaritis alba kommt durch eine entzündliche Erweiterung der Kapillaren im gestauten Bereich, besonders in der Knöchelregion, zustande („rote Punkte") mit nachfolgender sekundärer Obliteration der Lumina („weiße Atrophie"). Es entstehen konfluierende weißgräuliche atrophische Flecke. Traumen in diesen Bereichen führen zu besonders schlecht heilenden, schmerzhaften Ulzera (ulzerierte Capillaritis alba).

f) Das Ulcus cruris „varicosum" (Unterschenkelgeschwür, „offenes Bein") ist der schwerste und dabei ein sehr häufiger Folgezustand der chronisch-venösen Insuffizienz (Abb. 104). Prädilektionsstelle ist die Innenseite der unteren Unterschenkelhälfte. Bei der *Untersuchung und Befunderhebung* sind die Lokalisation, Größe, Form und Tiefe des Ulkus, der Ulkusgrund, der Ulkusrand und die Haut der Ulkusumgebung zu beachten. *Komplikationen* sind bakterielle Superinfektion (bakteriologische Untersuchung, s. S. 86) und Ausbildung einer Kontaktallergie gegen häufig verwendete „Heilsalben" (Untersuchung durch Epikutantestung, s. S. 125). Seltener ist eine „maligne Entartung" durch Übergang in ein Plattenepithel-Karzinom (histologische Untersuchung bei Knotenbildungen am Ulkusgrund oder -rand).

Einfache Untersuchungsmethoden der Unterschenkelvenenfunktion:
Perthes-Versuch: Unterhalb des Knies wird bei stehendem Patienten ein Stauschlauch angelegt. Der Patient soll danach schnell umhergehen. Wenn sich dabei die Varizen entleeren, ist eine Durchgängigkeit des tiefen Venensystems sowie eine Durchgängigkeit und Suffizienz der Venae perforantes anzunehmen.
Trendelenburg-Versuch: Beim auf dem Rücken liegenden Patienten wird ein

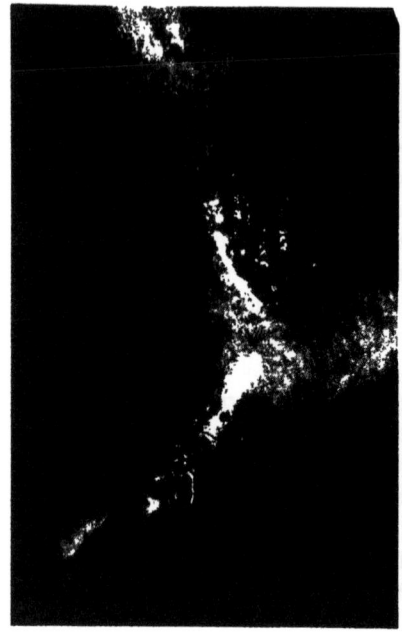 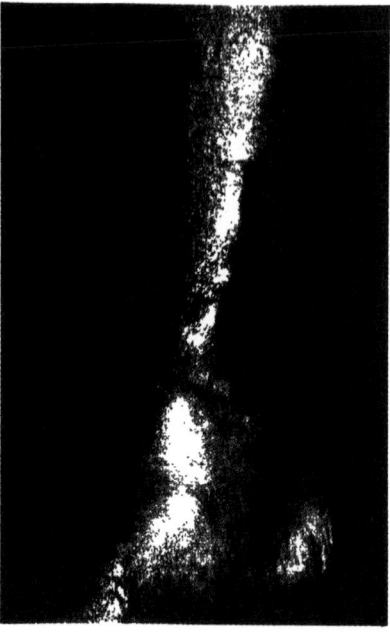

Abb. 104. Ulcus cruris   **Abb. 105.** Oberflächliche Thrombophlebitis

Bein angehoben und werden die Varizen von distal nach proximal ausgestrichen. Nach Anlegen einer Staubinde am Oberschenkel steht der Patient auf. Schießt das Blut sofort nach Abnahme der Staubinde in die Varizen ein, ist die Mündungsklappe der Vena saphena magna in die Vena femoralis insuffizient. Füllung der Varizen innerhalb von 30 sec bedeutet Insuffizienz der Perforansvenenklappen.

Sonographie mit der Doppler-Sonde: durch Ableitung und Verstärkung der akustischen Signale des venösen Blutstromes werden Strömungsanomalien lokalisiert und so Hinweise auf die Insuffizienz von Mündungsklappen und der Vv. perforantes gewonnen.

5. Das *Lymphödem,* eine teigig-ödematöse Schwellung durch Insuffizienz der Lymphgefäße, erreicht zuweilen enorme Ausmaße („Elephantiasis nostras"). Nur selten entsteht es durch angeborene Hypoplasie bzw. Aplasie der Lymphgefäße, funktionelle Lymphgefäßspasmen oder durch Klappeninsuffizienz bei variköser Lymphgefäßerweiterung. Die häufigsten Ursachen des Lymphödems sind die Verlegung des Abflusses und die Obliteration der Lumina (s. S. 146).

2. Dermatosen durch Gefäßverschluß

Der Verschluß kann Arterien, Kapillaren, Venen und Lymphgefäße betreffen.

a) Arterielle Verschlußkrankheiten

können durch unterschiedlichste Ursachen bedingt sein. Beispiele: Arteriosklerose, Endangiitis obliterans. Unabhängig von der Ätiologie ist das klinische Bild davon abhängig, ob eine Minderdurchblutung das Versorgungsgebiet akut oder ganz allmählich trifft, und welches Ausmaß sie erreicht. Es werden 4 Stadien unterschieden:

Stadium I: Trotz eines nachgewiesenen Arterienverschlusses ist der Blutbedarf des Versorgungsgebietes auch unter Belastung durch Kollateralen gesichert.
Stadium II: Nur unter *Belastung* kommt es zu Beschwerden; bei arteriellen Erkrankungen im Bereich der Beine ergibt sich z. B. eine Claudicatio intermittens (ein intermittierendes Hinken). Die Gehstrecke, die ein Patient bis zum Auftreten von Schmerzen zurücklegen kann, ist als relativ gut reproduzierbares Maß für die individuelle Stärke der Schädigung verwertbar. Der Gehversuch kann auf einem Laufband mit vorgegebener Geschwindigkeit standardisiert werden.
Stadium III: Es besteht *Ruheschmerz* bei Horizontallagerung der Extremität.
Stadium IV: Infolge der Mangeldurchblutung ist es zu *Nekrose* (Absterben des Gewebes) gekommen.

Auch die Beurteilung der *Hauttemperatur* und die *Pulspalpation* sind als einfache, jedoch aufschlußreiche Untersuchungen zur Beurteilung der Leistungsfähigkeit des arteriellen Gefäßnetzes zu betrachten.

Die *Hauttemperatur* wird im Seitenvergleich geprüft. Eine gut durchblutete Haut fühlt sich dabei warm an.

Die *Pulspalpation* mit Zeige- und Mittelfinger ist besonders wichtig. An den Extremitäten sind zugänglich: Die Aa. subclavia, axillaris, brachialis, radialis, ulnaris, die Aa. femoralis, poplitea, tibialis posterior und dorsalis pedis. Fehlende Pulsation beweist einen arteriellen Verschluß proximal der Palpationsstelle.

Dem Angiologen stehen zahlreiche *apparative Untersuchungsmethoden* zur Verfügung, die jeweils spezielle Indikationen haben.

b) Der Verschluß von Kapillaren

kann durch *Mikroembolie* erfolgen. Beispiel: schmerzhafte bakterielle Mikroembolien, meist an der Volarseite der Fingerkuppen, bei Endocarditis lenta. Häufiger handelt es sich um eine sekundäre *Obliteration* bei Kapillaritis. Beispiel: Capillaritis alba (s. S. 143).

c) Der Venenverschluß

erfolgt am häufigsten durch Thrombophlebitis. Hauptlokalisation sind die unteren Extremitäten.

a) Die *oberflächliche Thrombophlebitis* betrifft die präfaszialen Venen und manifestiert sich durch Rötung und Schwellung der Haut über der betroffenen Vene (Abb. 105). Man tastet einen verhärteten, druckschmerzhaften, überwärmten Strang entsprechend dem Venenverlauf.

b) Bei der *tiefen Thrombophlebitis*
- wird die *Haut* distal von der befallenen Stelle *zyanotisch, kalt, ödematös* geschwollen (lokale Rückstauung), selten auch auffallend blaß (reflektorischer Arterienspasmus),
- es besteht ein umschriebener oder diffuser (ausstrahlender) *Spontanschmerz*. Palpatorisch ist meist ein lokalisierter *Druckschmerz* festzustellen. Bei tiefer Thrombophlebitis im Unterschenkelbereich werden bei Dorsalflexion des Fußes oft Wadenschmerzen angegeben („Dehnungsschmerz").

d) Der Verschluß von Lymphgefäßen

oder die Behinderung des Lymphabflusses entstehen am häufigsten durch entzündliche Vorgänge (z. B. rezidivierendes Erysipel), Tumoren (Lymphknotenmetastasen) oder therapeutiscche Eingriffe (Lymphknotenausräumung oder -Bestrahlung bei bösartigen Tumoren).

3. Dermatosen durch Gefäßwandschädigung

Bei zahlreichen Dermatosen entsteht primär oder sekundär eine Gefäßwandschädigung. Diese kann partiell oder total sein.

Bei partieller Wandschädigung kann die Funktion teilweise erhalten bleiben, die totale Wandschädigung ist funktionell einem Gefäßverschluß gleichzusetzen.

Beispiele:

a) Bei *Erythema exsudativum multiforme* führen die entzündlichen Veränderungen an den Gefäßen der Dermis zu einer erhöhten Durchlässigkeit der Gefäßwände; es kommt zu Serumaustritt, wodurch eine subepidermale Blase entstehen kann. Ist die Wandschädigung schwerer, so können auch Erythrozyten in den perivaskulären Raum treten. Die Funktion der Gefäße bleibt jedoch teilweise erhalten: es entsteht keine Gangrän.

b) Bei einem schweren *Erysipel* können einzelne auch größere Gefäße völlig zerstört werden; die Gefäßversorgung bricht örtlich zusammen, und es entsteht eine Gangrän.

Schäden der Kapillarwand bei vaskulär bedingten Purpura-Formen (s. S.38) können orientierend mit dem *Rumpel-Leede-Versuch* erfaßt werden. Am Arm wird eine Blutdruckmanschette angelegt, der Druck wird 5 min. lang zwischen dem diastolischen und dem systolischen Wert gehalten. Normalerweise entstehen keine Petechien; eindeutig positiv ist der Versuch bei Provokation von mehr als 20 Petechien unterhalb der Manschette. Modifikationen der Methode sind quantitativ auswertbar.

XVI. Dermatologische Proktologie

Die Proktologie beschäftigt sich mit den Beschwerden und Erkrankungen von Rektum, Anus und Perianalbereich. Wegen der sehr großen Häufigkeit von Beschwerden in dieser Körperregion besitzt die Proktologie erhebliche praktische Bedeutung.
Die proktologische Untersuchung umfaßt folgende Schritte:
1. allgemeine und spezielle Anamnese,
2. die proktologische Untersuchung,
3. zusätzliche Diagnostik.

1. Allgemeine und spezielle Anamnese

Die Anamnese sollte bei proktologischen Erkrankungen im wesentlichen folgende Punkte umfassen:
- frühere und derzeitige *Beschwerden:* Juckreiz, Nässen, Foetor, Brennen, krampfartige Schmerzen beim Stuhlgang, Abgang von hellrotem oder schwarzbraunem Blut; unklare Gewichtsabnahme.
- *Stuhlgang:* Obstipation, Diarrhö, Inkontinenz, Gebrauch von Laxantien oder Antibiotika.
- *Sonstige Erkrankungen:* Enteritiden, Diabetes mellitus, Lebererkrankungen.
- *Familienanamnese:* Erbliche Belastung durch Haemorrhoidal- oder Krampfaderleiden, Hernien („Bindegewebsschwäche"), Diabetes, Psoriasis.
- *Frühere proktologische Behandlungen:* Hämorrhoiden-Salben- und Zäpfchen, Slerosierungsbehandlung („Verödung"), Hämorrhoiden- oder Prolapsoperationen.

2. Proktologische Untersuchung

Die folgenden proktologischen Untersuchungen werden am besten in Steinschnittlage ausgeführt. Der Patient liegt dabei mit dem Rücken auf dem Untersuchungsstuhl, seine Beine ruhen seitlich und nach oben abgespreizt auf Beinhaltern („Gynäkologischer Stuhl"). Von manchen Untersuchern wird die Seitenlage oder die Knie-Ellenbogen-Lage bevorzugt. Die reine Inspektion ist auch in gebückter Stellung des Patienten möglich. Die hier beschriebenen Untersuchungen werden ambulant durchgeführt. Der Patient sollte vorher seinen Stuhl normal entleert haben, möglichst ohne Abführmittel zu benutzen. Ein vorheriger Einlauf ist für diese Untersuchungen nicht angezeigt.

Proktologische Untersuchung

a) Inspektion

Die Analregion wird unter Spreizung der Nates bei guter Beleuchtung genauestens inspiziert. Dabei können erkannt werden:
- eine Intertrigo: akute intertriginöse Dermatitis, gekennzeichnet durch Rötung, Mazeration und ggfs. Nässen der Haut;
- Rhagaden, d. h. oberflächliche, meist radiäre Hauteinrisse;
- ein chronisches Analekzem mit Rötung, Verdickung der Haut (Lichenifikation), Schuppung;
- ein Trichteranus mit vermehrter Radiärfaltung;
- äußere Fisteln;
- spitze Kondylome: virusbedingte Warzen bei chronischer intertriginöser Entzündung;
- breite Kondylome: nässende flache Papeln bei sekundärer Syphilis (s. S. 94);
- Mariskeen: perianale lappenartige Hautfalten, meist nach äußerer Hämorrhoidalvenenthrombose;
- gutartige und bösartige Tumoren: z. B. Fibrome, Analkarzinome;
- Kandidose, meist als Komplikation eines chronischen Analekzems; charakteristisch sind colleretteartige Schuppung und Pusteln im Randbereich (s. S. 79). Diese Pilzerkrankung bevorzugt Diabetiker und Patienten, die Antibiotika, Kortikosteroide oder Zytostatika einnehmen.

b) Inspektion beim Pressenlassen des Patienten

Dabei werden erkennbar
- äußere Hämorrhoiden, die sich stärker mit Blut füllen;
- Anal- und Rektumprolapse;
- Fissuren im Analbereich.

c) Digitale Untersuchung

Über den Einmalhandschuh wird am Zeigefinger ein Gummi-Fingerling gestreift und in ein Gleitmittel (z. B. Vasenol®) eingetaucht. Der in den Anus eingehende Finger beurteilt
- den Sphinktertonus: Verkrampfung bei Fissuren, Schlaffheit bei Prolapsen, aber auch als Symptom bei Karzinom;
- die Darmwand: ein Rektumkarzinom ist in vielen Fällen bereits bei digitaler Untersuchung als knotige oder flache Induration erkennbar! Die Untersuchung gehört zu den „Krebsvorsorgeuntersuchungen";
- bei Männern die Größe, Form und Konsistenz der Prostata sowie ihre Beziehung zur Darmwand; ebenfalls eine wichtige „Krebsvorsorgeuntersuchung".

d) Digitale Untersuchung in Lokalanästhesie

Starke Schmerzen und krampfartiger Sphinkterverschluß verhindern die digitale Untersuchung bei einer *Analfissur*. Hierbei handelt es sich im Gegensatz zu den oberflächlichen Rhagaden um tieferreichende Einrisse von Schleimhaut und submukösem Gewebe, d. h. um kleine Ulzera im Analring. In diesem Fall kann ein Watteträger, d. h. ein Holzstäbchen mit am Ende aufgedrehtem Wattebausch, vorsichtig in den Anus eingeführt werden. Der Patient kann die Lage der Fissur angeben, wenn durch seitlichen Druck mit dem Träger auf die Analwand an einer Seite Schmerz verspürt wird. Ferner zeigt die Watte nach dem Herausziehen an der Stelle der Fissur einen Blutstreifen.

An der Stelle der Fissur werden einige ml eines Lokalanästhetikums submukös injiziert, worauf sich der Sphinkter entspannt und eine schmerzlose weitere Untersuchung möglich ist.

e) Analspekulum

Der engere Analbereich kann – bei Schmerzempfindlichkeit wiederum in Lokalanästhesie – mit einem spreizbaren metallenen Analspekulum oder einem durchsichtigen Plastiktrichter inspiziert werden.

f) Proktoskopie

Proktoskope sind vorn abgeschrägte oder seitlich gefensterte, z. T. mit schrägen Spiegeln versehene Rohre von 8–15 cm Länge, die in den Anus eingeführt werden. Sie sind innen durch eine Lampe oder mittels Faseroptik beleuchtet. Sie erlauben die Diagnostik von
- intermediären oder inneren Hämorrhoidalknoten;
- entzündlichen Veränderungen der Enddarmschleimhaut: Proktitis, Papillitis, Kryptitis;
- benignen oder malignen Tumoren: Polypen, Karzinome.

Bei – auch geringem – Verdacht auf höhersitzende Prozesse sind die *Rektoskopie* sowie die *Röntgenuntersuchung* nach Kontrastmitteleinlauf indiziert. Diese Methoden werden im allgemeinen nicht vom Dermatologen ausgeführt.

3. Zusätzliche Diagnostik

Neben der speziellen proktologischen Diagnostik können in Abhängigkeit von Befund und Anamnese weitere Untersuchungen bei analem Symptomenkomplex angezeigt sein:
- *Die Epikutantestung* (s. S. 125): Fast alle äußerlich verwendeten Analtherapeutika enthalten potente Allergene. Bei Patienten mit Analekzem sind da-

her Kontaktallergien relativ häufig gegen folgende Stoffe: Benzocain (= Anästhesin, ein juckreizstillendes Oberflächenanästhetikum), Perubalsam, Menthol, Jod, Resorcin, Sublimat, Phenol, Neomycin, Kakaobutter, Wollwachsalkohole. Der geglückte Nachweis einer derartigen Kontaktallergie erlaubt die Allergenkarenz, die allein eine sichere Heilung des Analekzems ermöglicht.
- Die mykologische Untersuchung (s. S. 77): Candida albicans kommt nicht selten als Superinfektion von Analekzemen vor (s. S. 80). Auch Stuhl sollte mykologisch untersucht werden, da eine intestinale Candida-Infektion das Erreger-Reservoir darstellen kann.
- *Die Stuhluntersuchung* – außer auf Candida – kann notwendig sein zum Ausschluß von Oxyuren bei Analekzem, zum Ausschluß einer rektalen Gonorrhö (s. S. 104) bei eitriger Proktitis.
- *die histologische Untersuchung* erfolgt bei Probeexzision von Tumoren oder speziellen Dermatosen des Analbereichs. Jedes bei diagnostischen oder therapeutischen Eingriffen entfernte Gewebsstückchen sollte grundsätzlich histologisch untersucht werden (s. S. 132).
- *An Blutuntersuchungen* können notwendig sein:
- der Hämoglobingehalt bei Verdacht auf starke Blutverluste durch blutende Hämorrhoiden oder Tumoren;
- die Lues-Serologie bei Verdacht auf sekundäre Syphilis (s. S. 95);
- Leberdiagnostik: Bei Lebererkrankungen mit Pfortaderstauung kommt es zur vermehrten Blutfüllung im Plexus hämorrhoidalis;
- Blutzuckeruntersuchungen zum Ausschluß eines Diabetes mellitus, der die Candida-Infektion fördert.

Eine genauere Abklärung von internen Grunderkrankungen sollte sodann in Zusammenarbeit mit dem entsprechenden Spezialisten erfolgen.

Ein 45jähriger Kraftfahrer klagt über Juckreiz, Brennen und Nässen im Perianalbereich. Er beobachtet manchmal hellrotes Blut im Stuhl. Wegen dieser Beschwerden verwendet er seit einigen Jahren eine Vielzahl von „Hämorrhoidensalben", die nur vorübergehende Linderung brachten.

Wesentliche *Ergebnisse der proktologischen Untersuchung*: Die *Inspektion* ergibt im Perianalbereich in einem handflächengroßen Bezirk Mazeration, Rötung, Schuppung und Lichenifikation (= chronisches Analekzem).
Bei der *digitalen Untersuchung* finden sich keine Besonderheiten.
Proktoskopisch werden mehrere bis bohnengroße innere Hämorrhoidalknoten nachgewiesen.
Als *zusätzliche Untersuchungen* ergeben die Epikutantestung eine Kontaktallergie gegen Benzocain, die mykologische Kultur das Wachstum von Candida albicans im Stuhl und perianal. Ein Diabetes wird ausgeschlossen.
Endgültige Diagnose: Innere Hämorrhoiden, intestinale Kandidose, chronisches Analekzem bei Kontaktallergie gegen Benzocain.

XVII. Andrologie

Die Andrologie ist die *Lehre von der Zeugungsfähigkeit des Mannes und ihrer Störungen*. Sie gehört in Deutschland zum Aufgabenbereich des Dermatologen. 10 bis 20% aller Ehen bleiben ungewollt kinderlos, wobei die Störungen nach einer Faustregel etwa zu ⅓ den Mann, zu ⅓ die Frau und zu ⅓ beide Partner gleichzeitig betreffen. Die *Indikation zur andrologischen Untersuchung* wird häufig vom Gynäkologen gestellt, der vor eingreifenden diagnostischen oder therapeutischen Maßnahmen die Zeugungsfähigkeit des Ehemannes sicherstellen möchte. Weitere Aufgabenbereiche der Andrologie bestehen bei forensischer Begutachtung, Versicherungsfällen, Endokrinopathien, Genitalerkrankungen und der Sicherheitsuntersuchung nach Vasektomie.

Die andrologische Untersuchung umfaßt folgende Schritte:
- allgemeine und spezielle Anamnese,
- körperliche Untersuchung,
- Spermauntersuchung.

In besonderen Fällen sind notwendig:
- histologische Untersuchung einer Hodenbiopsie,
- endokrinologische Untersuchungen,
- genetische Untersuchung,
- urologische Untersuchung,
- psychiatrische Untersuchung.

1. Andrologische Anamnese

a) Allgemeines

- Alter des Patienten
- Seit wann verheiratet?
- Seit wann Kinderwunsch?
- Hat der Patient voreheliche Kinder oder Kinder aus einer früheren Ehe?
- Wurde Antikonzeption durchgeführt?
- In welcher Form?
- Häufigkeit des Geschlechtsverkehrs?
- Wurde Geschlechtsverkehr regelmäßig um den Ovulationstermin ausgeführt?

- Wurde bereits eine andrologische Diagnostik oder Behandlung durchgeführt?
- Familien-Anamnese: Zahl der Geschwister; besteht Kinderlosigkeit in der Familie?

b) Ehefrau

Die Untersuchung und Behandlung der Ehefrau ist Aufgabe des Gynäkologen. Es ist jedoch zweckmäßig, anamnestische Angaben über die Ehefrau und ggf. ärztliche Befund- und Therapieberichte in die andrologische Anamnese aufzunehmen und in die Beurteilung einzubeziehen. Dabei sind folgende Angaben besonders wichtig:
- Alter der Ehefrau,
- Menstruations-Anamnese,
- Gynäkologische Untersuchungen und Behandlungen,
- Voreheliche Kinder und Kinder aus einer früheren Ehe,
- Fehl- und Frühgeburten.

c) Sexuelle Anamnese des Patienten

- Erste Rasur,
- Häufigkeit der Rasur,
- Erste Masturbation,
- Erster Geschlechtsverkehr,
- Erektion,
- Ejakulation,
- Ejaculatio praecox (Intervall kürzer als ½ Minute).

d) Vegetative Anamnese

- Miktion, Stuhlgang;
- Appetit, Schlaf;
- Kopfschmerzen;
- Blutdruck.

e) Genußmittel, Medikamente

- Nikotin, Coffein, Alkohol;
- Sedativa, Antihistaminika, Antihypertensiva;
- Zytostatika;
- Hormone, Antiandrogene;
- Antibiotika.

f) Somatische Anamnese

- Unfälle mit Verletzungen im Genitalbereich;
- Operationen im Genitalbereich, auch von Hernien; Sterilisation;
- Hodenerkrankungen;
- Infektionskrankheiten, besonders Mumps, Tuberkulose, Diphtherie, Typhus;
- Geschlechtskrankheiten: Gonorrhö, Syphilis;
- Stoffwechselerkrankungen, insbesondere Diabetes, Lebererkrankungen.

2. Körperliche Untersuchung

- Allgemeines: Körperproportionen, Behaarungstyp;
- Penis: Größe, Reponierbarkeit des Präputiums, Urethralöffnung;
- Palpationsbefund der Hoden: Größe, Konsistenz, Dolenz. Ausschluß einer Hydrozele;
- Palpationsbefund der Nebenhoden und des Ductus deferens;
- Skrotum;
- Ausschluß einer Varikozele;
- Palpationsbefund der Prostata: digitale rektale Untersuchung (s. S. 150).

3. Spermauntersuchung

Sie ist die wichtigste andrologische Untersuchung. Der Samen muß durch Masturbation am Ort der Untersuchung gewonnen werden. Kondomsperma ist wegen spermizider Zusätze ungeeignet. Eine 5tägige geschlechtliche Karenz (betrifft auch Masturbation und Pollutionen) ist unbedingt einzuhalten. Eine zu kurze, aber auch eine wesentlich verlängerte Karenzzeit verfälschen das Untersuchungsergebnis.

Die wichtigsten Untersuchungsverfahren für Sperma sind:
- die makroskopische Beurteilung,
- das mikroskopische Nativpräparat,
- das Differentialspermiozytogramm,
- biochemische Enzymuntersuchungen,
- bakteriologische Untersuchungen.

a) Makroskopische Beurteilung

- *Die Menge des Ejakulates* wird gemessen.
  Als Nomenklatur gilt:
  Normospermie: Normales Volumen eines Ejakulates von 2–6 ml,
  Hypospermie: Weniger als 2 ml,
  Hyperspermie: Mehr als 6 ml Ejakulat.

Spermauntersuchung

- *Die Farbe des Spermas* ist milchig-weißlich bis leicht gelblich. Die Farbe kann vor allem durch Blut- und Eiterbeimengungen verändert werden.
- *Das pH* beträgt bei frischem Ejakulat 7,0–7,8. Es wird mit Indikatorpapier bestimmt. Bei entzündlichen Erkrankungen von Prostata, Nebenhoden und Bläschendrüsen kann sich der Wert auf über 8,0 verschieben, bei Verschluß der Ductus ejaculatorii und bei Gewinnung reinen Prostatasekretes liegt er unter 7,0.
- *Der Geruch des Ejakulates* ist charakteristisch und „entspricht dem Geruch von Kastanienblüten". Bei Prostataatrophie und Entzündungen kann der Geruch fehlen.
- *Die Konsistenz.* Das frische Ejakulat ist „flockig-zähflüssig". Innerhalb von 20–30 Minuten muß es bei normalem Sperma zur Verflüssigung kommen (Verflüssigungszeit). Die Viskosität kann mit einem Viskosimeter oder einer geeichten Pipette gemessen werden. Eine Schätzung ist für den Erfahrenen möglich, wenn das Ejakulat mit einem Stab oder einer Öse umgerührt wird und die Länge des sich beim Herausziehen ausbildenden Fadens beobachtet wird.

b) Mikroskopisches Nativpräparat

- *Die Anzahl der Spermatozoen* pro ml Sperma wird – ähnlich der Auszählung der Erythrozyten im Blutbild – in der Thoma-Zeiss-Zählkammer bestimmt. Nach der Verflüssigung wird Sperma 1:20 mit Aqua dest. verdünnt, das zu einer Immobilisation der Spermatozoen führt. Für die Beurteilung gilt folgende Nomenklatur:
Normozoospermie: Normalwert mit einer Zahl von 40 bis 250 Millionen Spermatozoen pro ml Sperma,
Oligozoospermie: Weniger als 40 Millionen/ml,
Polyzoospermie: Mehr als 250 Millionen/ml,
Azoospermie: Keine Spermatozoen im Sperma.
- *Die Beweglichkeit der Spermatozoen.*
Sofort nach der Verflüssigung des Ejakulates wird ein Tropfen Sperma auf einen Objektträger aufgetragen und mit einem Deckgläschen bedeckt. Das Präparat wird dann sofort im Mikroskop – im leicht abgeblendeten Hellfeld oder im Phasenkontrast – bei ca. 400facher Vergrößerung beurteilt. Für die Routine genügt eine Schätzung, die naturgemäß einige Erfahrung erfordert. Angegeben wird der Prozentsatz von
- sehr lebhaft beweglichen,
- mäßig beweglichen,
- unbeweglichen Spermatozoen in einem Blickfeld.
Unter den beweglichen Spermatozoen sollten noch unterschieden werden

- normale Vorwärtsbewegung und
- pathologische, z. B. kreisförmige, zitternde oder pendelnde Bewegungen.

Für die Beurteilung gilt:
Normalwert: Mehr als 40% sehr gut bewegliche, 20% mäßig bewegliche, weniger als 40% unbewegliche Spermatozoen.
Asthenozoospermie: Gegenüber den Normalwerten herabgesetzte Beweglichkeit der Spermatozoen bei sonst normalen Spermaparametern.
Oligo-Asthenozoospermie: Verminderte Zahl *und* Beweglichkeit.
Dauer der Motilität. Die Spermatozoen bleiben normalerweise über viele Stunden aktiv beweglich. Eine nach 2–3 Stunden erneut durchgeführte Untersuchung der Beweglichkeit sollte nicht mehr als 10–20% Motilitätsverlust ergeben.
Eosintest. Die Köpfe abgestorbener Spermatozoen lassen sich mit Eosin anfärben, während morphologisch normale lebende Spermatozoen ungefärbt bleiben. Ein Tropfen Sperma wird auf dem Objektträger mit einem Tropfen 0,5%iger wäßriger Eosinlösung vermischt und mit einem Deckgläschen bedeckt. Nach 1–2 Minuten lassen sich im Mikroskop bei ca. 400facher Vergrößerung ungefärbte und bewegliche von gefärbten und unbeweglichen Spermatozoen unterscheiden und ihre prozentualen Anteile abschätzen. Wichtig ist der Eosintest besonders, wenn alle Spermatozoen im Nativpräparat unbeweglich erscheinen. Sind alle Spermatozoen, gesichert durch den Eosintest, abgestorben, spricht man von *Nekrozoospermie.*

c) Differentialspermiozytogramm

Hierzu wird ein gefärbter Ausstrich – ähnlich einem Blutausstrich – verwendet. 1 bis 2 Tropfen Sperma werden auf einen entfetteten Objektträger von einem Ende aus mit der Kante eines schräg gestellten zweiten Objektträgers flächenhaft dünn ausgestrichen. Nach 24stündiger Lufttrocknung wird der Ausstrich mit Methylalkohol bzw. Alkohol/Äther fixiert und mit Haemalaun-Eosin, nach Papanicolaou oder Giemsa gefärbt. Die mit Kanadabalsam eingedeckten Präparate sind haltbar und werden aufbewahrt. Die mikroskopische Differenzierung erfolgt bei ca. 1000facher Ölimmersions-Vergrößerung. Dabei werden 200 Spermatozoen ausgezählt und der prozentuale Anteil von normalen und pathologischen Formen errechnet. Man unterscheidet:
- normale und
- pathologische Spermatozoen; ferner sind erkennbar
- Spermiogenesezellen, d. h. Spermatozoen-Vorstufen,
- Leukozyten, Erythrozyten,
- Bakterien.

Normale Spermatozoen besitzen einen Kopf von 3–5 µm Länge und 2–3 µm Breite und ein Mittelstück von 5–7 µm Länge und 1 µm Breite. Als *pathologi-*

sche Formen, die für Routinezwecke nicht einzeln ausgezählt werden, kommen u. a. vor: deformierte Köpfe, Riesen- und Mikroköpfe, Rundköpfe, abaxiale Implantation des Mittelstückes, Zytoplasma-Anhänge sowie Mittelstück- und Schwanzmißbildungen.

Bewertung des Spermiozytogramms
Normalbefund: Mehr als 60% der Spermatozoen sollten normale Morphologie im Differentialspermiozytogramm zeigen.

Teratozoospermie: Mehr als 40% pathologische Formen bei einer Spermatozoendichte von über 40 Millionen/ml.

d) Biochemische Enzymuntersuchungen

Fruktose: Dieser im Seminalplasma nachweisbare Zucker wird in den Bläschendrüsen gebildet und ist gleichzeitig ein Indikator für die Testosteronproduktion der Leydigschen Zwischenzellen. Er dient als Energiespender für die Spermatozoen; wiederholte Bestimmungen im gleichen Ejakulat zeigen einen laufenden Abbau (Fruktolyse), der somit ein Maß für den normalen Energieverbrauch der Spermatozoen darstellt. Die Fruktosebestimmung kann routinemäßig nach dem Prinzip einer kolorimetrisch erfaßbaren Farbreaktion oder enzymatisch ausgeführt werden. Normalwerte: 1200 µg bis 8000 µg/ml.

Initialfruktose: Über 1200 µg/ml.

Fruktolyseindex: Differenz der Fruktosewerte innerhalb von 5 Stunden; bei Normozoospermie etwa 500–600 µg/ml, bei Oligozoospermie etwa 200 µg/ml.

Akrosin. Es handelt sich um ein in den Akrosomen, d.h. in den Kopfkappen der Spermatozoen lokalisiertes Enzym, das für die Penetration der Spermatozoen durch die Zona pellucida der Eizelle während der Befruchtung notwendig ist. Es kann neuerdings mit Hilfe einer enzymatischen Methode im Einzelejakulat bestimmt werden. Die Enzymaktivität wird auf 10^6 Spermatozoen umgerechnet.

e) Bakteriologische Ejakulatuntersuchung

Beim Nachweis von Bakterien und/oder Leukozyten im Differentialspermiozytogramm (vgl. S. 156) oder bei sonstigem Verdacht auf eine bakterielle Entzündung im Genitalbereich ist eine bakteriologische Untersuchung des Ejakulats angezeigt. Hierzu sollte frisches Ejakulat auf entsprechenden Nährböden ausgestrichen und sofort bebrütet werden (s. S. 86); beim Nachweis von Keimen kann eine Resistenzbestimmung zur Austestung eines wirksamen Antibiotikums angeschlossen werden. Insbesondere sind mehrfache bakteriologische Ejakulatkontrollen bei Verdacht auf chronische Gonorrhö (s. S. 103) oder auf Genitaltuberkulose notwendig.

f) Immunologische Untersuchung

Das aus Spermatozoen und Spermalplasma bestehende Gesamtsperma ist aus immunologischer Sicht ein Gemisch aus zahlreichen Antigenen mit der Fähigkeit zur Sensibilisierung des Organismus und Induktion einer Antikörperbildung. Derartige Antikörper können im weiblichen Organismus der Partnerin entstehen, jedoch auch als Autoantikörper beim Mann gegen seine eigenen Spermatozoen, z. B. nach Traumen, Entzündungen oder bei Passagestörungen. Der Nachweis von Antikörpern kann u. a. durch Agglutination der Spermatozoen im Ejakulat bei Zugabe des zu untersuchenden Serums geführt werden. Die Bewertung dieser Methoden ist jedoch noch unsicher, so daß sie für Routinezwecke derzeit nicht in Frage kommen.

4. Histologische Untersuchung einer Hodenbiopsie

Azoospermie stellt eine Indikation zur Hodenbiopsie dar. Nur die histologische Untersuchung der Hoden kann klären, ob das Fehlen von Spermatozoen im Ejakulat auf einer Spermiogenesestörung oder einer Unterbrechung in den samenableitenden Wegen beruht. Empfohlen wird die Hodenbiopsie ferner bei Oligozoospermien (unter 10 Millionen Spermatozoen/ml) und bei bestimmten Begutachtungsfragen.

Die Hodenbiopsie soll stets *beidseitig* erfolgen. Sicherheitshalber ist eine 3tägige Klinikaufnahme notwendig. Es wird in Lokalanästhesie unter Sicht beidseits ein reiskorngroßes Stück Hodengewebe entnommen. Die Komplikationsrate ist bei diesem Vorgehen minimal. Eine Blindpunktion ist nicht empfehlenswert. Das Gewebe muß lebensfrisch in Stievescher oder Bouinscher Lösung fixiert werden (Bouinsche Lösung: Pikrinsäure gesättigt wäßrig 15,0; Formol 5,0; Eisessig 1,0; letzterer wird frisch zugefügt). Die für andere Biopsien übliche Formalinfixierung ist für Hodengewebe ungeeignet.

Als Ergebnis einer histologischen Beurteilung von Hodengewebe können sich u. a. folgende Diagnosen ergeben:
- *Normales Hodengewebe* mit reifen Spermatozoen: Bei Azoospermie ist dieser Befund ein Hinweis auf Unterbrechung der ableitenden Samenwege. Therapeutisch kann eine Rekanalisierungsoperation versucht werden.
- *Ausreifungsstörungen* im Keimepithel. Weitere Abklärung ist notwendig, u. a. endokrinologische Untersuchungen und Chromosomenanalyse.
- *Sertolizell-Syndrom:* Im Tubulusepithel finden sich keine Keimzellen, sondern ausschließlich Sertolizellen; ein therapeutisch aussichtsloser Zustand.
- Verdacht auf *Klinefelter-Syndrom:* Unvollständige Spermiogenese, Tubuluswandsklerose, exzessive Leydigzell-Hyperplasie; weitere Abklärung insbesondere durch Chromosomenanalyse (XXY-Konstellation).
- Akute, chronische oder vernarbte *Entzündungsvorgänge, Tumoren.*

5. Weitere Untersuchungsmethoden

Bei andrologischen Fragestellungen kommen u.U. an weiteren Untersuchungsmethoden in Frage:
- *Endokrinologische Untersuchungen:* insbesondere Hormonanalysen (Testosteron, Gonadotropine, Hormonausscheidung, aber auch Nichtsexualhormone wie z.B. Schilddrüsenhormone).
- *Genetische Untersuchung:* Kerngeschlecht- und Chromosomenanalysen, z.B. bei Verdacht auf Klinefelter-Syndrom oder bei Intersexualität.
- *Urologische Untersuchungen,* besonders bei Verdacht auf Fehlbildungen im Urogenitalsystem.
- *Psychiatrische Untersuchungen* bei psychogener Impotenz.

XVIII. Grundlagen der externen Dermatotherapie

Die Haut gehört zu den wenigen Organen, die einer örtlichen Behandlung unmittelbar zugänglich sind. Die Bedeutung dieser Lokaltherapie ist groß, weil viele Dermatosen durch sie allein behandelt und geheilt werden können. Die örtlich angewendeten Präparate zur Behandlung von Hautkrankheiten enthalten zwei Komponenten: Die Heilstoffe im eigentlichen Sinne (differente Substanzen) und die Trägersubstanzen (Vehikel), in die differente Substanzen eingearbeitet werden. Da auch die Vehikel allein eine Heilwirkung zeigen, kommt es bei der örtlichen Behandlung von Dermatosen auf die richtige Auswahl der adäquaten differenten Substanz *und* des Vehikels an. Dabei gelten gewisse Grundsätze, deren Beachtung den Erfolg sichert.

1. Vehikel und ihre Wirkung

Als Vehikel werden entweder Grundsubstanzen (Puder, Flüssigkeit, Fett) oder ihre Kombinationen (Schüttelmixtur, Paste, Emulsion) verwendet (Tab. 7). Die Wirkung der Grundsubstanzen ist unterschiedlich, die der Kombinationen entsprechend den Einzelbestandteilen.

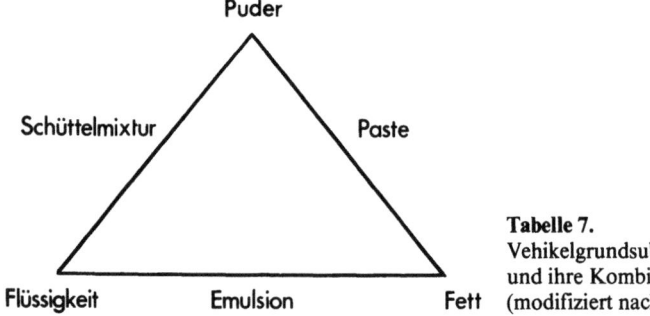

Tabelle 7.
Vehikelgrundsubstanzen und ihre Kombinationen (modifiziert nach W. Schneider)

a) Puder

Als Basissubstanzen werden meist Zinkoxyd (Zincum oxydatum) und Talk (Talcum venetum) verwendet, oft zu gleichen Teilen gemischt:
Rp. Zinci oxydati
    Talci veneti āā ad 100,0

Durch eine Puderschicht wird die Abdunstungsoberfläche um ein Vielfaches vergrößert. Dadurch werden Sekrete von der Hautoberfläche rascher zum Verdunsten gebracht.

Ein Puder wirkt demnach:
- *austrocknend* durch den verstärkten Flüssigkeitsentzug von der Hautoberfläche,
- *kühlend* durch beschleunigte und vermehrte Abdunstung.
- symptomatisch *entzündungshemmend* durch die Abdunstungskälte, die reflektorisch eine Engstellung der entzündlich erweiterten Gefäße der Dermis bewirkt.
- *juckreizstillend*, da der Juckreiz oft mit der Entzündung gekoppelt ist, so daß die Entzündungshemmung gleichzeitig auch eine Milderung des Juckreizes erreicht.
- *granulationsfördernd* in Wunden und Ulzera durch Fremdkörperwirkung (unspezifischer Reiz) und durch Aufsaugen von Sekreten.

b) Flüssigkeit

Die häufigsten Basissubstanzen sind Leitungs- und destilliertes Wasser sowie Alkohol. Alkoholische Lösungen werden auch Tinkturen genannt. Seltener kommen auch Azeton und Chloroform zur Anwendung. Flüssigkeiten werden entweder als Lösungsmittel oder für feuchte Umschläge verwendet.

Flüssigkeit als Lösungsmittel

- *ermöglicht die gleichmäßige Verteilung einer gelösten Substanz* auf der Hautoberfläche. Beispiel: Pyoktanin ist ein antibakteriell und antimykotisch wirksamer blauer Farbstoff. 0,5%ig in Wasser gelöst und auf die Hautoberfläche gepinselt, schützt er die Unterschenkelhaut bei Ulcus cruris vor Infektionen, indem das Lösungsmittel verdunstet und eine hauchdünne, gleichmäßige Pyoktanin-Schicht auf der Hautoberfläche haften bleibt.
- *erzeugt durch Verdunstung Kälte* und wirkt deshalb wie Puder austrocknend, kühlend, entzündungshemmend und juckreizstillend. Je schneller ein Lösungsmittel verdunstet, um so intensiver ist die Verdunstungskälte und dadurch der entzündungshemmende Effekt.

Ein hygroskopisches Lösungsmittel, wie z. B. Alkohol, wirkt zusätzlich austrocknend. Bei längerer Behandlung soll deshalb hygroskopischen Lösungsmitteln 3–5% Glycerin beigemischt werden.

Flüssigkeit als feuchter Umschlag

Ein feuchter Umschlag hat eine unterschiedliche Wirkung je nachdem, ob er kalt oder warm angewendet und ob das Mullgewebe häufiger oder seltener angefeuchtet wird.

Grundsätzlich wirken kalte Umschläge entzündungshemmend, warme dagegen entzündungsfördernd. Wird das naßgemachte Mullgewebe nicht oder nur wenig ausgewrungen und häufig (alle 10 Minuten) nachgefeuchtet, so führt man der Haut Flüssigkeit zu. Dies kann zum Erweichen von Krusten erwünscht sein. Wird das Mullgewebe halbtrocken aufgelegt oder seltener (alle 20–30 Minuten) und nur mäßig nachgefeuchtet, so erhält man eine Puderwirkung. Die Maschen des locker gewebten Mulls entsprechen dann Puderkörnchen, weil durch die Kapillarsogwirkung, wie in einem Docht, Flüssigkeit in den Maschen ausgespannt und zum Verdunsten gebracht wird. Die Folgen sind, wie beim Puder, austrocknende, kühlende, entzündungshemmende, juckreizstillende und granulationsfördernde Wirkung.

Wie bei den Flüssigkeiten als Lösungsmittel gilt auch hier die Regel, daß die Abdunstungsgeschwindigkeit dem entzündungshemmenden Effekt direkt proportional ist.

c) Fett

Am häufigsten werden als Vehikel Vaseline, Lanolin und Schweineschmalz (Adeps suillus) verwendet. Daneben finden zunehmend auch synthetische „Fette" Verwendung (z. B. Carbowax, Polyäthylenglykol). Fette als Vehikel erfüllen einen dreifachen Zweck:

1. Sie *glätten* eine rauhe, trockene Hautoberfläche. Reine Fette eignen sich allerdings nicht, eine trockene Haut „nachzufetten", weil hierzu Fett *und* Wasser benötigt werden, am besten in Form einer W/Ö-Emulsion (s. S. 21).

2. Sie *erlauben eine gleichmäßige Verteilung* inkorporierter differenter Substanzen auf der Hautoberfläche.

3. Sie schaffen günstige Voraussetzungen für die *Tiefenpenetration* inkorporierter differenter Substanzen. Diese Eigenschaft der Fette beruht auf ihrer wasserabstoßenden Wirkung. Dadurch entsteht unter der Fettschicht ein künstlicher intertriginöser Raum (s. S. 19). Trägt man z. B. eine Vaselineschicht auf die Hautoberfläche auf, so verhindert diese Fettschicht schon unter normalen Bedingungen die Schweißabdunstung. Die Folgen sind eine lokale Hyperthermie und eine Sekretstauung zwischen Fettschicht und Hautoberfläche, d.h. eine feuchtwarme Kammer. Dadurch ergibt sich eine gesteigerte Sekretdurchtränkung der Epidermis (Mazeration), die ihrerseits die Penetration von Substanzen in die Tiefe erleichtert.

Die örtliche Hyperthermie ist gleichzeitig ein adäquater Reiz für vermehrte Schweißbildung, die die Mazeration immer mehr verstärkt und wirkt darüber hinaus reflektorisch gefäßerweiternd, d.h. entzündungsfördernd. Daraus ergibt sich die Regel: *Salben sind auf akut entzündeter Haut kontraindiziert.* Sie verhindern nämlich nicht nur die Abdunstung des physiologischen Schweißes, sondern auch die von pathologischen Sekreten und fördern zusätzlich die bestehende Entzündung.

Die abdeckende, abdunstungsbehindernde Eigenschaft einer Fettsubstanz ist umgekehrt proportional ihrer Emulgierbarkeit. Vaseline ist schlecht emulgierbar, Lanolin besser, Schweineschmalz am besten. Letzteres wird deshalb im Bereich der behaarten Kopfhaut verwendet, weil seine relativ gute Emulgierbarkeit auch ein leichtes Auswaschen aus den Haaren ermöglicht.

d) Schüttelmixtur (Lotio)

ist ein Gemisch aus Puder und Flüssigkeit.

Nach dem Auftragen verdunstet die Flüssigkeit, und der Puderanteil haftet auf der Haut. Daher wirkt eine Schüttelmixtur weitgehend wie Puder, hat jedoch den Vorteil einer leichten gleichmäßigen Verteilung und besserer Haftung auf der Haut. Eine Grundrezeptur für Schüttelmixtur lautet:
Lotio alba aquosa
Rp. Zinci oxydati
 Talci veneti
 Glycerini
 Aquae dest. $\overline{aa}$ ad 100,0

Ersetzt man das Wasser durch Spiritus vini dilutus, so entsteht die Lotio alba spirituosa, die durch die schnellere Abdunstung des Alkohols stärker entzündungshemmend, jedoch auch stärker austrocknend wirkt.

e) Paste

ist ein Gemisch aus Puder und Fett.
Eine Grundrezeptur für Paste lautet:
Zinkpaste (Pasta zinci)
Rp. Zinci oxydati
 Talci veneti $\overline{aa}$ ad 50,0
 Vaselini flavi ad 100,0

Wird der Puderanteil auf 2:1 erhöht, so entsteht eine harte Paste, bei Erhöhung des Fettanteiles auf 1:2 eine weiche Paste.

f) Emulsion

Bei Fertigpräparaten wurden die klassischen Vehikel durch die Emulsionen weitgehend verdrängt. Je nachdem, ob Flüssigkeitströpfchen in Fett (natürliches Beispiel: Butter) oder umgekehrt die Fett-Tröpfchen in Flüssigkeit (natürliches Beispiel: Milch) emulgiert sind, erhält man eine Flüssigkeit-in-Fett-Emulsion oder eine Fett-in-Flüssigkeit-Emulsion. Nach allgemeinem Ge-

Tabelle 8. Indikationen und Eigenschaften von Vehikeln

	Indikation	Einfluß auf Hautbeschaffenheit	Tiefenwirkung
Puder Schüttelmixtur	akute Entzündung nichtnässende Hautoberfläche	austrocknend	gering
Feuchter Umschlag Lösung	akute Entzündung nässende Hautoberfläche	austrocknend	gering
Paste, Creme	subakute Entzündung	weitgehend neutral	mittel
Salbe	chronische Entzündung	fettend	groß

brauch steht als Fett-Symbol das Öl (Ö) und als Flüssigkeits-Symbol Wasser (W). Wasser-in-Öl-Emulsionen (W/Ö) werden als „*Salbe*", Öl-in-Wasser-Emulsionen (Ö/W) als „*Creme*" bezeichnet. Die W/Ö-Emulsion entspricht in ihrer Wirkung einer gut emulgierbaren Fettgrundsubstanz. Die Creme ist wegen ihres größeren Flüssigkeitsgehaltes, der an der Hautoberfläche verdunstet, kühlend, austrocknend und weniger fettend als eine Salbe.

Die handelsüblichen Emulsionen als Vehikel bieten alle Vorteile einer industriellen Fertigung (gleichbleibende Zusammensetzung, homogene Vermischung, günstiger Preis). Als nachteilig erweist sich oft der komplizierte Aufbau mit Emulgatoren, Stabilisatoren, Geruchskorrigentien usw., die die sensibilisierende Potenz des Vehikels erhöhen.

2. Grundsätze zur Vehikelauswahl

Die Entscheidung, welches Vehikel im konkreten Fall angewendet werden soll, wird anhand von vier Kriterien getroffen (Tab. 8):

a) Die erwünschte Tiefenwirkung

Handelt es sich um eine Dermatose mit pathologischen Veränderungen nur in den oberflächlichen Schichten der Haut, wie Epidermis und obere Dermis (Beispiel: Pityriasis rosea), so genügt ein Vehikel mit geringer Tiefenwirkung (z.B. Lotio oder Creme). Soll jedoch ein Krankheitsbild mit verdickter Haut (Beispiel: chronisch-lichenifiziertes Ekzem) von außen behandelt werden, so ist die Wahl eines tiefenwirksamen Vehikels erforderlich (z.B. weiche Paste oder Salbe).

Grundsätze zur Vehikelauswahl

Grundsatz: Ein Vehikel ist um so tiefenwirksamer, je stärker es die Abdunstung behindert.
Danach sind:
- oberflächlich wirksam: Puder, Schüttelmixtur, feuchte Umschläge, Lösungen.
- mitteltief wirksam: Creme und Paste.
- tief wirksam: Salbe.

Die Tiefenwirkung einer Salbe kann noch erhöht werden, wenn die Salbenbedeckte Hautoberfläche mit einer wasserundurchlässigen Kunststoff-Folie luftdicht abgeschlossen wird (Okklusiv-Verband), besonders wenn Glukokortikoide in tieferen Hautschichten einwirken sollen. Beispiel: Alopecia areata mit entzündlichem Infiltrat an den Haarwurzeln.

b) Grad der Entzündung

Da Puder und puderähnlich wirkende Vehikel am stärksten entzündungshemmend und am wenigsten hautreizend sind, ist ihre Anwendung bei akuten Entzündungen sinnvoll. Hier wird man bei trockener Hautoberfläche (Beispiel: Herpes simplex mit nicht geplatzten Bläschen) Puder oder Schüttelmixtur, bei nässender Hautoberfläche jedoch feuchte Umschläge bzw. alkoholische und wäßrige Lösungen anwenden.

Bei chronischen Hautentzündungen kommt es in erster Linie auf die Tiefenwirkung des Vehikels an, so daß hier Salben- oder Okklusiv-Verbände sinnvoll sind. Subakute Entzündungen der Haut werden am besten mit Creme oder Paste behandelt.

c) Der Hauttyp

Gemessen an der Talgproduktion der Haut gibt es zwei Extremvarianten des Hauttyps: den Seborrhoiker und den Sebostatiker. Die meisten Menschen können zwischen diesen zwei Extremen eingeordnet werden, so daß bei ihnen die Beachtung des Hauttyps in der Verordnung von Hautexterna von untergeordneter Bedeutung ist.

Bei einem ausgesprochenen Seborrhoiker dagegen ist es empfehlenswert, in der Skala „trocken-fett" einen Schritt zum „Trockenen" und bei Sebostatikern einen Schritt zum „Fetten" zu machen.

Als „trocknende Vehikel" gelten Puder, Schüttelmixtur, feuchte Umschläge und Lösungen, während die Salben „fettende Vehikel" darstellen. Creme und Paste nehmen auch hier eine Mittelstellung ein.

Beispiele: Eine akute Dermatitis müßte im Prinzip mit Puder, Schüttelmixtur, feuchtem Umschlag oder Lösung, also mit „trocknenden Vehikeln" behandelt werden. Bei einem Sebostatiker wird man stattdessen Creme oder Paste nehmen. Ein chronisch-lichenifiziertes Ekzem erfordert nach den Regeln der externen Dermatotherapie die Anwendung von Salben. Einem Seborrhoiker verschreibt man stattdessen eher eine Paste oder Creme.

d) Die Lokalisation der Dermatose

In bestimmten Hautregionen gelten besondere Gesichtspunkte in der Vehikelauswahl. Insbesondere trifft dies für die behaarten Hautstellen und für die intertriginösen Räume zu.

An behaarten Hautstellen wird bei akuten Entzündungen der alkoholischen Lösung der Vorzug gegeben. Bei subakuten Dermatosen ist die Anwendung von Creme und bei chronischen Entzündungen die einer gut emulgierbaren, daher auch leicht auswaschbaren Salbe zu empfehlen.

In den intertriginösen Räumen wird die Schweiß- und Sekretabdunstung bereits durch die anatomischen Besonderheiten behindert. Daraus ergibt sich, daß Salben zur Behandlung intertriginöser Dermatosen im allgemeinen nicht geeignet sind. Eine Ausnahme bilden nur ausgesprochen trockene, stark lichenifizierte Herde.

Am besten geeignet sind hier alkoholische und wäßrige Lösungen und Cremes, in den nichtbehaarten intertriginösen Räumen auch Pasten. In allen Fällen wichtig ist die Trennung der anliegenden Hautflächen durch Mull, damit diese von gestautem Schweiß oder Sekret freigehalten werden.

3. Örtlich angewandte differente Substanzen und ihre Wirkung

In den letzten Jahrzehnten vollzog sich in der externen Dermatotherapie eine grundlegende Wandlung, bedingt vor allem durch die Einführung wirksamer, in ihrer Wirksamkeit definierbarer Substanzen.

Während Externa früher aus zahlreichen, z. T. in ihrer Wirkung unsicheren, empirisch ermittelten Elementen aufgebaut wurden, kommt die moderne Dermatologie mit einigen, in ihrer Wirkung objektivierbaren Substanzen aus.

Einige differente Substanzen sind speziellen Indikationen vorbehalten (Beispiel: Antibiotika bei bakteriell bedingten Dermatosen) und können hier nicht besprochen werden. Andere werden bei bestimmten Reaktionsmustern der Haut, unabhängig von ihrer Ursache, symptomatisch eingesetzt.

Die häufigsten *Reaktionsmuster* sind:

1. Oberflächliche, nicht erregerbedingte Entzündung. Beispiel: Pityriasis rosea, morbilliformes Arzneiexanthem, Dermatitis solaris. Symptomatische Therapie: Oberflächliche Entzündungshemmung.

2. Entzündliches und granulomatöses Infiltrat. Beispiele: Erythema nodosum, Lichen ruber planus, Sarkoidose. Symptomatische Therapie: Antiinfiltrativ, gleichzeitig entzündungshemmend mit tiefenwirksamen Externa.

3. Verstärkte *Zellproliferation:* Beispiele: Erhöhte Mitoserate der Keratinozyten in der Epidermis bei Psoriasis vulgaris oder von pathologischen Zellen in der Dermis bei maligner Retikulose. Symptomatische Therapie: Proliferationshemmende Externa.

4. *Vermehrte Hornbildung* als Schuppe oder Keratose. Beispiele: Pityriasis simplex capillitii, palmoplantare tylotisch-rhagadiforme Reaktion, aktinische Keratose. Symptomatische Therapie: Keratolyse, gleichzeitig Proliferationshemmung.

5. *Seborrhö* und Erkrankungen des seborrhoischen Formenkreises. Beispiele: Akne vulgaris, seborrhoisches Ekzem, Rosacea. Symptomatische Therapie: Antiseborrhoika.

Die heute meistgebrauchten differenten Substanzen zeigen bei Berücksichtigung der genannten Reaktionsmuster folgende Wirkungen:
- *Glukokortikosteroide:* Proliferationshemmend, entzündungshemmend und antiinfiltrativ. Ausschlüsse s. S. 169.
- *Teer* (Pix lithanthracis = Steinkohlenteer, Liquor carbonis detergens = Steinkohlenteerextrakt in flüssiger Form, Ichthyol bis zu einer Konzentration von 3–5%): Proliferationshemmend und entzündungshemmend. Ichthyol in höheren Konzentrationen ist entzündungsfördernd!
- *Salizylsäure* (Acidum salicylicum) zum Abschuppen 3%ig, zum Aufweichen umschriebener dicker Keratosen 10–20–60%ig (Salizylseifenpflaster): Keratolytisch. Zu beachten ist die resorptive Toxizität (s. u.).
- *Schwefel* (Sulfur praecipitatum), 5–7%ig: Antiseborrhoisch.
- *Resorzin* (Resorcinum), 1–2%ig: Antiseborrhoisch, keratolytisch.

4. Gesichtspunkte bei der Auswahl differenter Substanzen

Die wichtigsten Forderungen gegenüber extern angewandten differenten Substanzen sind
- die Wirksamkeit,
- die fehlende resorptive Toxizität,
- eine geringe sensibilisierende Potenz,
- das richtige Verhältnis zwischen Wirkung und voraussehbarer Nebenwirkung,
- ein diagnosebezogenes Wirkungsspektrum.

Die resorptive Toxizität
ist besonders bei Borsäure und Salizylsäure zu beachten.

Borsäure wurde früher wegen ihrer schwach antimikrobiellen Wirkung häufig und gern als Borsalbe, Borwasser, Borpuder, Borax-Glyzerin u. a. verwendet. Heute wird auf diesen Wirkstoff vor allem aus zwei Gründen weitgehend verzichtet:

1. Es wurden zahlreiche, mitunter tödliche Zwischenfälle durch resorptive Toxizität bekannt, die besonders bei Säuglingen und Kleinkindern und bei großflächiger Anwendung beobachtet wurden.
2. Durch die Fortschritte der Therapie können wirksamere, besser verträgliche Substanzen die Borsäure voll ersetzen.

Die *Salizylsäure* darf wegen der resorptiven Toxizität nicht großflächig angewendet werden, insbesondere nicht in höheren Konzentrationen und bei Säuglingen bzw. Kleinkindern.

Die sensibilisierende Potenz
Lokaltherapeutika sind nicht selten die Ursache von Kontaktallergien. Potentielle Antigene sind: Salbengrundlagen, Stabilisatoren, Emulgatoren und Geruchskorrigentien in den Vehikeln. Auch viele differente Substanzen sind als potente Antigene bekannt und sollten in der externen Dermatotherapie nicht mehr angewendet werden. Hierzu gehören in erster Linie Penicillin in allen örtlich anwendbaren Formen, ältere Sulfonamide, Lokalanästhetika als Salbe, Puder oder Lotio. Auch bei älteren Antimykotika ist das Problem nicht so sehr die fast immer gegebene Wirksamkeit, sondern die hohe Sensibilisierungsrate.

Breitet sich eine Dermatose trotz richtiger Diagnose und adäquater Behandlung aus, und es tritt Juckreiz auf oder der bestehende Juckreiz verstärkt sich, so besteht der Verdacht auf eine Sensibilisierung durch das Lokaltherapeutikum.In diesem Fall sind Epikutan-Testungen mit dem verdächtigen Präparat oder auch mit seinen Einzelbestandteilen angezeigt. Bis zur Klärung soll dieses Präparat bei dem betreffenden Patienten nicht weiter verwendet werden.

Wirkung und Nebenwirkung

Glukokortikosteroide sind aus der externen Dermatotherapie nicht wegzudenken. Dank ihrer Anwendung kann bei zahlreichen Dermatosen die Behandlungsdauer wesentlich verkürzt, bei vielen auch eine endgültige Abheilung erzielt werden. Meist wird ihr symptomatisch entzündungshemmender und antiproliferativer Effekt genützt.

Vergessen wird dabei oft, daß die Glukokortikosteroide auch bei örtlicher Anwendung mit zahlreichen Nebenwirkungen an der Haut behaftet sind:
– sie wirken Akne-fördernd („Steroid-Akne") und sind deshalb für die Akne-Behandlung ungeeignet.
– durch Langzeit-Anwendung führen sie zu Atrophie der Haut und örtlicher Hypertrichose. Auch Teleangiektasien und Pigmentverschiebungen werden bei Langzeit-Behandlung beobachtet.
– Sie setzen die örtliche Resistenz der Haut gegenüber Viren, Bakterien und Pilzen herab.

Aus den genannten Gründen müssen bei der örtlichen Anwendung von Steroiden einige Regeln beachtet werden:

Gesichtspunkte bei der Auswahl differenter Substanzen

1. Keine Steroide aus nichtigen Anlässen. Die wahllose Anwendung von Steroiden bei Minimalbeschwerden ist leider sehr verbreitet.
2. Nach Möglichkeit keine kontinuierliche Langzeit-Behandlung. Ist dies aus Krankheitsgründen erforderlich, so ist eine Intervall-Behandlung anzustreben. Auch die abgestufte Anwendung von verschieden stark wirksamen Steroiden entsprechend dem jeweiligen Hautzustand kann Nebenwirkungen einsparen.
3. Steroide sind bei erregerbedingten Dermatosen nicht indiziert, in vielen Fällen wegen Begünstigung der Ausbreitung sogar kontraindiziert. In zwei Ausnahmen sind sie jedoch zulässig:
   - Initialbehandlung einer stark entzündlichen, erregerbedingten Dermatose mit Steroiden in den ersten zwei Tagen zur symptomatischen Milderung der Entzündung und der damit verbundenen subjektiven Beschwerden. Danach ist Übergang auf spezifische Therapie ohne Steroide erforderlich.
   - Anwendung von Kombinationspräparaten, die neben dem spezifischen Wirkstoff gegen den Erreger auch Steroide enthalten. Über die Nachteile einer derartigen Behandlung wird im folgenden Abschnitt berichtet.

Diagnosebezogenes Wirkungsspektrum

In den letzten Jahren häufen sich industriell gefertigte Externa, die verschiedenartige Wirkstoffe in sich vereinen und dadurch z.B. gleichzeitig antibakteriell, antimykotisch und entzündungshemmend wirken. Der Vorteil dieser „Anti-Alles-Salben" liegt für den Fachunkundigen darin, daß scheinbar eine exakte Diagnosestellung entbehrlich wird. Darin liegt aber auch gleichzeitig der Nachteil dieser Präparate, weil im allgemeinen eine exakte Diagnose und eine diagnosebezogene Therapie *rascher und zuverlässiger zur Abheilung führen*. Hinzu kommt, daß ohne Diagnose *Hinweise auf andere Erkrankungen* übersehen werden können. Wird z.B. eine submammäre Candidamykose nicht erkannt, denkt man auch nicht an den eventuell begünstigenden Diabetes mellitus. Die *Sensibilisierungsgefahr* erhöht sich mit jeder zusätzlichen Substanz, die einem meist ohnehin kompliziert aufgebauten Vehikel hinzugefügt wird. Schließlich werden durch unkritische Anwendung von antibiotischen Zusätzen *resistente Bakterienstämme gezüchtet*.

Sachverzeichnis

Kursiv gedruckte Zahlen: Wichtige Aussage oder ausführlichere Besprechung des Stichwortes; **Fettgedruckte Zahlen:** Abbildung zum Stichwort

Abdunstung
   Behinderung 83, 165, 166
   Bremsen **21**, 21
   Förderung 21, 161, 163
   Geschwindigkeit 162
   Kälte 19, 161
Abschuppende Wirkung 167
Abwehrfunktion der Haut 11, 168
Acarus scabiei 68, **69**
Acidum salicylicum, s. Salizylsäure
Acrodermatitis chronica atrophicans 39, 73
Adeps suillus, s. Schweineschmalz
Adipositas 80
Adnexe 4, 67
Adnexitis gonorrhoica 104
Agranulozytose, allergische 114
Akantholyse 3, **49**
Akanthose 56
Akne vulgaris 166
   papulo-pustulosa **56**
   papulosa 56
   pustulosa 48
Akren 141
Akrocyanosis crurum 39
Akrosin 157
Akrozyanose 39, 141
Aktinische Schäden 5, 14, 17
Aktinomykose 74
Albinismus 2, *41*, 42, 136
Alkalisierung der Hautoberfläche 20
Alkohol 161, 163
Allergie *111*
   anaphylaktischer Typ 5, 46, *112*, **113**
   Arthus-Typ 38, *114*, **114**
   Ekzem-Typ *115*, **116**
   humorale 5, *112*

Tuberkulin-Typ *118*, **118**
zelluläre *115*
zytotoxischer Typ *113*, **114**
Allergie-Testung 26, *119*, **121**
Alopecia
   areata **137**, 138, 165
   specifica 93, 100
Alopezie *135*
   diffuse 136
   gemischte 138
   vom Frühtyp 137
   vom Spättyp 137
Altershaut
Ambustio 24
Anagenphase 5, 136, **139**
Analekzem 149, 151
   Kontaktallergien 150
   Oxyuren 151
Analfibrom 150
Analfissur 150
Analkarzinom 150
Analprolaps 150
Analspekulum 150
Anamnese 23, *28*
Anaemie, allergisch-hämolytische 114
   bei Lues 100
Anaphylaktischer Schock 113, 120
Andrologie *152*
   immunologische Untersuchung 158
Andrologische Anamnese 152
Andrologische Untersuchung 154
ANF, s. antinukleäre Faktoren
Anflugflora 79, 87
Angina specifica 93
Angiom 38, 59
Angiopathie, diabetische 65
Antibabypille s. Kontrazeption

Antibasalmembran-Autoantikörper 129, **129**, *129*
Antibiogramm 87
Antibiotika 80, 87, 166
Antiepitheliale Autoantikörper 129, **129**
Antigene *111*, 167
  Bromsalicylanilid 117
  Eier 112
  Erdbeeren 112
  Fische 112
  Geruchskorrigentien 163, 167
  Haarfärbemittel 29
  Hausstaub 112
  Kaliumdichromat 26, 115
  Kontrastmittel 112
  Krebse 112
  Lanolin 117
  Lokalanaesthetika 167
  Masernvirus 118
  Medikamente 113, 114, 117, 118
  Penicillin 28, 112, 117, 120, 167
  Pilze 118
  Pollen 112, 120
  Schimmelpilze 112
  Schlafmittel 120
  Stabilisatoren 163, 167
  Streptokokken 114, 118
  Sulfonamide 167
  Terpentin 29
  Trichophytin 84
  Tuberkelbakterien 118
  Tumor-Antigene 114
  Vaccinia-Virus 118
  Vehikel 117
  Zellmembran-Antigene 113
Antiinfiltrative Wirkung 166, 167, 168
Antikörper 5, 11, *111*
Antimykotika 79, 168
Antinukleäre Faktoren 128, *130*, **130**
Antiseborrhoische Wirkung 167
Aqua destillata 163
Argyrose 42
Arsen-Melanose 43
Artefakte 59
Arterielle Gefäßinsuffizienz, Stadien *146*
Arterien *10*, 19, 141, 145
Arteriosklerose 38, 65, 145
Arthritis psoriatica 28
Arzneiexantheme 112
  fixe 119, **120**
  morbilliforme 118, 120, 166
  rubeoliforme 118
  scarlatiniforme 118
  zeitliche Beziehungen zur Antigenzufuhr *120*
Aspergillus 74
Asthenozoospermie 155
Asthma bronchiale, allergisches 29, 113, 120
Ausfluß, s. Fluor
Ausrufungszeichenhaare 138
Austrocknende Wirkung 161, 162, 163, 164
Austrocknung, Schutz vor 2, 4, 8, 13, *20*
Atebrin 43
Atopie 11, 29
Atrichie 135
Atrophie 42, 45, 169
  weiße 14
Autoantikörper 128, **129**
Autoimmunerkrankungen *128*
Autoimmunkomplexe 50, 51
Azeton 161
Azoospermie 155, 158

Bakterien 48, 65, 78, *86*, 169
  Ausstrichpräparat 86
  Kultur 86, 87
  Resistenz 170
  Tierversuch 86
Bakteriologie *86*
Bartholinitis gonorrhoica 104
Basaliom 17, 52, **52**, 60
Basalmedium 97
Basalmembran 51
Basalzellendegeneration 51
Beau-Reilsche Querfurche 9, **10**
Begrenzung des Krankheitsherdes 30, *32*
Behaarungsintensität 135
Bergamottöl 18
  Dermatitis **18**
Bindegewebsschwäche 142
Biopsie *133*
  Auswahl der Stelle 133
  Diathermieschlinge 133
  Einsendung 132, *133*
  Fixierung 132, *133*
  Größe und Tiefe 133
  Indikationen 132
  Keloidneigung 133
  kosmetische Gesichtspunkte 133
  Stanzen 133

Sachverzeichnis

Bläschen 35, *46*
  dyshidrosiforme 48, *51*, 77, 77
  gruppierte 25, 26, 32, 47, *48*
  spongiotische 118
Blasen *46*
  akantholytische 3
  intraepidermale 3
  subepidermale 1, 17
Blickdiagnose 24
Blutschwamm, s. Hämangiom
Bonjour-Tropfen *103*, 105
Borsäure *167*
Bouinsche Lösung 133, *158*
Bradykinin 112
Bronzediabetes 43
Bubo 90
Bulla, s. Blase

Candida 74
  albicans 76, 81
Candidamykose, s. Kandidose
Kandidose 77, *79*, **80, 81, 82**, 90, 149, 151, 170
  begünstigende Faktoren 80
  Diagnostik 82
  Untersuchungsmaterial 82, 83
Candidin 85
Canities 136
Capillaritis alba 39, *144*, 145
Caro luxurians 65
Cervicitis gonorrhoica 104
Chloasma uterinum 15, 28, 41
Chloroform 161
Cholesterin 21
Chromosomenanalyse 159
Chronisch-venöse Insuffizienz 12, 38, 41, 42, 65, *142*, 143
Cimex lectularius 73
Claudicatio intermittens *146*
Collier de Venus 43
Condylomata
  acuminata 55, 150
  lata *95*, 149
Conjunctivitis gonorrhoica 104
Corona phlebectatica 143
Corynebacterium acnes 86
Coryza syphilitica 99
Creme *163*, 164, 165
Crusta, s. Kruste
Crescendo-Reaktion 126
Cuti-Reaktion 109

Cutis marmorata 39
Cysta, s. Zyste

Decrescendo-Reaktion 126
Degeneration, ballonierende 50
Dehnbarkeit der Haut 4, 20, 65, 67
Dehnungsschmerz bei tiefer Thrombophlebitis 146
Dekubitus 65
Depigmentierung **41**, 42, 45, 169
Dermatitis
  akute 165
  solaris *16*, **17**, 18, 31, 37, 166
  toxische 24
Dermatitis herpetiformis Duhring 26, *48*, 131
Dermatom 31
Dermatomykosen *74*
Dermatomyositis, ANF 131
Dermatophyten 74, 76, 78
Dermatosklerose 63, *144*
Dermatotherapie, Grundlagen *160*
Dermographismus
  roter 11, 37
  urtikarieller 12, **44**
  weißer 11, 12
Desmosomen 3, 50
Desquamatio
  insensibilis 2
  sensibilis 2
Diabetes mellitus 80, 170
Diagnose, dermatologische 35
Diaskopie, s. Glasspateldruck
Differente Substanzen 160, 162, *166*
  diagnosebezogenes Wirkungsspektrum *167*, *170*
  resorptive Toxizität *167*
  Wirkung und Nebenwirkung 167, *168*
Differentialdiagnose 25, 35
Differentialspermiozytogramm 154, *156*
DNS-Reparaturmechanismen 14
Druck-Urtikaria 45
Dunkelfeldmikroskop 86
Dyschromasie 77
Dyshidrosis, genuine 51
Dystrophie der Nagelplatte 77

Eczéma canalé 22
Eczéma craquelé *22*, **22**, 65
Effluvium 136
Eisenfärbung, histologische 41

Ejakulat, s. Sperma
Ejakulatuntersuchung
  bei Gonorrhö 106
Ekchymosen 38
Ektodermale Dysplasie 19
Ektothrixe Lagerung 78
Ekzem
  chronisch-lichenifiziertes 164, 165
  dyshidrosiformes 50
  kontaktallergisches 26, 32, 47, 52, 55, 56, 87, *115*, 117
  photoallergisches *177*, 117
  seborrhoisches 166
  tylotisch-rhagadiformes 22, 65, 66
Elastische Fasern *4, 5*, 14
Elastizität der Haut 4
Elastose, aktinische *5*, 14, 15, 17, 38
Elektronenmikroskopie, Negativkontrastverfahren 87
Elephantiasis nostras 145
Embolie 65
Emulgatoren 163, 167
Emulgierbarkeit von Fetten 162, 165
Emulsion 21, 160, 162, *163*
Enanthem 31
Encephalomeningitis bei Lues 99
Endangiitis obliterans 145
Endocarditis
  gonorrhoica 105
  lenta 146
Endokrinologische Untersuchung 152, *158*
Endometritis gonorrhoica 104
Endothrixe Lagerung 78
Entfettung der Hautoberfläche 21
Entzündungsförderung 161, 162, 167
Entzündungshemmung 161, 162, 166, 167, 168
Eosintest 156
Epidermis
  heterotope 58
  Schichten (Übersicht) 1
  Ursprung 1
Epidermis-Schichten
  Basalzellschicht 1
  Hornschicht *4*, 14, 15, 20, 51, 58
  Körnchenzellschicht 3
  Stachelzellschicht 3
Epidermolysis bullosa 51, 58
Epidermophytie 76, *77*
Epidermophyton 74

Epidermopoese 2, 21, 22
Epididymitis gonorrhoica 103
Epheliden 2, 41
Epikutantestung 26, *124*, 142, 169
  bei Analekzem 150
  belichtete *125*
  positive Reaktion 126
  Testpflaster 126
Epithelisierung 65
Epithelkeime, versprengte 58
Epitheloidzellen 54
Epizoonosen 68
Erbkrankheiten 29
Erfrierung 63, 65, 66
Erosio 20, 32, 47, *60*, 77, 80, 81
Erosivreaktion 60, 60
Erysipel 24, 37, 65, 86, 146
Erythem 10, 14, 22, 36, *37*, 57
  eleviertes 37
Erythema
  chronicum migrans 37, 73, 72
  e calore 37
  e pudore 37
  exsudativum multiforme 33, 119, 146
  nodosum 120, 166
Erythemschwelle 14
Erythrasma 74, 79
Erythrodermie 31, 41
Erythrozyten-Diapedese 41
Exanthem 31
Exkoriation 60
Exozytose 117, 116
Expositionstest *119*
  Aussage 120
  Gefahren 120
Exsikkation *21*, 22, 65

Fadenpilze *74*
Färbungen
  Gram 106
  May-Grünwald-Giemsa 50
  Methylenblau 106
  Ziehl-Neelsen 87
Fadenpilzerkrankung 29, *74*
Fett
  als Vehikel 160, *162*, 163
  epidermogenes 2, 21
Fettende Wirkung 163, 164
Fettläppchen 12
Fettproduktion 21
Feuchte Umschläge 21, *161*, 164, 166

Sachverzeichnis

Fibroblasten 5, 144
Fieberbläschen, s. Herpes simplex
Filzläuse 71, **71**
Fischschuppenkrankheit, s. Ichthyosis vulgaris
Fissur *65*
Fisteln 150
Fixierungsmittel für Histologie 133
Fleck 35, *36*
   andersfarbener 42
   blauer 39
   brauner 39
   bunter 43
   roter 36
   weißer 41
Flexibilität der Hornschicht 20, 22
Flöhe 73
Flüssigkeit 160, *161,* 163
Fluktuation 46
Fluor 80, 107
   bei Gonorrhö **104**
Fluoreszenz, bei Pilzen 79
Follikulitis 48
Formaldehyd zur Fixierung 133
Frei-Test 109
Früh-Typ-Allergie 112
Fruktolyse 158
Fruktose 158
FTA-Test *97,* 98, 100
Fungi **74**
Funiculitis gonorrhoica 103
Furocumarine 18
Furunkel 86

Gangrän 11, 65, *65,* 145, 146
Gefäße *10,* 13
   Kaliberänderung 141
   Verschluß *145*
   Wandschädigung *146*
Gefäßerkrankungen *141*
Gefäßfunktionen 11
Gefäßinsuffizienz
   arterielle 145, 146
   lymphatische 145
   venöse, chronische, s. chronisch-venöse Insuffizienz
Gefäßnetz 4, 10
Gefäßplexus, s. Gefäßnetz
Gefäßschäden 65
Gefäßspasmen 142
Geigermal 2

Gelbsucht 43
Genetische Untersuchung 152, *158*
Gerinnungsstörung 38
Geruchskorrigentien, s. Antigene
Geschlechtskrankheiten 29, *90*
   Definition *90*
   Gesetz zur Bekämpfung *90*
Geschwür, s. Ulkus
Glaspatel 141
Glaspateldruck **36, 57,** 57
Glatze, männliche 140
Glukokortikosteroide 38, 80, 165, 167, *168*
Glycerin 161, 163
Gonococcus, s. Gonokokken
Gonokokken 103, **104**
   Immunfluoreszenzmikroskopie 108
   Kultur 108
   mikroskopische Untersuchung 106
   Sepsis 104, 106
Gonorrhö 86, 90, 98, *103*
   Abstrich 105
   akute **104**
   Anamnese 103
   chronische 103, *104,* 157
   Diagnostik 103
   Erregernachweis 105, 106
   extragenitale *104*
   Fernkomplikationen 103, *104*
   Gewinnung von Untersuchungsmaterial 105
   Inkubationszeit 103
   komplizierte 103
   oropharyngeale 104
   rektale 104, 151
   Serologie 108
Gram-Färbung 106
Granulation 63, *65*
   Förderung 161, 162
Granulom 57
   tuberkuloides 56
Granuloma annulare **54**
Granulopenie, allergische 114
Gravidität 80
Grundsubstanz des Bindegewebes 5
Grundsubstanzen von Vehikeln 160, 167
Gürtelrose, s. Herpes zoster
Gumma 63, 101

Haar 5, 77, 78
   Färbemittel, s. Antigene
   Farbe 136

Haar
  Wachstum 5
  Wechsel, physiologischer 139
  Wurzeln 166
Haarausfall *136*
  bei Lues 93
  diffuser 138
  herdförmiger 138
  Untersuchungsschema 136
Haarerkrankungen *135*
Haarfollikel 4, 5, **6**, 56, 58, 86
  Matrixzellen 5
  Epithel 58
Haarschaftveränderungen 135
Haarwurzelstatus 138
Haarzyklus 5, 138
  Histologie 138, **139**
  Trichogramm 138, **139**
Hämangiom, kavernöses 141
Hämatom 38 .
Hämochromatose 43
Hämophilie 38
Haemophilus ducreyi 108
Haemorrhoiden 95, 142, 149, 150
Hämosiderin 39, 41, 42, 43, 144
Halbantigene, s. Haptene
Halbdesmosomen 1
Halsrippe 142
Haptene 117
Haut
  Dicke 55
  Farbe 2, 11, 36, 41
  Funktionen *13*
  Konsistenz 42
  Temperatur 146
Hautbefund 24, 25, *30*
Hautbindegewebe 1, *4*, 5
Hauteffloreszenzen 25, *35*
  primäre *35*
  sekundäre *59*
Hautfelderung 55
Hautkrebs 14, 15, 17
Hautriß, s. Rhagade
Hautschichten
  Dermis *4*
  Epidermis *1*
  Subkutis *12*
Hautsegment 11, 31
Hautspannungslinien 133, **134**
Hauttyp 6, 166
Hefen 74, 78, 82

Hefezellen 77
Heparin 5
Hepatitis bei Lues 99
Hepatosplenomegalie bei Lues 100
Herdaufbau 30, *33*
Hernien 142
Herpes
  genitalis 90
  gestationis 48
  simplex 26, 32, 35, **47**, 48, 87, 165
  zoster 11, **25**, 26, 48, 49, 65, 87
Heuschnupfen 113, 120
Hidradenome 52
Hirsutismus 135
Histamin 5, 14, 37, *45*, 112, 122
Histamin-Liberatoren 46, 122
Histopathologische Untersuchung *132*, 143
  Biopsie 132, *133*
  Indikationen 132
Hitzemelanose von Buschke 41
Hobelspanphänomen 83, 84
Hochsingersche Infiltrate 100

Intertrigo 150
  bei Adipositas 80
  erosive 60
Intrakutan-Testung *120*
  bei humoraler Allergie vom anaphylaktischen Typ *120*
  bei Mykosen 84
  bei zellulärer Allergie vom Tuberkulin-Typ *123*
  falsch-negative Reaktionen 122
  falsch-positive Reaktionen 122
  Instrumente **123**
  positive Reaktion bei humoraler Allergie vom anaphylaktischen Typ **123**
  positive Reaktion bei zellulärer Allergie vom Tuberkulin-Typ **125**
In-vitro-Teste, bei Allergie 127
In-vivo-Teste, bei Allergie *120*
Irisblendenphänomen 39, 141
Ixodes ricinus 73

Jodkali-Probe 101
Juckreizstillung 161, 162

Kadaverisierte Haare 138
Kälteschaden 39

Sachverzeichnis

Kälte-Urtikaria 46
Kalilauge 77, 84
Kaliumdichromat, s. Antigene
Kallus 2
Kapillaren *10*, 142, 146
Karenztest *119*
Karotinose 43
Karzinom-Metastasen 125
Karzinom, spinozelluläres 17, 18, **52**, 55, 65, 134, 144
Katagenphase 5, **139**
Keloid 67, **66**
Keratin 1, 4, 74
Keratinozyten 15, 21, 39, 41, 50, 51, 55, 61, 118, 166
  Aufgaben *1*
  Mitoserate 2
  Mutationen, somatische 14
Keratitis parenchymatosa 100
Keratoakanthom, Histologie 134
Keratohyalin-Granula 3
Keratolytische Wirkung 166, 167
Keratoma palmare et plantare dissipatum 29
Keratose *63*, 166
  aktinische 17, 166
  follikuläre 42
  pilzbedingte 77
  Röntgen-bedingte 45
Keratosis follicularis 54
Kerion Celsi 77
Kimmig-Agar 78
Klavi 2, 63
Kleiderläuse 72, *73*, **72**
Kleinmolekulare Inhaltsstoffe der Hornschicht 21
Klinefelter-Syndrom 159
Knopfsonde 57
Knötchen *51*
Knoten *51*, 77
Koagulopathien 38
Kokardenform **33**
Kolbenhaar 5, 6
Kollagenfasern 4, 5, 14, 42, 67
Kombinationspräparate 169
Komedonen 56
Komplement 95, 114, 128, 131
Komplementbindungsreaktion 87, *95*, **96**, 109
Konfiguration des Krankheitsherdes 25, 30, 31, *32*

Konidien 74
Kontaktallergie 26, 29, 143, 167
Kontaktekzem, s. Ekzem, kontaktallergisches
Kontaktgifte 46
Kontaktsensibilisierung 20
Kontraktur, dermatogene 67
Kontrazeption, hormonelle 80
Kopfläuse 70, *71*
  Nissen **70**
Kapillarsogwirkung 162
Krätze, s. Scabies
„Kraftlinien" 133, **134**
Krampfadern, s. Varizen
Kratzeffekte 60
Krebsvorsorgeuntersuchung 149
Kruste 35, 47, *60*, 61, 65
  Erweichung 162
Kryoglobulinämie 142
Kühlung der Hautoberfläche 161, 162, 163
Kutis 1

Läppchentest, s. Epikutantest
Läuse 68
Langerhans-Zellen 3
Lanolin 162
Lanugo-Haare 5
Laryngitis bei Lues 93
Leberfleck 2, 41
Leishmaniose 29
Leisten-Dermographismus, s. Urticaria factitia
LE-Phänomen 131
Lepra 29, 42, 87
Leukämie 80, 124
Leukomelanoderm 43
Leukoplakie 17
Leukotaxis 114
Leukozyten 11, 48
  lysosomale Enzyme 38, 114
LE-Zellen 131
Lichenifikation 54, **55**, 149, 166
Lichen ruber
  follicularis 138
  pemphigoides 51
  planus 34, 41, 51, *52*, 55, 166
Lichen sclerosus et atrophicus 42, *51*
Lichen trichophyticus 55
Lichtschäden 14
Lichtschutz 2, *13*, 15

Lichtschwiele 15
Lichtstrahlen 13, *14*, 41
Licht-Treppe 14
Licht-Urtikaria 45
Lidekzem 28
Lipidfenster 4, **21**, 21
Lipidfilm **21**
Liquor carbonis detergens 167
Livedo reticularis 39
Lösungen 21, 161, 164, 165, 166
Lösungsmittel 161
Lokalanaesthetika, s. Antigene
Lokalisation, bevorzugte 30
Lotio 21, 160, 163, 164, 165
  aquosa 163
  spirituosa 163
Lues 29, 57, *90*
  Erregernachweis 90, *91*
  Inkubationszeit 90
  Lymphknotenpunktat 91
Lues I 90, **91**
Lues II 92, **93**, **94**, 151
  Erregernachweis 95
  Hautausschläge 92
  Lymphknotenschwellung 93
  Schleimhautbefall 92
  Serodiagnostik 95
Lues III *100*
  Diagnostik 100
  Histologie 101
  Seroreaktionen 102
Lues IV 102
Lues connata 90, 99
  praecox 99
  Serodiagnostik 100
  Stigmata 99
  tarda *99*
Lues latens seropositiva *95*, 99
Luetin-Test 100
Lupoides Infiltrat 56, **57**
Lupus erythematodes
  chronicus discoides **58**
  ANF 130, **130**
  Haarausfall 138
  Immunfluoreszenz 130, **130**
Lupus vulgaris 52, 56, **57**, 87
Lymphadenosis cutis benigna 73
Lymphgefäße 12, 141
  Aplasie 145
  Hypoplasie 145
  Insuffizienz 145

Lymphknotenmetastase 146
Lymphödem 12, *145*
Lymphogranuloma inguinale 90, *109*
  Histologie 109
  Inkubationszeit 109
  Intrakutantest 109
Lymphokine *117*, 118
Lymphopathia venerea 109
Lymphozyten 5, 56
Lymphspalten 65

Macula, s. Fleck
Makrophagen 5, 58
Malassezia furfur 82
Mammakarzinom 28, 55
Mandrin-Phänomen *57*, **57**
Marisken 149
Masern 31, *37*
Mastzellen 5, *45*, 55, 112
Matrixdegeneration 139
Matrixdystrophie 139
Mazeration 20, 61, 77, 80, 162
Mediatorsubstanzen 5, 112
Meinicke-Klärungsreaktion 97
Meinicke-Trübungsreaktion 97
Meissnersche Körperchen 11
Melanin 1, 2, 3, 11, 13, 15, 36, 41, 42
Melaninproduktion 15
Melaninschirm 14
Melanogenese **15**, 42
Melanom, malignes 17, 31, 50, **53**, 56
Melanosis praecancerosa Dubreuilh 17
Melanosomen 2
Melanozyten 1, 2, 3, 15, 41
Melanozyteneinheit, epidermale 3
Melanozyten-stimulierendes Hormon 15, 41
„Metalues" 102
Methylenblau-Färbung 106
Microsporum 74
Mikroembolie, bakterielle 146
Mikroskopisch kontrollierte
  Chirurgie 132
Mikrosporie 78, 79
Miliaria rubra 55
Milium 58
Minorscher Schwitzversuch *8*, **9**
MKR II 97
Mm. arrectores pilorum 11
Mollusca contagiosa **53**, 54
Monarthritis gonorrhoica 105, 106, 107

Monilethrix **136**
Morbus
  Addison 15, 41
  Boeck, s. Sarkoidose
  Hodgkin 124
  Recklinghausen 41
Mucopolysaccharide, saure 5
Muskelpumpe 143
Muttermal 39
MSH-release inhibiting factor 15
MTR 97
Mycetes *74*
Mykologie *74*
Mykosen, tiefe 74
Myzel 74

Nägel *9*, **9**, 77
Naevus
  anaemicus 11, 39, 42
  araneus 38
  flammeus 38, 39
  organoider 38, *39*
  sebaceus 39
  spilus 2, 41
  teleangiectaticus 39
  verrucosus 31
Naevuszellen 39
Naevuszellnaevus 39
Nagelbett 9, 77, 81
Nagelfalz 9, 81
Nagelmatrix 9
Nagelplatte 9, 77, 81
Nagelwachstum 9
Narbe 4, 63, 65, *67*, 142
Nativpräparat 77, *77*, 78
  Kandidose 81
  Pityriasis versicolor 84, **84**
Nebennierenrinde 15, 41
Nebenreaktionen 95, 98
Neisseria gonorrhoeae 103, **104**
Nekrose 11, 17, *65*, 114, 146
Nekrozoospermie 156
Nelson-Test *97*, 98
Nephrose 43
Nervenendigungen *4, 11*
Nervenfasern 4, *11*
  sensible 11, 26, 31
  vegetative 11, 42
Nesselsucht, s. Urtikaria
Neurodermitis diffusa 11, 21, 120

Neurolues 102
Nickelekzem 30
Nikolski-Phänomen 3
Nissen **70, 71**
Nodulus, s. Knötchen
Nodus, s. Knoten
Normospermie 154
Normozoospermie 155

Ödem
  Unterschenkel 143
Oestrogen 15, 41
Offenes Bein, s. Ulcus cruris
Okklusiv-Verband *164*, 165
Oligo-Asthenozoospermie 155
Oligozoospermie 155
Omnibuszeichen 93
Onycholysis semilunaris 77
Onychomykose 75, *76*, **78**
Oophoritis gonorrhoica 104
Ophthalmo-Blenorrhö 104
Orthohyperkeratose 61
Osteochrondritis bei Lues 101

Palpation 41, 51
Pannikulitis 133
Papel 35, *51*
Papula, s. Papel
Parakeratose 2, 61
Parasiten 68
Parker-Tinte 77
Paronychie 81
  bei Lues 100
Paronychium 9, 81
Parrotsche Furchen 100
Pasta zinci, s. Zinkpaste
Paste 160, *163*, 164, 166
Patch-Test, s. Epikutantest
Pediculosis 68
  capitis 70
  pubis 71
  vestimentorum 72, **73**
Pelade-Haare 138
Pemphigoid, bullöses 47, 51, **129**
Pemphigus
  foliaceus, Immunfluoreszenz 130
  syphiliticus 100
  vegetans, Immunfluoreszenz 130
  vulgaris 3, *50*, **129**
Pemphiguszellen **48**, 50
Penicillin, s. Antigene

Periarteriitis nodosa 65
  ANF 131
Peritonitis gonorrhoica 104
Pernio follicularis 39
Perspiratio insensibilis 20
Perthes-Versuch *143*
Petechien 38, 146
Pflasterreizung 125
Phenothiazine 19
Phlebektasien 143
Phlebothrombose 142
Phosphatide 21
Photoallergische Reaktion 16
Photodermatosen *16*, 30
Photodynamische Reaktion 16, *18*, 19, 41
Photodynamische Substanzen 18, 19
Phototoxische Reaktion *16*, 17, 18
Phthiri, s. Filzläuse
Pigmentart 41
Pigmente *42*, 43
Pigmentierung 2, 14, 15, 41, 42
Pigmentsystem 3
Pili torti 135, **136**
Pilze 48, 51, *74*, 168
Pilzerkrankung 26, *74*
Pilzfäden 74
Pilzgeflecht 74, 80
Pilzinfektion 30, 75
Pilzkolonie 74
Pilzkultur 74, 77, *78*, **78**, 81
  Nährböden 78
  Untersuchungsmaterial 79
Pityriasis *61*
  alba 41
  rosea 61, 164, 166
  simplex 23, 61, 166
  versicolor 42, 79, *82*, **83**, **84**
Pityrosporum 74
  furfur 82
  orbiculare 82
Pix lithanthracis 167
Plaques
  lisses 92
  muqueuses 92
  opalines 92
Plattfüße 142
Pneumonia alba 100
Pocken 29, 49, 87, 88
Pockenverdacht *88*
Poikilodermie 18, **44**, 45
Poliosis 136

Polypeptide 14
Polyskleradenitis bei Lues 93
Porphyria cutanea tarda 58
Porphyrie 135
Porphyrine 19
Polyzoospermie 155
Präkanzerosen 14, 15, 17, 18, 45
Prick-Test, s. Stichtest
Primäraffekt, luischer 32, *90*, **91**
Primärläsion 109
Probeexzision, bakteriologische
  Untersuchung 87
Progressive Paralyse 102
Proktitis 150, 151
  gonorrhoische 104, 151
Proktologie *148*, 150
Proktologische
  Anamnese 148
  Beschwerden 148
  Untersuchung 148, 149
Proktoskopie 150
Proliferationshemmende Wirkung 166, 167
Propionibacterium acnes 86
Prostata-Massage 105
Prostatasekret, Gewinnung 105
Prostata-Untersuchung 150
Prostatitis gonorrhoica 103
Proteoglykane 5
Provokationsmethoden bei Gonorrhö 105
Pseudoleukoderm **16**, *41*, 83
Pseudoleukoderma
  angiospasticum 42
  psoriaticum 41
Pseudohyphen 74, 78
Pseudomyzel 74
Pseudo-Pelade 138
Pseudopodien 121
Psoriasis
  vulgaris 9, 28, 29, 61, **62**, 166
  pustulosa 48
Psychiatrische Untersuchung 152, *159*
Puder 21, *160*, 163, 164, 165
Pulex irritans 73
Pullacher Beiß 73
Pulspalpation 146
Purpura 36, *38*, 56, 114, 146
  allergisch-thrombopenische 38
  ockergelbe 38, 41, *143*
  senilis 38

Sachverzeichnis

Pustel *46*, 81
Pustula, s. Pustel
Pyoktanin 161

Quaddel 35, *45*, 49
Quaderviren 87, **88**
Quarzlampe 79
Quecksilber 42
Quincke-Ödem *45*, 46, 113, 120

Rachitisprophylaxe 14
Radio-Allergo-Sorbens-Test, s. RAST
Randbetonung des Krankheitsherdes 33, 77
Rasierklingenbiopsie 133
RAST 127
Raynaud-Syndrom 141, *142*
Reagine 112
Reaktionsmuster der Haut *166*
Reflexerythem 121
Reizserum 91
Rekonvaleszentenserum 111
Rektoskopie 150
Rektumkarzinom 150
Rektumprolaps 150
Resistenzbestimmung 87
Resorcinum, s. Resorzin
Resorzin 167
Retentionszyste 58
Retikulose, maligne 166
Rhagaden 22, *65*, 77, 81, 149
Rhinitis
  allergica 113
Rickettsien 39
Riesenzellen 56
Röntgendermatitis 17, 37, 63
Röntgenoderm 18, 42, **44**
Röntgenstrahlen 5, 18, 45, 60
Rötung, teleangiektatische 36, *38*
Rosazea 38, 166
Roseola 92
RPRC-Test 97
Ruhephase des Haarwachstum,
  s. Telogenphase
Rumpel-Leedescher Versuch 38, *146*

Sabouraud-Agar 78
Säuremantel der Haut *4*, 20, 80
Salben 162, *163*, 164, 165, 166
Salbengesicht 7
Salizylsäure *167*

Salizylseifenpflaster 167
Salpingitis gonorrhoica 104
Saprophyten 86
Sarcoptes scabiei 68, **69**
Sarkoidose 56, 125, 166
Sattelnase 99
Scabies 29, *68*, **69**, 86
  Erregernachweis 69
  Hautbefund 69
  Prädilektionsstellen 68
Scopulariopsis 74
Scratch-Test, s. Skarifikationstest
Schamröte 37
Schimmelpilze 74, 78
Schleim 58
Schleimdrüse 58
Schleimgranulom 58
Schleimhautpemphigoid, benignes;
  Immunfluoreszenz 130
Schleimzyste 58
Schnellschnittdiagnostik, intraoperative 132
Schockorgan *112*, 123
Schorf *65*
Schüttelmixtur, s. Lotio
Schuppe 2, 61, 166
Schuppenflechte, s. Psoriasis vulgaris
Schuppung 149
Schwangerschaft 15
Schwefel 167
Schweineschmalz 162
Schweiß 13, 19, 45, 58, 82, 166
Schweißbildung 162
Schweißdrüsen 7, 11, 19, 51, 58
  apokrine 4, 7, 8
  ekkrine 4, 7, 8
Schweißdrüsenabszeß 8
Schweißporen 7, 55
Schwiele 2, 22, *55*, 60
Schwitzurtikaria 45
Seborrhö 6, 166
Seborrhoiker 165
Seborrhoische Gebiete 5, 6
Sebostase 6, 21
Sebostatiker 165
Sebotropes Hormon 7
Selbsterkennungshypothese 111
Sendlinger Beiß 73
Sensibilisierende Potenz 163, *167*
Sensibilisierung 112, 114
Sensibilisierungsrate 168

Seropapel 46
Seroreaktionen
 falsch-reaktive *95, 99*
 klassische *95*
 spezifische 95, *96*
 zeitlicher Verlauf 98
 Zufallsbefund 99
Sertolizell-Syndrom 159
Serumkrankheit 120
Signe d'omnibus 93
Silberablagerung 42
Sitz der Dermatose 25, *30*
Skarifikationstest *121*
Sklerodermie 42
 ANF 131
 progressive 4, 142
 zirkumskripte 42
Sklerose 41, 45, 143
Slow reacting substances 112
Sofortreaktion, allergische 112
Solarium 17
Sommersprossen 2, 41
Sommersprossen-Creme 42
Sondenphänomen *92*
Sonnenbrand, s. Dermatitis solaris
Sonnenspektrum 13
Soor, s. Kandidose
Spaltpilze 74
Sperma, Enzymuntersuchungen 154, 157
Spermatozoen, Morphologie 156
Spermatocystitis gonorrhoica 103
Spermauntersuchung 152, 154
Sphinktertonus 149
Spiritus vini dilutus, s. Alkohol
Spirochaeta palida, s. Treponema pallidum
Spongiose **49, 116**
Sporen 74, 77, 78, 79, 85
Sproßpilze 74
Squama, s. Schuppe
Stabilisatoren, s. Antigene
Staphylococcus epidermidis 87
Stauung venöse 143
Steinkohlenteer 167
Stempeltest 123
Sterilität bei Gonorrhö 104
Steroid-Akne 168
Stichtest, intrakutane 121
Stratum
 basale, s. Epidermis-Schichten
 corneum, s. Epidermis-Schichten
 granulosum, s. Epidermis-Schichten
 papillare 4
 reticulare 4
 spinosum, s. Epidermis-Schichten
Suffusionen 38
Sugillationen 38
Sulfonamide, s. Antigene
Sulfur praecipitatum, s. Schwefel
Symptome, subjektive 28
Syphilide 92, 99
 papulöse 41, 52, 55, **93**
 papulo-squamöse, Hohlhand **93**
Syphilis, s. Lues
Systemmykosen 74

Tabes dorsalis 102
Taches bleues 71
Tätowierung 42
Talcum venetum, s. Talk
Talg 2, 6, 13, 21, 58
Talgdrüse 4, *6*, 21, 58
Talgproduktion
 Faktoren *6, 7*
 hormonelle Kontrolle 7
Talk 160, 163
Taubheit bei Lues 99
Teerprodukte 18, 167
Teleangiektasie 36, *38*, 45, 53, 169
Telogene Alopezie 139
Telogenisation 139
Telogenphase 6, 138, **139**
Teratozoospermie 156
Terminalhaar 5, 135
Terpentin, s. Antigene
Testpflaster 124, **126**
Testreaktion, positive, bei
 humoraler Allergie vom anaphylaktischen Typ **123**
 zellulärer Allergie vom Ekzem Typ **126**
 zellulärer Allergie vom Tuberkulin-Typ **125**
Testung auf Allergie *119*
 epikutane *124*
 intrakutane, humorale Allergie *120*
 intrakutane, zelluläre Allergie *124*
Testung bei
 anaphylaktischem Schock 120
 Arzneiexanthemen 121
 Asthma bronchiale, allergischem 121
 Erythema exsudativum multiforme 124
 Erythema nodosum 124

Heuschnupfen 121
Infektallergie vom Tuberkulin-Typ 124
Kontaktekzem, allergischem 125
Neurodermitis diffusa 124
Quincke-Ödem 124
Serumkrankheit 124
Urtikaria 124
Thallium-Vergiftung 9
Thallus 74
Thrombasthenie 38
Trombopathien 38
Thrombopenie 38
  allergische 114
Thrombophlebitis 142, **144**, *145*
  oberflächliche 146
  tiefe 146
Thrombozyten 38
Tiefenpenetration von Substanzen 162, 166
Tinea 29, 33, *75*
  Haarausfall 138
Tine-Test, s. Stempeltest
Titerkontrolle 95
T-Lymphozyten 5
Tonnenzähne 99
Tonofilamente 3
Toxizität, resorptive *167*
TPHA-Test *98*
TPI-Test *97*, 98
Trendelenburg-Versuch *143*
Treponema pallidum 90, **91**
Trichogramm 138
Trichomonas vaginalis 108
Trichomoniasis 90, *107*
Trichomykosis palmellina 74
Trichophytie 76, *76*, **76**, 77
  oberflächliche **33**
Trichophytin, s. Antigene
Trichophyton 74, 77
Trichorrhexis nodosa 135, **137**
Trichteranus 149
Tripper, s. Gonorrhö
Trombicula automnalis 73
Trombidien 73
Tuberkulose
  Haut 63, 87
  Nachtschweiß 82
Tuberkulin-Reaktion 118, *124*
  anergische 124
  hyperergische 124
  hypoergische 124

normergische 124
sekundär hypoergische oder anergische 124
Tuberkulin-Reizschwelle 124
Tuberkulin-Testung *124*
Tubero-serpiginöses Syhilid 100
Tüpfelnägel 9, **10**
Türkensäbel-Tibia 100
Tumor *51*, 146
  maligner 80
Tyloma 63
Tyrosinase-Mangel 42
Tzanck-Test **48**, 49

Übergangsphase des Haarwachstums, s. Katagenphase
Ulcus cruris 65, *143*, **144**, 161
Ulcus molle 90, *108*
  Autoinokulationsversuch 109
  Erregernachweis 109
  Intrakutantest 109
  Inkubationszeit 109
Ulkus 11, 31, 45, *63*, 65, 87, 142
Ultraviolettlicht 1, *13*, 14, 15, 16, 42, 79
Urethritis posterior 103
Urologische Untersuchung 152, 158
Urtica, s. Quaddel
Urticaria factitia 122
Urticaria pigmentosa 52, 58
Urtikaria 28, 29, 44, **44**, 112, 113, 120

Vaccinia 87
Varikosis 12, *142*
Variola, s. Pocken
Varizellen 28, 48, 49, 87, **88**
Varizen 12, *142*, 144
Vasculitis allergica 36, 38, 65, **115**
Vaseline 162, 163
Vaskulopathien 38
Vater-Pacinische Körperchen 11
VDRL-Test 97
Vehikel *160*, 164, 167
  fettende 165
  trocknende 165
Vellus-Haare 5, 135
Vena
  fermoralis 144
  saphena magna 144
Venae perforantes 143, 144
Venektasien 143
Venen *10*, 12, 141, 142

Venenfunktionen, Untersuchungsmethoden *143*
Venenklappen **142**, 143
Venerische Erkrankungen *90*
Verätzung 32, 37, 63, 65
Verankerungsfilamente 1, 51
Verbrennung 63, 67
Verbrühung 24, 63, 67
Verbundzone, dermoepidermale 1
Verdachtsdiagnose 24, 25
Verkäsungsnekrose 58, 64
Verlaufsbiopsien 132
Verruca vulgaris 52, **53**, 63, 87
Verteilung der Effloreszenzen 25, 30, 31
Vesicula, s. Bläschen
Vibices 38
Viren 49, *86*, 168
  Pocken **88**
  Windpocken **88**
Virilismus 135
Virologie *86*
Vitamin D_2 14
Vitiligo 2, **41**, 42, 136

Wachstumsphase des Haares, s. Anagenphase
Wärmeregulation 8, 11, 13, *19*, 20
Wärme-Urtikaria 46
Wanzen 73
WaR **96**, 98
Wasserbindungsvermögen der Hornschicht 20
Wassermannsche Reaktion 95, 96
Weicher Schanker, s. Ulcus molle
Wickham-Phänomen 58
Wiesengräserdermatitis 18, **18**
Windeldermatitis 80, 82
Windpocken, s. Varizellen
Wood-Licht 77, *79*, 82, 84
Wunde 63, 65

Xanthom 28, 43, 52, **52**
Xylol 58

Zecken 39, *73*
Zincum oxydatum, s. Zinkoxyd
Zinkoxyd 160, 163
Zinkpaste 163
Zinnoberfleck 39, 141
Zosterviren 11, 31
Zwei-Gläser-Probe 105
Zyanose 10, *39*, 65, 141, 142, 146
Zyste 35, *58*
Zytostatika 80
Zytotoxische Autoantikörper 131

S. Marghescu
Dermatologie und Venerologie

1981. 36 farbige Abbildungen. XIV, 184 Seiten. (Taschenbücher Allgemeinmedizin). DM 47,–. ISBN 3-540-10493-3

Inhaltsübersicht: Suchkatalog nach Effloreszenzen. – Erregerbedingte Dermatosen. – Allergisch bedingte Dermatosen. – Physikalisch-chemisch bedingte Dermatosen. Erkrankungen der Hautdrüsen. – Erkrankungen des Binde- und Fettgewebes. – Regionäre Dermatosen. – Nävi. – Andere Dermatosen. – Grundlage der externen Dermatotherapie. – Sachverzeichnis.

Die unerschöpfliche Fähigkeit der Haut, Varianten der krankhaften Veränderungen hervorzubringen, überfordert den Nicht-Facharzt. Die Gefahr der Resignation ist groß und die Versuchung, auf die Diagnose zu verzichten und empirisch nur die Symptome zu behandeln, ist verlockend. Dadurch bleiben nicht nur viele „Signale" der Haut, z. B. über Erkrankungen anderer Organe oder über Arzneinebenwirkungen, unverstanden, sondern auch das unbefriedigende Gefühl der Oberflächlichkeit.

Der vorliegende Band der Reihe Taschenbücher Allgemeinmedizin erleichtert dem Nicht-Dermatologen mit Hilfe eines Suchkatalogs die Diagnose von häufigen oder zwar seltenen, aber in ihrer Aussage wichtigen Dermatosen. In einer eigenwilligen, der funktionellen und praktischen Betrachtungsweise entstammten Gruppierung werden diese Dermatosen auch einzeln dargestellt. Ein besonderes Anliegen des Buches ist es, die diagnostischen und therapeutischen Grenzen des Nicht-Facharztes zu berücksichtigen und durch Hinweise auf eine sehr wünschenswerte interdisziplinäre Kooperation die Möglichkeiten der Vertiefung aufzuzeigen.

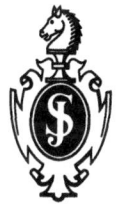

Springer-Verlag
Berlin
Heidelberg
New York

Das Basaliom
Der häufigste Tumor der Haut
Herausgeber: F. Eichmann,
U. W. Schnyder
1981. 117 Abbildungen (davon 16 farbig),
25 Tabellen. VII, 152 Seiten. (3. Jahrestagung der Vereinigung für operative
Dermatologie (VOD) vom 12.–13. April
1980 in Zürich/Schweiz). DM 84,–
ISBN 3-540-10128-4

T. Nasemann, M. Jänner, B. Schütte
Histopathologie der Hautkrankheiten
für Studenten der Medizin und wissenschaftliche Assistenten
Orientiert am Gegenstandskatalog der
Dermatovenerologie
1982. 92 schematische Zeichnungen,
192 Abbildungen. Etwa 256 Seiten
DM 36,–. ISBN 3-540-10952-8

T. Nasemann, W. Sauerbrey
Lehrbuch der Hautkrankheiten und venerischen Infektionen
für Studierende und Ärzte
Unter Berücksichtigung des Gegenstandskataloges, mit differentialdiagnostischem
Farbatlas von Hautkrankheiten und 45
Examensfragen
4., erweiterte und überarbeitete Auflage.
1981. 328 Abbildungen, 8 Farbtafeln.
XXIII, 474 Seiten. DM 58,–
ISBN 3-540-10589-1

New Trends in Allergy
With a Foreword by O. Braun-Falco
Editors: J. Ring, G. Burg
1981. 106 figures. XI, 333 pages
DM 98,–. ISBN 3-540-10346-5

Präkanzerosen und Papillomatosen der Haut
Herausgeber: J. Petres, R. Müller
1981. 156 Abbildungen. IX, 287 Seiten
DM 64,–. ISBN 3-540-10726-6

Retinoids
Advances in Basic Research and Therapy/
Proceedings of the International Dermatology Symposium (IDS), Berlin, October
13–15, 1980
Editors: C. E. Orfanos, O. Braun-Falco,
E. M. Farber, C. Grupper, M. K. Polano,
R. Schuppli
1981. 215 figures, 143 tables. XX, 527 pages
Cloth DM 78,–. ISBN 3-540-10673-1

Skin Microbiology: Relevance to Clinical Infection
Editors: H. J. Maibach, R. Aly
1981. XIV, 354 pages. Cloth DM 98,–
ISBN 3-540-90528-6

Variocele and Male Infertility
Recent Advances in Diagnosis and
Therapy
Editors: E. W. Jecht, E. Zeitler
With the collaboration of numerous
experts
1981. 98 figures. XVI, 211 pages
DM 98,–. ISBN 3-540-10727-4

Springer-Verlag
Berlin
Heidelberg
New York

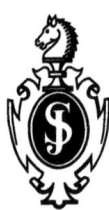

MIX
Papier aus verantwortungsvollen Quellen
Paper from responsible sources
FSC® C105338

If you have any concerns about our products,
you can contact us on
ProductSafety@springernature.com

In case Publisher is established outside the EU,
the EU authorized representative is:
**Springer Nature Customer Service Center GmbH
Europaplatz 3, 69115 Heidelberg, Germany**

Printed by Libri Plureos GmbH
in Hamburg, Germany